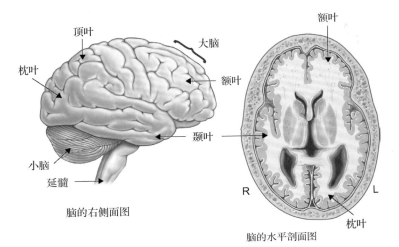

顶叶

大脑

枕叶

额叶

颞叶

小脑

延髓

脑的右侧面图

额叶

额叶

颞叶

R   L

枕叶

脑的水平剖面图

图1 人脑的大体解剖结构。左侧的图片描绘的是从侧面看到的脑（眼睛应该位于这张图片的右侧）；右侧的图是将颅骨和脑的上半部分切除后从上向下所看到的脑的样子。

资料来源：Nucleus Medical Art/Visuals Unlimited/Science Photo Library。

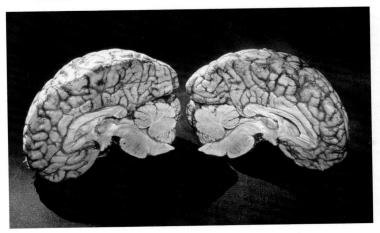

图2 一个健康的人脑切成两半后的照片。这个脑是沿矢状面切开的，分成左右两半（想象从鼻子到头后有一条直线，并沿这条直线将脑切开）。这种切分可以揭示一些脑内的解剖结构，包括胼胝体和第三脑室。

资料来源：Geoff Tompkinson/Science Photo Library。

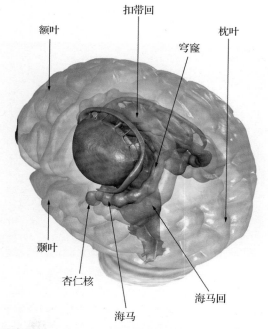

额叶　扣带回　枕叶　穹窿　颞叶　杏仁核　海马　海马回

图 3　边缘系统。这是一位艺术家所描绘的边缘系统，它是一个连接
　　　脑区域的网络，对情绪功能有着特殊的重要作用。

资料来源：3D4Medical.com/Science Photo Library。

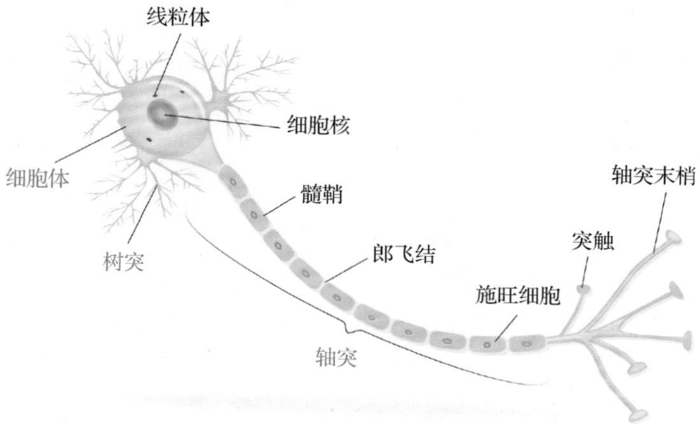

线粒体　细胞核　细胞体　髓鞘　轴突末梢　树突　郎飞结　突触　施旺细胞　轴突

图 4　人类的一个神经元。这是一位艺术家所描绘的典型的人类神经
　　　元，上面标注了主要的解剖结构。

资料来源：© Designua/Shutterstock。

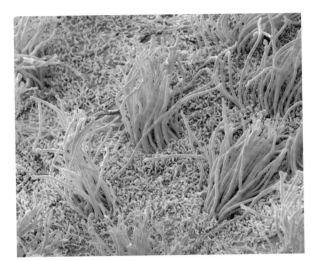

图 5 电子显微镜下的神经胶质细胞。这些是放大约 2000 倍后的室管膜细胞，它位于脑室，是一种分泌脑脊液的神经胶质细胞。充满液体的脑室就是脑的减震系统。

资料来源：Steve Gschmeissner/ Science Photo Library。

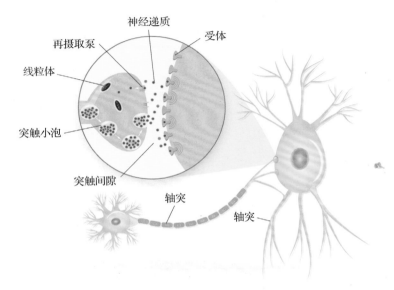

神经递质
再摄取泵
受体
线粒体
突触小泡
突触间隙
轴突
轴突

图 6 化学突触。这幅图描绘的是人脑中一次典型的化学突触。突触是神经元之间的微小间隙。大部分神经元彼此之间的沟通都是通过在间隙中释放化学物质完成的。在人脑中也有少量的电突触。

资料来源：© Designua/Shutterstock。

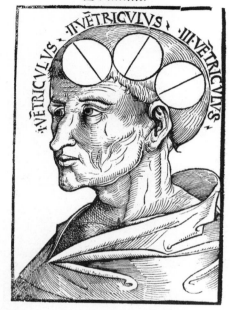

图 7　描绘脑室的一幅历史画作。脑室是脑中充满液体的空腔。维多利亚时期有一个颇具影响力的理论（错误地）宣称，思维功能就存在于这些空腔之中。这幅画是由一位不知名的艺术家描绘的，收录在 16 世纪的一版《自然哲学》（*Philosophia naturalis*）中，本书由德国圣者和科学家艾尔伯图斯·麦格努斯所著，他于 1280 年逝世。

资料来源：摘自 Albertus Magnus，*Philosophia naturalis*，1508；Wellcome Library，London。

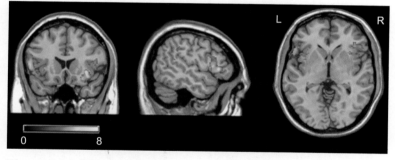

图 8　通过功能性磁共振成像（fMRI）得到的脑扫描图像。其中橙色和黄色的高亮部分表示当被试在隐瞒自己的真实身份时脑中的这些部分（左右侧额下回和右侧岛叶皮层）激活程度增加。这些扫描图取自中国研究人员于 2012 年发表的一项研究。

资料来源：http://www.plosone.org/article/info%3Adoi%2F10.1371%2Fjournal. pone.0048639。（2014 年 5 月 18 日访问）

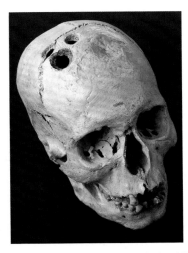

图 9　一颗钻有小孔的颅骨。这是 1958 年在杰利科挖掘出来的一颗颅骨，可以追溯到约公元前 2200 年～公元前 2000 年。颅骨上的多个孔洞是外科钻颅手术造成的，其目的很可能是为了释放出里面的邪恶灵魂。其中有三个洞很明显，第四个（最右侧的）洞显示出了愈合的迹象，这表示那次手术并没有致命。

资料来源：Wellcome Library，London。

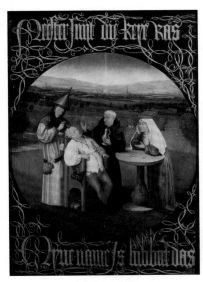

图 10　《治疗愚蠢》或《取出疯狂的石头》（1475～1480），由希罗尼穆斯·博斯创作。这幅作品收藏于马德里的普拉多博物馆，描绘的是一种钻颅术，这种手术是要把"石头"去除，用来治疗疯狂。对于这种手术是否真的存在，历史学家并没有达成一致。

资料来源：The Art Archive/Museo del Prado Madrid/Collection Dagli Orti。

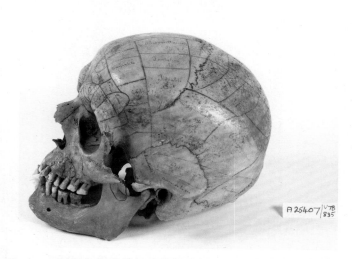

图 11　一颗刻有颅相学标记的颅骨。人们认为这颗颅骨源于法国，上面有一些标记与弗朗兹·加尔的颅相学教义相一致，也符合他的门徒约翰·斯柏兹姆所开发的系统。用于演示颅相学的人类颅骨标记。

资料来源：Wellcome Library，London。

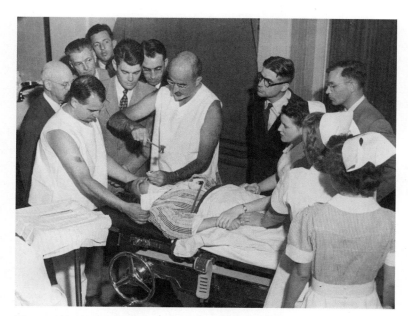

图 12　美国神经外科医生沃尔特·弗里曼实施脑叶切断术。1949 年 7 月，弗里曼将一支器械用小锤从一位病人上眼皮下敲入脑中。这种操作在今天看来极为残忍，但那时的医生没有什么医疗方法可以用来治疗精神疾病。

资料来源：© Bettmann/Corbis。

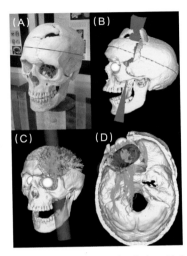

图 13　对菲尼亚斯·盖奇的脑损伤进行重建。盖奇是 19 世纪的一名铁路工人，当时他被一支铁棍击中，铁棍穿过了他脑的前部，但后来他幸存了下来，变成了神经科学中最著名的案例之一。图像"A"是他的颅骨，展出在哈佛医学院沃伦解剖学博物馆。"B"到"D"是对铁棍穿过脑的路径以及结缔组织所受的损伤做出的图像重构（以加利福尼亚大学洛杉矶分校研究人员的分析为依据）。大部分教科书都宣称盖奇在这次受伤幸存后变成了一个易冲动的无业游民。但历史学家现在正在重新思考这一解释。

资料来源：Van Horn，2012。经授权后复制。

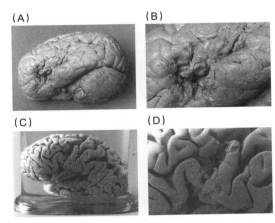

图 14　勒伯尼和勒隆是保罗·布洛卡的失语症病人，图中是他们的脑。照片"A"是勒伯尼的脑；"B"是他左侧额叶上损伤的特写。照片"C"和"D"分别是病人勒隆的脑以及他左侧额叶上损伤的特写。布洛卡在治疗完莱沃尔涅几个月后遇到了 84 岁的病人勒隆。这些失语症病人帮助科学家们证明，语言功能遍布于整个脑这一理念是错误的。

资料来源：Dronkers，Plaisant，lba-Zizen，and Cabanis，2007。

图片拍摄者 Bruno Delamain。经牛津出版社授权后复制。

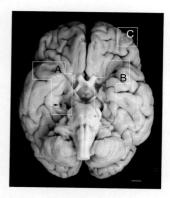

图 15 健忘症患者亨利·莫莱森的脑，照片的视角是由下而上的。区域 "A" 和 "B" 是亨利在 20 世纪 50 年代因为严重的癫痫而接受手术时造成的颞叶损伤。据圣地亚哥脑观察站的研究人员称，黑色箭头处是"（外科医生）斯科维尔所使用的一把手术钳因为氧化而留下的印记"。区域 "C" 标识的是另一处损伤。亨利在手术后记忆严重丧失，这证明记忆功能平均遍布于整个皮层的理念是错误的。

资料来源：Annese, Schenker-Ahmed, Bartsch, Maechler, Sheh and Thomas, 2014。经自然出版集团授权后复制。

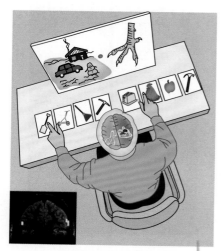

图 16 译者现象。一位裂脑患者要把图片卡与前方展示屏上的主题匹配起来。因为这位患者脑两半球之间的结缔组织被切断了，因此只有右侧的脑可以看见展示屏左侧的图像，而左侧的脑可以看到展示屏右侧的图像。左半球显示出了创造性，它为右半球对图片卡做出的选择编造了一些理由。这与人们通常所认为的"右脑 = 创造性，左脑 = 分析推理"的误区相左。更多细节请见正文。

资料来源：Gazzaniga, 2002。经自然出版集团授权后复制。

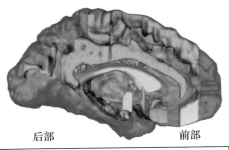

后部　　　　　　前部

> ▇ 相对于大脑尺寸，在健康女性脑中相对较大的结构。
> ▇ 相对于大脑尺寸，在健康男性脑中相对较大的结构。

自然综述 | 神经科学

图 17　展示了各种人类脑区的大小在不同性别之间的差异。有一项研　究（http://cercor.oxfordjournals.org/content/11/6/490.long）测量了 27 位男性和 21 位女性的 45 处脑结构尺寸，本图就是以此研究为基础而作。它进一步展示出一般男性和女性的脑之间存在物理差异。然而，这种差异所对应的功能差异并不简单，而差异的原因也很复杂，很有可能是遗传和环境因素共同作用的结果。

资料来源：Cahill, 2006。经自然出版集团授权后复制。

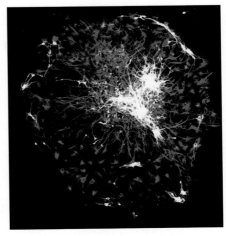

图 18　出生后新脑细胞的生长，包括神经元。通过共聚焦显微镜可以看到，这些细胞本来是干细胞（或者称为"祖细胞"），它们可以生长为许多不同类型的特异细胞。这些细胞是从一只新生老鼠的脑室中收集而来的，然后被置于培养皿中，分化为不同的细胞类型。被染为白色的细胞变成了神经元，染为绿色的细胞是星形胶质细胞，而红色的是少突胶质细胞。曾经有许多年，主流神经科学都相信成年哺乳动物的脑中不会产生新的神经元。事实上，人类或者其他哺乳动物体内的干细胞会在一生之中不断发展成新的神经元。

资料来源：University of Oxford, Eunhyuk Chang, Francis Szele laboratory/Wellcome Images。

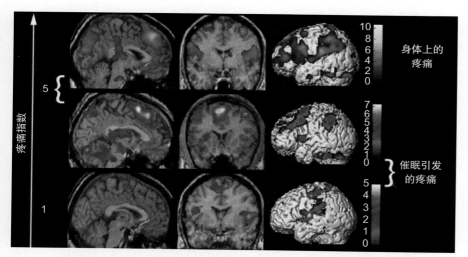

图 19 这幅脑扫描图像显示出催眠诱导产生的疼痛与身体疼痛的神经相关物有所重叠。下面两行显示的是被试在经历由催眠引发的疼痛所生成的脑扫描图像。蓝色标记的区域在这一过程中激活程度增加。中间的一行经历的是较大剂量的疼痛；你可以看到此时的激活模式与最上面一行的被试激活模式（标记为红色）相似，而这些被试所经历的是等剂量的身体疼痛。

资料来源：Derbyshire etal., 2004。经 Elsevier 授权后复制。

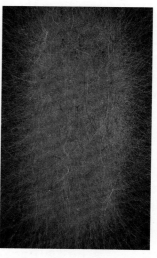

图 20 由蓝脑项目所制作的老鼠皮质柱视化图。这个老鼠新皮层的皮质柱模型由大约 10 000 个神经元组成。如果这个视化模型包含神经胶质细胞，看起来甚至会更加复杂。皮质柱被看作是脑中最基本的功能单元，不过如今这一术语被用于许多不同领域，它的意义已经变得模糊，并且存在一定的争议。瑞士的蓝脑项目声称，老鼠的脑中大约有 10 万个这种皮质柱，而人类的脑中最多能达到 200 万个。

资料来源：Copyrighted to Blue Brain Project, EPFL, Lausanne, Switzerland。经授权后复制。

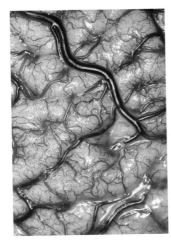

图 21　一张人类活脑表面的特写照片。这张照片由罗伯特·勒德洛在一位病人接受神经外科手术时拍摄，获得了 2012 年威康信托基金会图像奖。当时的一位评审爱丽丝·罗伯茨说道："通过这位摄影师的技术，我们有幸得以看到平常隐藏于颅骨之下的景象。动脉血管因为含氧血液而呈明亮的鲜红色，还有深紫色的静脉，以及泛着柔和粉红色的脑'灰质'。"科学家与公众一样，都想努力理解如这张鲜艳的照片所展示的，脑中的肉如何能产生我们如此丰富的心理生活。

资料来源：Robert Ludlow，UCL Institute of Neurology/Wellcome Images。

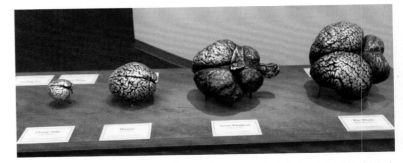

图 22　（从左至右）分别是猩猩、人类、亚洲象和长须鲸的脑的实物大小模型。脑的尺寸越大并不一定表示具有更高的智能。否则，鲸和象就会成为世界上最聪明的动物，因为与人类重 3 磅（1.3公斤）的脑相比，它们的脑分别平均重达 20 磅（9 公斤）和 10磅（4.7 公斤）。

资料来源：由 Christian Jarrett 于华盛顿史密森尼国家动物园拍摄。

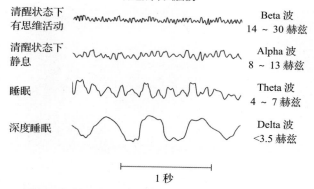

普通成年人脑波

清醒状态下
有思维活动 Beta 波
14 ～ 30 赫兹

清醒状态下
静息 Alpha 波
8 ～ 13 赫兹

睡眠 Theta 波
4 ～ 7 赫兹

深度睡眠 Delta 波
<3.5 赫兹

1 秒

图 23　通过脑电波扫描（EEG）而记录到的成年人脑波。EEG 可以从头皮表面记录脑的电活动。如这些图录样本所示，这种活动的频率根据人当时的活动状态而各有不同。EEG 与 fMRI 这类更现代的技术相比具有更优良的时间分辨率（也就是说它可以在微妙的水平上检测到脑活动的变化），但空间分辨率较差。

资料来源：© Alila Medical Media/Shtterstock。

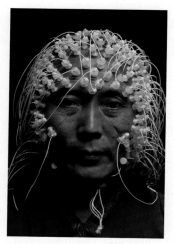

图 24　本图正在用脑电波扫描（EEG）记录一位正在冥想的佛教徒的脑活动。20 世纪 60 年代的研究人员发现，有经验的冥想者在 " alpha 范围"（8 ～ 12 赫兹）内脑活动有所增加。这激起了一番对神经反馈的狂热，人们认为学会表现出更多的 alpha 脑活动会为自己带来祝福与开悟。然而怀疑论者指出，只要简单地闭上眼睛就可以增加 alpha 脑波。

资料来源：Cary Wonlinsky/Getty Images。

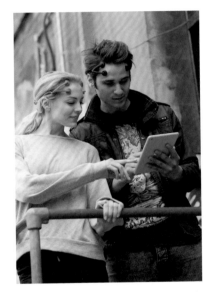

图 25　一对男女正在使用一个商业版的经颅直流电刺激（tDCS）设备，这是由美国公司 foc.us 所生产的。经颅直流电刺激是用微弱的电流刺激脑部。商业化制造商声称，通过这种方式可以增强你的智力，但专家们警告可能会出现副作用。

资料来源：© Focus Labs/European Engineers 2003。

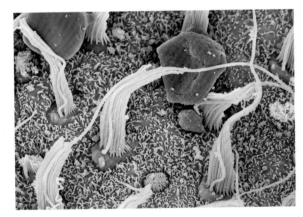

图 26　位于耳朵内部的纤毛（或者称"毛发"）细胞。人们已经想当然地相信了这样一种"事实"，那就是我们拥有 5 种感官——视觉、听觉、味觉、触觉和嗅觉。而现实却是我们所拥有的感官要比这多得多，包括让我们可以保持平衡的前庭觉。图中蓝色的就是电子显微镜下的纤毛细胞，它们是前庭系统的组成部分，可以帮助我们探测到方向的变化，比如头部倾斜。

资料来源：Steve Gschmeissner/Science Photo Library。

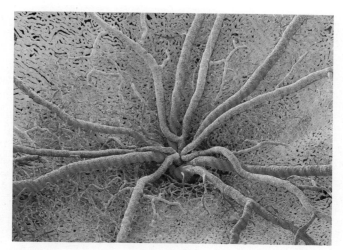

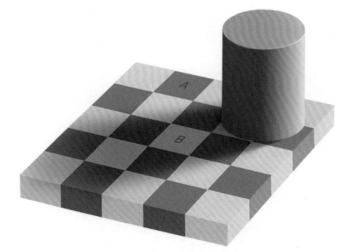

图 27　视网膜上的盲点。从电子显微镜下可以看到血管（红色、紫色）从视神经盘（黄色）发散而出。视神经盘是视网膜上的斑点，也就是"盲点"，视神经和血管从这里进入眼底。视网膜上的这个区域内没有感光细胞，因此实际上光线落在此处我们是看不见的。

资料来源：Susumu Nishinaga/Science Photo Library。

图 28　方格阴影错觉。人们很难相信标记着"A"和"B"的方块实际上是同样的灰度。这种错觉为我们提供了绝妙的证据，证明我们感知世界的方式常常和世界真实的样子颇为不同。更详细的解释请见误区 No.33。

资料来源：© 1995Edward H. Adelson。经授权后复制。

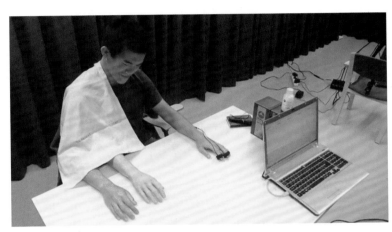

图29　第三只手臂幻觉。亨里克·埃尔森是斯德哥尔摩卡罗林斯卡学院的一位神经科学家，科学作家埃德·勇在访问他的实验室时准备亲自体验一下"第三只手臂"幻觉。勇说道："同时触摸我真正的手臂和中间的（橡胶）手臂，让我觉得那个橡胶手臂就是我的手臂。"更详细的解释请见误区No.33。

资料来源：Yong，2011。经授权后复制。

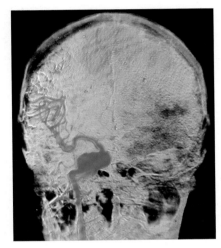

图30　脑动脉瘤。这张照片是一张头部的动脉造影图，视角是从后向前，图中可以看到颈动脉中有一颗动脉瘤。这颗动脉瘤呈红色，状如膨大的气球，这是变薄的血管壁扩张所致。动脉瘤破裂是导致中风的原因之一。

资料来源：Alain Pol，ISM/Science Photo Library。

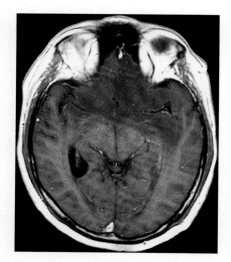

图 31 一个被宣布为脑死亡的男病人的核磁共振成像扫描图。扫描图中是一位 46 岁男性病人的脑，从图中可以看出脑中前额和大脑的区域中白质和灰质存在不可逆转的损伤。在全世界许多司法管辖区内，一个人如果被宣布为脑死亡，那么就可以根据他之前的遗愿和 / 或家人的同意向有关医疗机构捐献出他的器官。

资料来源：Sovereign，ISM/Science Photo Library。

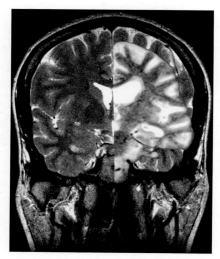

图 32 一幅合成的核磁共振成像扫描图，把一个健康人的脑和一位阿尔茨海默症患者的脑进行对比。这些扫描图是从前方所看到的断面图。棕色显示的是健康的脑，而叠加上去的绿色的脑属于一位重度阿尔茨海默症患者。患病的脑组织整体出现了严重的萎缩，尤以颞叶部分的损失为重。

资料来源：Medical Body Scans/Jessica Wilson/Science Photo Library。

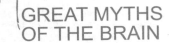

GREAT MYTHS
OF THE BRAIN

脑的
超级秘密

[英] 克里斯蒂安·杰瑞特（Christian Jarrett）◎ 著

任楠 陈赟◎译

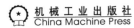

机械工业出版社
China Machine Press

图书在版编目（CIP）数据

脑的超级秘密 /（英）克里斯蒂安·杰瑞特（Christian Jarrett）著；任楠，陈赟译 . —北京：机械工业出版社，2018.6
书名原文：Great Myths of the Brain

ISBN 978-7-111-59943-2

I. 脑…　II. ①克…　②任…　③陈…　III. 脑科学–研究　IV. R338.2

中国版本图书馆 CIP 数据核字（2018）第 087284 号

本书版权登记号：图字　01-2017-2729

脑的超级秘密

出版发行：机械工业出版社（北京市西城区百万庄大街 22 号　邮政编码：100037）

责任编辑：王钦福　　　　　　　　　　　　责任校对：李秋荣
印　　刷：三河市宏图印务有限公司　　　　版　　次：2018 年 7 月第 1 版第 1 次印刷
开　　本：230mm×170mm　1/16　　　　印　　张：18.75（含 1 印张彩插）
书　　号：ISBN 978-7-111-59943-2　　　　定　　价：79.00 元

凡购本书，如有缺页、倒页、脱页，由本社发行部调换
客服热线：（010）68995261　88361066　　　投稿热线：（010）88379007
购书热线：（010）68326294　88379649　68995259　　读者信箱：hzjg@hzbook.com

目录 Contents

IV

⊖ 注释及参考文献见华章官网 www.hzbook.com，搜索本书书名或 ISBN 书号，在相关页面下载。

❝ 作为人类，我们可以辨认许多光年之外的星系，可以研究比原子还小的粒子。但却还没能解锁双耳之间那 3 磅物质的神秘之处。❞这是美国总统贝拉克·奥巴马在 2013 年 4 月启动耗资数百万美元的"脑计划"（Brain Initiative）项目时所发表的讲话。这个项目支持的是"通过推进神经科学技术的创新来进行脑部研究"以及开发新的方式将脑部活动视觉化的理念。在同一年，欧盟宣布斥资 10 亿欧元的"人脑项目"（Human Brain Project）为人脑建立了一个计算机模型（见误区 No.18）。

对神经科学的关注并不新鲜，早在 1990 年，美国总统乔治 W. 布什就将 20 世纪 90 年代指定为"脑科学的十年"，这期间发生了一系列引发公众关注的神经科学相关事件，出版了一大批相关出版物。自那时起，人们对神经科学的兴趣和投资与日俱增，有人甚至把 21 世纪说成是"脑科学的世纪"。

尽管我们对与神经相关的事充满热情，但奥巴马的话准确地描述了人们当前的知识水平。在理解脑的进程中我们的确在大步前行，但脑仍有许多不为人知的神秘之处。人们常说一知半解可能是很危险的事，而与脑相关的谣言就是在一种兴奋和无知的背景下不断滋生的。我所谓的"与脑相关的谣言"是指那些围绕着脑和脑部相关疾病展开的故事和错误概念，其中有一些已经在日常生活中变得司空见惯，许多人都把它们看成理所当然的事实。

这么多错误的概念盘旋在周围，使得人们更难判断什么是真正的神经科学研究结果，什么是与脑相关的谣言，或者如一位科学博客作者所称的"神经胡扯"（见 neurobollocks. wordpress.com），也有人将其称为神经炒作、神经鬼话、神经垃圾或者神经谬论。报纸的头条新闻称人们已经发现了掌管这种情绪或那种情绪的"脑部位置"（见误区 No.15）。从神经领导力到神经营销，销售人员把"神经"这一前缀安放在任何你能想到的活动上，以便跟上脑科学的时髦（见误区 No.27）。略懂皮毛的治疗师和自我激励大师则是随便借用神经科学的术语，把与脑相关的谣言与改善自我的宣传口号混在一起迷惑别人。

2014 年，一位记者，同时也是一位过度热诚的神经科学家，甚至试图用脑科学的基本术语来解释（那时正在发生的）伊朗的核问题谈判。[1] 在撰写《大西洋》（The Atlantic）时，作者实际上提出了一些精彩的观点，尤其是在历史事件和人们对公平的认识方面。但因为把这些心理学和历史学方面的洞见贴上了神经科学的标签，或者无缘无故地提到脑，就让它们的可信度大大降低了。这就好像作者在写文章之前喝了一些脑汤，然后就在他们提出一些有趣的历史或政治观点时，像打嗝一样喷出了一些关于神经科学方面的胡言乱语。

本书将带你浏览一些广受欢迎、经久不衰但却十分危险的谣言和错误概念，比如"我们只利用了 10% 的脑"这一广为流传的理念（见误区 No.11）；还有一些与脑部疾病相关的误解更为具体也更为有害，比如当一个人癫痫发作时应该往他的嘴里塞东西以防止他吞下自己的舌头这个错误理念（见误区 No.38）。我会为大家列举一些在报纸头条和最新电影中传播脑谣言的作家、电影制作人还有江湖术士。我还会调查这些谣言的起源，并且尽自己最大的努力利用学界公认的最新科学研究结果来解释关于头脑如何运作的真相。

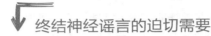

终结神经谣言的迫切需要

阿姆斯特丹自由大学的桑内·德克（Sanne Dekker）和她的同事们最近对几百位英国和荷兰的教师进行了一次调研，想研究他们是否了解一些和教育相关的脑误区，结果令人警醒。他们的问卷中有 32 项与脑相关的陈述，其中穿插着 15 项神经科学方面的误区，而教师们认为其中一半的误区都是对的。[2] 此外，这一结果并非适用于所有教师，参与调研的老师之所以报名是因为他们对于利用神经科学改进教学特别感兴趣。

调研中那些老师们所认可的误区包括左脑学习者和右脑学习者的理念（见误区 No.12），还有身体协调性练习可以改善脑部两半球之间的功能整合。令人担忧的是，有一些骗人的教学项目自称以脑科学为基础（见误区 No.29），它们常常会散布一些相关的谣言，而教师们似乎特别支持这些谣言。最令人不安的是，对脑的一般常识了解越多的人也越相信教育方面的神经神话，这又一次表明一知半解可能是一件危险的事。

如果那些负责教育下一代的人都会受到一些与脑相关的误区蛊惑，这绝对可以说明我们需要在帮助公众分清神经骗术和真正的神经科学方面做出更多努力。此外还有一些研究显示，只向人们呈现关于脑的正确信息是不够的，包括心理学专业学生在内的许多人仍然认同 10% 以上的误区，这进一步提醒我们需要正面对抗与脑相关的谣言。我们需要采取一种"驳论方法"，即先详述与脑相关的误区，然后揭穿这些谣言，我在本书中的大部分采用的就是这种方式。

圣地亚哥大学的帕特丽夏·科瓦尔斯基（Patricia Kowalski）和安妮特·泰勒（Annette Taylor）在 2009 年的一项研究中比较了这两种教育方法对 65 名心理学本科生所产生的效果。[3] 她们发现与只是呈现准确的事实相比，直接驳斥脑科学和心理学方面的谣言可以使学生们在学期末进行的一项关于心理学事实与谎言的测试中成绩显著提高。所有学生的期末测验成绩提高了 34.3%，而接受驳论法教学的学生提高了 53.7%。

我们之所以需要终结谣言，还有另一个原因就是媒体对待神经科学的方式。伦敦大学学院心理学与语言科学分院的克里奥德娜·奥康纳（Cliodhna O'Connor）和她的同事们分析了 2000 ～ 2010 年英国媒体对脑研究领域的报道，结果发现各类报纸经常为了自己的目的滥用神经科学领域中的新发现，期间还会穿插一些与脑相关的谣言（我们将会在本书中看到大量的例子表明美国媒体在传播神经谣言方面也并不清白）。[4]

通过分析几千份与脑相关的新闻报道，奥康纳发现记者常常习惯以神经科学领域的新发现为基础编造新的脑科学谣言，包括可疑的自我改进方法或教养方式，或者危言耸听的健康警告。还有一个主题就是利用神经科学来支持群体差异，比如使用"女性的脑"或"同性恋的脑"这类词汇，让人感觉好像所有符合这类身份的人都拥有同一种类型的脑（见误区 No.13 了解关于脑性别差异的真相）。奥康纳和她的同事们总结道："人们会在脱离背景的情况下利用（神经科学方面的）研究来制造夺人眼球的新闻标题，推广简单伪装过的意识形态论据或者支持特定的政治目的。"

关于本书

前言部分的结尾是关于脑部基本解剖结构、脑科学技术和术语的一些入门知识。第 1 章开始谣言终结的旅程，首先会提供一些历史背景，包括从古至今我们对脑的理解是如何发展的，然后会详述一些已经过时的谣言，这些谣言现在已经没有那么多人相信了，但仍然经常出现在我们的格言和俗语中。比如负责思维和情绪的器官是心脏，这一理念人们相信了好几个世纪，而且它仍然会不时地出现于一些当代的短语中，比如"心碎"和"用心学习"。第 2 章的主题仍然是历史方面的，讨论的是民间传说中一些与脑相关的技术如何治疗精神病和神经疾病，比如残酷的额叶切断术。第 3 章介绍的是一些神经科学中的传奇人物，包括他们的生活和他们的脑，比如 19 世纪的铁道工人菲尼亚斯·盖奇（Phineas Gage），他被一根铁棍穿过了大脑但却幸存了下来，还有亨利·莫莱森（Henry Molaison），他是一名健忘症患者，有大约 100 位心理学家和神经科学家都对他进行过检查。

第 4 章开始介绍一些经久不衰的经典谣言，其中有很多你可能都会感到熟悉。实际上，你自己很有可能就相信那是真的。比如右脑型的人具有更高的创造性；我们只利用了头脑的 10%；女人在怀孕时会失去理智；还有神经科学正在改变人类对自我的理解。我们将会看到这些误区当中的确存在一些真实的细节，但现实情况要微妙得多，而且也比那些谣言更引人入胜。

第 5 章讨论的是与脑的物质结构相关的一些误区，比如脑越大越好。此外我们还会看一看围绕着特定脑细胞展开的一些谣言，比如镜像神经元让人之所以为人，还有在你想到祖母时会有特定的脑细胞对此做出反应。

接下来第 6 章我们会转向一些与脑科学技术相关的误区。这类误区常常会以热门话题的形式出现在媒体上，比如大家普遍认为脑扫描技术可以看穿人们的心思，互联网会让我们变笨，以及计算机脑力训练游戏能让你变聪明。

第 7 章讲的是脑与世界和身体的关联方式。这一章会揭露一些广为流传的误区，比如我们只有五种感官。还会挑战一些理念，比如我们所看到的就是世界真实的样子。

结尾的第 8 章处理的是一些与脑损伤和神经性疾病相关的错误概念。我们将会看到像癫痫和健忘症这类疾病是如何在好莱坞电影中呈现的，还会查看一下情绪障碍是由于脑中化学物质失衡这一理念是否正确。

▼ 谦逊的必要性

为了揭露关于脑的错误概念并将脑的真正运作方式呈现出来，我钻研了好几百篇文章、查看了最新的书籍文献，在有些情况下还直接联系了世界顶级的专家。我尽力以客观的态度，不带任何目的性地审阅了相关的证据。

然而，只要你花时间研究与脑相关的误区就很快会发现今天的许多谣言在过去就是被人们当成事实看待的。我的描述都是基于当今最新的研究证据，但对此我仍然要保持虚心的态度，因为事实可能会发生改变，而且人们也可能会犯错。科学界的一致看法可能会不断发展，而不会随着时间改变的应该是保持怀疑而开放的态度，以平衡的证据来判断各种主张，并且只以寻求真相为动机进行研究，而不是为了服务于什么其他的目的。我就是抱着这种态度完成了本书。此外我还在下面的故事栏中列举了一些小技巧，可以帮助你以怀疑的态度、利用实证研究的方法自己去寻找那些与脑相关的误区。

在前言的结尾部分我会介绍一些基本的脑解剖知识，但是在此之前我还想和读者们分享一个现代的例子来说明为什么我们需要在脑误区领域保持谨慎和谦恭。谣言的产生通常是因为某项主张或研究结果具备一种直观的吸引力。一项主张听上去有道理，并且与某个广受欢迎的论点一致，于是很快就被人当成是理所当然的事实，尽管相关的证据基础其实很薄弱。最近有一种得到许多顶级神经科学家认可并广为流传的理念就是如此，那就是色彩斑斓的脑扫描图像具有非凡的说服力和诱惑性。然而新的证据显示这只是脑科学领域的一个现代谣言而已。玛莎·法拉（Martha Farah）和凯斯·胡克（Cayce Hook）是这一领域的两位研究者，他们把这种颇具讽刺意味的情况称为"'诱人魅力'的诱人魅力"。[5]

至少是从20世纪90年代开始，人们就认为脑扫描图像极具魅力，而如今几乎每一条关于神经科学的文化评论都会提到这一理念，它们麻痹了人们的理性审视能力。我们不妨来看一篇精彩的文章如何从另一个角度解读神经影像的崛起，这篇文章是心理学家加里·马库斯（Gary Marcus）在2012年为《纽约客》（New Yorker）所写。他在文章中说道（着重强调）："花哨的彩色照片展现出脑部的活动状态，这已经成了媒体在描述人类思维时的标配，它引诱人们产生一

种错误的理解。"[6] 在那一年的更早一些时候，史蒂文·普尔（Steven Poole）在为《新政治家》（New Statesman）撰文时这样写道："（fMRI）影像，就像宗教符号一样，引发人们不加批判的热爱。"[7]

有什么证据可以支持脑影像的强大魅力呢？这主要来自于两项重要的研究。在2008年，戴维·麦凯布（David McCabe）和艾伦·卡斯特尔（Alan Castel）通过对一群本科生进行研究发现，如果把一项研究结论（看电视有助于提高数学能力）与fMRI脑扫描影像一起呈现，比与柱状图或与EEG扫描结果一起呈现，更加令人信服。[8] 在同一年，蒂娜·韦斯伯格（Deena Weisberg）和她的同事们发表了研究证据表明单纯的成年人和神经科学专业的学生在面对没有根据的神经科学信息时，认为那些伪造的心理学解释更加令人满意（这篇论文的标题是"神经科学解释的诱人魅力"（The Seductive Allure of Neuroscience Explanations））。[9]

那么又有什么证据不支持脑影像的诱惑力呢？首先是法拉和胡克对2008年麦凯布研究的批评。麦凯布的研究小组声称不同的影像类型"在信息传达上具有相同意义"，但法拉和胡克指出事实并非如此，fMRI脑扫描影像会提供颞叶中具体的活动形态和位置，这一点是其他影像无法做到的，而这种信息在对研究结果进行判断时是具有相关性的。之后在2012年，戴维·格鲁伯（David Gruber）和雅各布·迪克

森（Jacob Dickerson）又发表了一项研究，他们发现呈现脑扫描图像并没有影响学生对科学新闻可信度的排名。[10]

无法复制关于脑影像诱惑力的研究结论只是一次反常现象吗？并非如此。在整个 2013 年，至少有三项后续研究发现了相似或相同的结果，即脑扫描图像没有影响。这其中包括胡克和法拉本人的研究，[11]他们通过三次实验总共调查了988 名研究对象；还有一项研究由罗伯特·迈克尔（Robert Michael）所领导，这项研究涉及 10 次独立的复制尝试，调查了近 2000 名被试。最终的结果是，迈克尔的研究团队发现呈现脑扫描图像只对人们是否相信某个故事产生了轻微的影响。[12]他们总结说："这项结果表明'关于影像会产生过度影响这个持续了几代的神奇理念'其实太过夸张。"

那么为什么有这么多人都受到诱惑，相信脑扫描影像具有强大的诱惑力呢？法拉和胡克说，一些不使用脑扫描技术的心理学家一直担心脑扫描方面的研究会偷走所有的科研经费，而上述理念正好与他们的忧虑相契合。最重要的可能是，这个理念听上去似乎非常合理。脑扫描影像确实很有吸引力，如果有人告诉你它们具有强大的说服力，你会觉得这非常可信。可信，但却有可能是错的。脑扫描影像也许看上去很美，但最新的研究证据表明它并不像我们曾经所以为的那样具有诱惑性。这件事提醒我们，在对神经科学保持怀疑态度的同时，一定要小心不要创造新的脑科学谣言。

武装自己的头脑，对抗关于神经的谎言

本书将会引导你了解一些流传最为广泛也最受欢迎的神经谣言，但每天都会有更多的新谣言产生。为了帮助你在面对新闻或电视上与脑相关的故事时能够分清事实与谎言，我为你提供了以下 6 个简单的小技巧：

1. 当心那些提及神经但却没有证据的情况。人们在辩论时提到脑，并不一定表示他的论据就更充分。2013年，临床神经心理学家沃恩·贝尔（Vaughan Bell）在为《观察家报》（*The Observer*）撰写文章时指出，一位政治家最近声称失业之所以会产生问题是因为它会"对脑产生物质影响"，让人觉得好像如果只是因为社会和实践方面的原因，失业还并不是一个足够重要的问题。[13]这个例子向我们展示了一个错误的理念，那就是如果在辩论中提到神经，不知怎么就会让论点显得更具权威性，或者让某个社会或行为问题看起来更真实。此外你还有可能会遇到这种情况，某个新闻中的故事声称某种产品或活动令人愉快、使人成瘾或者对人有害，因为脑扫描研究显示奖赏通路被激活或者脑部发生了其他改

变。每次当有人试图说服你相信什么事时，问问自己：这个人提到有关脑的信息让我们了解到什么之前不知道的事了吗？这些信息真的让他的论点更真实吗？

2. 寻找利益冲突。在有关脑的故事中，有许多最令人气愤也最牵强的故事都是一些人出于某种目的而传播的。他们也许是想卖书，也许是想推广某种新型的培训或疗法。这些人的惯用伎俩之一就是诉诸脑科学来支持自己的主张。一些比较受欢迎的主题包括当代生活中的技术或者其他方面正在从有害或者有益的方向改变着我们的脑，比如有些培训或疗法会让脑产生有益的永久改变（见误区 No.29 和误区 No.31）。通常这类与脑相关的主张都仅仅是猜想而已，有时甚至是一些神经科学家或心理学家针对自己专业以外的领域所说的话。我们应该从那些没有既定利益的专家那里寻求独立意见。此外还要检查那些与脑相关的主张是否能得到一些经过同行审查的高质量证据支持（见第 5 点）。大部分科学期刊都会要求作者声明不存在利益冲突，所以你可以在已经发表的相关论文末尾查看此类信息。

3. 当心那些浮夸的主张。一家名为 No Lie MRI 的美国公司提供的是以脑扫描为基础的测谎服务。这家公司在其主页上称："No Lie MRI 所使用的技术让人类在历史上第一次可以直接确认真相和探测谎言！"是不是听上去太美好，让人感觉太不真实了？如果好得让人难以置信那最好还是不要相信（误区 No.27）。如果在和脑相关的陈述中看到像"革命性的""永久的""第一次""开启""隐藏的""在几秒之内"这类词语，你就应该立刻提高警惕。你可以检查的项目之一就是查看主张者的职业背景。如果他们声称自己开发出一款具有革命性的脑探测技术，这项技术让人们第一次可以在几秒之内开启人类隐藏的潜能，那么你应该问问自己他们为什么不在自己身上应用这种技术从而变成伟大的艺术家、获得诺贝尔奖的科学家或者奥林匹克运动员。

4. 留心那些带有诱惑性的隐喻。我们都希望自己的生活平衡和宁静，但这种抽象意义上的平衡并非真的是指大脑两个半球之间活动的平衡（见误区 No.28）或者其他层面上的神经功能平衡。不过有些自助大师却不理这一套，依旧诉诸"脑半球平衡"之类的概念，从而为他们所兜售的那些生活方式技巧蒙上一层科学的光辉，让人以为要想达到工作平衡首先要有一个平衡的脑。如果有人想要在隐喻的概念（比如深层思考）和真实的脑活动（比如脑的深层区域）之间建立联系，那么他们就很有可能是在胡说八道。此外，还要当心那些完全是瞎编出来的脑区。比如在2013年2月，《每日邮报》（Daily Mail）报道了一项德国神经学家所做的研究，报道称这位科学家在杀人犯和强奸犯的脑"中叶"发现了一个"黑暗区域"可以揭示他们的性情。[14] 但问题是根本就没有"中叶"这种东西（也可见误区No.13）！

5. 学会鉴别高质量的研究。抽丝剥茧，对于一手的证据也要保持警惕。如果要检验以脑为基础的干预手段是否有效，黄金准则就是要采取随机、双盲的实验设计来控制安慰剂效应。也就是说接受干预的人不知道在自己身上实施的是真正的干预手段还是安慰剂（一种无效的治疗措施，比如糖丸），研究人员也不知道哪些被试接受的是哪种干预条件。这种方法可以防止研究结果中混入动机、期望和偏见的影响。与此相关，对于控制组的人也应该实施一种看起来和真正的治疗手段非常相似但并没有效果的干预措施，这一点非常重要。许多实验都没能保证这种实验条件。在与脑相关的

主张中，要想寻找最为可靠的证据需要利用元分析，所以尽量寻找这种类型的研究。它们会衡量特定领域中所有已经发布的实验证据，帮助呈现一幅准确的画面来描绘某种治疗手段是否真的有效或者某种差异是否真的存在。

6. 认识因果关系和相关关系之间的差异（这一点我会在第5章与镜像神经元相关的内容中再次解释）。报纸上许多关于脑科学领域最新研究成果的故事中提到的都是相关研究，这种研究只会给出一幅简单的快照。新闻中可能会说"从事X活动较多的人脑部的Y区域也较大"。但如果这项研究只是一项相关研究，那我们就无从知道从事X活动是不是造成Y区域较大的原因。因果关系可能正好与此相反（Y区域较大的人喜欢从事X活动），或者有一些其他因素同时影响了X和Y。值得信赖的科学文章或者新闻故事应该提醒人们注意研究中的这类局限性。实际上，如果作者只关注那些支持自己初始假设或信念的证据，那他们就很容易陷入所谓的"证实偏差"。这是人类的天然倾向，但是在追寻真理的过程中，严谨的科学家和记者

应该有意识地对抗这种偏差。

利用这 6 种技巧武装自己，可以帮助你分辨哪些是真正的神经科学家，哪些是江湖骗子，哪些是经过深思熟虑的新闻故事，而哪些只是热闹的炒作。如果对于某些新近的研究不是非常确定，你也可以去看看一些持怀疑态度的专家是否在自己有趣的博客上发表了看法：www.mindhacks.com；http://blogs.discovermagazine.com/neuroskeptic/；http://neurocritic.blogspot.co.uk；http://neurobollocks.wordpress.com；http://neurobonkers.com。还可以查看我自己写的神经科学博客《连线》：www.wired.com/wiredscience/brainwatch/。■

脑部基本解剖结构、脑科学技术和术语的入门知识

如果把一个人脑放在你的手上，首先引起你注意的就是它的重量。人脑重大约 3 磅（约 1.36 千克），掂上去有点沉。此外，你还会立刻发现从脑的前部到后部有一条明显的凹槽把脑分成了两个**半球**（hemisphere），这条凹槽被称为**纵裂**（longitudinal fissure，见图 1）。在脑的深部，连接两半球的组织被称为**胼胝体**（corpus callosum），这束厚实的神经纤维主要起联结作用（见图 2）。两半球上可以看到明显的海绵状外层，这就是大脑的**皮层**（cortex，它的字面意思是外壳或外皮），皮层呈褶皱状：由一条条的隆起和凹陷盘桓在一起，它们在解剖学上分别被称为**回**（gyri）和**沟**（sulci）。

皮层被分为五个不同的**脑叶**（lobe）：额叶，头顶附近的顶叶，两侧耳朵附近的颞叶，还有后部的枕叶。（见图 1）每一个脑叶都与特定的心理功能相关。举例而言，额叶对于自我控制和运动具有重要意义；顶叶负责加工触觉和控制注意力；枕叶与早期的视觉加工有关。在整个神经科学发展的历史中，人们一直在争论心理功能究竟可以在多大程度上定位到具体的脑区当中，这种争论至今仍在继续（见误区 No.9、误区 No.10 和误区 No.15）。

在脑后部悬挂着的是**小脑**（cerebellum），它看上去就像

一个迷你版的脑。小脑也是由单独的两半球构成，尽管它的体积只占整个脑体积的十分之一，但它所包含的神经元数量却占到整个神经系统的一半左右。过去一般认为小脑只是与学习和动作控制（即控制身体的移动）有关，但今天人们已经发现小脑与许多功能都有关系，包括情绪、语言、疼痛和记忆。

现在把脑举高，我们来研究一下它的下部，在这里你可以看到**脑干**（brain stem）向下方延伸而出，正常情况下它会与**脊髓**（spinal cord）相连。脑干同样也会向上延伸到脑的内部，终止于大约与眼睛等高的位置。脑干中也包含一些单独的区域，比如**延髓**（medulla）和**脑桥**（pons），它们与一些基本的生命支持功能相关，包括控制呼吸和心跳。像打喷嚏和呕吐之类的反射活动也是由脑干控制的。有一些评论家把脑干称为"**蜥蜴脑**（lizard brain）"，但这一称呼并不恰当（见误区 No.21）。

为了研究脑的内部解剖结构，我们将其一分为二，你会发现其中包含一些充满液体的空腔，这些空腔被称为**脑室**（ventricle）（见误区 No.4 和图 7），它们的作用是吸收外力的冲击。此外你还会看到位于脑干之上的**中脑**（midbrain），它在眼动过程中发挥一定的作用。位于中脑前部上方的是**丘脑**（thalamus），它是一个重要的中转站，负责从许多其他脑区接收信息，也向其他脑区传达信息。位于丘脑下方的是**下丘脑**（hypothalamus）和**垂体**（pituitary gland），它们会参与释放激素和管理饥饿、性欲之类的基本需求。

还有一个角状结构在脑的深部与丘脑相连，这就是**基底核**（basal ganglia），它主要参与学习、情绪和动作控制过程。在离它不远的地方，脑的两侧各有一个**海马体**（hippocampus），之所以叫这个名字是因为早期的解剖学家认为它很像海马。此外这里还有一个像杏仁一样的结构叫作**杏仁核**（amygdala），也是一边一个。海马体在记忆过程中发挥着至关重要的作用（见误区 No.10），而杏仁核对记忆和学习都很重要，尤其是在与情绪相关的情况下。海马体、杏仁核以及一些相关皮层被统称为**边缘系统**（limbic system），这是一个与情绪相关的重要功能网络（见图 3）。

脑的复杂精妙之处有很大一部分是肉眼无法看到的。在这一块像海绵一样的物质里大约有 850 亿个**神经元**（neuron），它们之间所形成的联结更高达 100 万亿之多（见图 4）。此外还存在相似数量的**神经胶质细胞**（glial cell，见图 5），而最近的研究表明它们并不像人们曾经所以为的那样仅仅是家政细胞，而是也会参与信息加工过程（见误区 No.24）。尽管如此，我们还是应该小心，不要对脑的结构抱着过分崇敬的态度，因为无论从任何角度而言它的设计都并不完美（了解这方面的详情请见误区 No.21）。

在皮层中，神经元是按层分布的，每一层都包含着不同类型和密度的神经元。关于脑还有一个比较受欢迎的术语叫作**灰质**（gray matter），这是一个解剖学名称，指的是那些主要由神经元细胞体构成的组织。整个大脑皮层都是由灰质组成的，不过它看上去更像是粉色的而不是灰色的，至少在新鲜的时候是这样。与灰质相对的是**白质**（white matter），它大量存在于皮层下方，主要成分是一些由脂肪覆盖着的神经元**轴突**（axon，轴突是神经元上一个卷须状的部分，它在神经元之间的沟通过程中起重要作用，见图6）。正是覆盖着脂肪的轴突使得白质呈现出发白的颜色。

神经元之间会跨越一些小的间隙来沟通，这种间隙被称为**突触**（synapse）。在此处，化学信使（**神经递质**）从一个神经元的轴突末端释放出来，然后由接收神经元的**树突**（dendrite，一种像树枝一样的结构）吸收。足够的刺激会激发**动作电位**（action potential），即一股电活动经过轴突，最终使其释放出神经递质。反过来，这些神经递质又可以刺激或抑制接收神经元。它们也有可能引发缓慢而持久的变化，比如改变接收神经元的基因功能。

过去对不同神经区域功能的了解都是通过研究**脑损伤病人**（brain-damaged patient）而获得的。在19世纪，人们通过这种方式取得了重大突破，比如科学家们观察到对大部分人而言，语言功能都是由左脑半球所主导（见误区No.9）。像铁道工人菲尼亚斯·盖奇之类的病人对这一领域产生过特殊的影响（见误区No.8）。即使在今天，研究机能损伤与脑损伤之间的特殊关系仍然是脑科学研究中的一条重要分支。然而当代的研究与过去的此类研究有一个重要的不同之处，那就是今天我们可以利用医学扫描的方法来确认脑的哪部分受到了损伤。但在这类技术出现之前，研究者们只能等到病人死后进行尸检研究。

当代的脑成像技术不仅会用于检查脑部结构，还可以用于了解脑的功能。在当代神经科学领域中最令人兴奋的正是我们对脑功能的了解，不过在这一领域中产生的争议也最多（见误区No.27）。目前，在针对病人和健康人的这类研究中，应用最广泛的技术被称为**功能性磁共振成像**（functional magnetic resonance imaging，fMRI）（见图8'）。这项技术所利用的现象是在脑内高度活跃的部分其血液的含氧量也较高。通过比较整个脑中血液的氧化情况，fMRI可以将脑中更为活跃的部分以视觉形式呈现出来。此外，让被试在脑扫描仪中完成特定的任务，通过细心监测其脑部氧化作用的变化，fMRI还可以帮助建立一幅功能分布图，让人们可以了解脑的哪些部分会参与不同的心理功能。其他形式的脑扫描技术还包括**正电子发射断层扫描**（positron emission tomography，PET）和**单光子计算机断层扫描**（single-photon computed tomography），这两项技术都需要向病人或研究对象注射放射性同位素。不过另一种被称为**弥散张量成像**

（diffusion tensor imaging，DTI）的技术是以神经组织中通过的水分子为基础进行成像，它可以用于定位脑中的连接通路。DTI 所产生的是一种复杂而绚丽的连线图（见图 13）。于 2009 年启动的**人类连接组项目**（Human Connectome Project），其目标就是定位人脑中的 600 万亿条线路。

还有一种比较老的脑成像技术叫作**脑电波扫描**（electro encephalo graphy，EEG），它通过置于头皮上的电极来监测电波活动（见图 23）。直到今天，这项技术仍然广泛应用于医院和各类研究实验室。与 fMRI 等更为现代化的技术相比，EEG 的空间分辨率较差，但它有一个优点就是可以检测到微秒水平上的活动变化（而 fMRI 只能检测到几秒之后的变化）。最近研究者们又新开发出一种技术叫作**脑磁图**（magneto encephalo graphy），它具有和 EEG 一样高的时间分辨率，但空间分辨率同样较差。

脑成像技术并不是当代研究者们探索人脑的唯一方法。还有一种近年来颇受欢迎的方法叫作**经颅磁刺激技术**（transcranial magnetic stimulation，TMS），它是在头部的某个区域上放置一个电磁线圈，这样可以对该区域下方的脑部神经活动产生临时的干扰作用。这种方法可以用来在脑部制造一处所谓的"虚拟病变"。于是研究者们可以暂时使某一特定脑区停止运作，从而可以观察其对心理功能有何影响。fMRI 显示的是脑活动与心理功能有何关联，而 TMS 的优势则是可以展示某个特定脑区的活动对于心理功能来说是否必需的。

以上我所提到的所有技术都可以用于人类和动物。不过还有很多脑研究技术只能（或者大部分都）用于动物。这类研究所使用的技术需要侵入健康机体，对人类伤害太大。比如有许多使用猴子或其他灵长类动物的研究会把电极插入脑中，用来直接记录特定神经元的活动（称为**单细胞记录**，single-cell recording）。只有在极少数的情况下，这种技术才会应用于人类，比如在对严重的癫痫患者进行神经外科手术的时候。在动物的脑中直接插入电极和套管还可以用来监测和改变脑中特定局部区域的化学物质水平。目前还有一项应用于动物研究的突破性技术叫作**光遗传工具**（optogenetics），2010 年《自然方法》（*Nature Methods*）杂志将其指定为"年度方法"。这项技术是将光敏基因插入神经元中，于是可以通过将这些神经元暴露在不同的光线颜色中来开启和关闭它们。

人们一直在研发探索脑部的新方法，此外，由于美国启动了"脑计划"，欧盟启动了"人脑项目"，这一领域的创新将会在未来几年中加速进行。在我即将完成本书的时候，白宫宣布了一项提案，他们将把对"脑计划"的投资从 2014 财政年度的 1 亿美元左右提升到 2015 财政年度的 2 亿美元左右。

第 1 章

过时的谬误

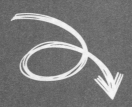

　　很久以前，大家都曾以为地球是平的。许多杰出科学家曾提出"燃素学说"，认为材料可燃是因为它们都含有"燃素"，而实际上这种物质并不存在。还有科学家声称观察到火星上存在着纵横交错的运河河道。许多诸如此类曾被奉为真理的观点，现在早已被推翻和遗忘，成了一文不值的错误认知。同样，在脑科学领域中也存在着许多的错误认知。这一章将要讲述的就是一些关于大脑知识上的误区，不过这些误区现在早已不再为人们所认同了。下面，我们就以思维的产生来抛砖引玉。古时候，人们都认为思维源于心脏而非脑。后来，脑的重要作用逐渐得到证实，但此时又有一些新的误区随之产生，同时还有一些误区仍在流传，比如说动物的灵魂存在于神经之中，或脑中充盈液体的脑室是心理功能的发源地等。

误区 NO.1　思维源于心脏

　　现在我们都确切地知道思维和逻辑产生于脑，这个理论体系已经非常成熟，并且得到了广泛的认可。但是从主观的角度看，除了眼睛，几乎没有什么别的感官可以让我们相信心理生活源于头部。所以，从希腊到埃及的很多古代文明中，人们都认为心理功能产生于心脏而非脑部这一点也就不足为奇了。

　　尽管如此，上述观点并不能代表这些古文明没有意识到脑功能的重要性。《埃德温·史密斯纸草文稿》（*Edwin Smith Papyrus* 这篇文稿由美国考古学家埃德温·史密斯于 1862 年购于卢克索，它的历史大约可以追溯到金字塔时代）的片段里透露，其实古埃及人很早就认识到脑损伤对身体会有一定的潜在影响，比如可能会造成瘫痪。但除了这个简单的认识，心脏中心的观点仍占据着主流地位，而脑仅仅被视作一种骨髓而已（在当今的许多语言中，脑这个词的字面意思都是 "髓"，如俄语 "мозг"，毛利语 "roro"，印度尼西亚语 "benak"，波斯语 "مغز" 和斯瓦西里语 "ubongo"）。在古埃及的习俗中，从埋葬死者的行为就能看出他们对心脏中心理论的推崇：心脏和其他脏器都在死后受到无比的崇敬，会与尸体一同埋葬或保存在带盖的罐子中供奉，但脑却从鼻孔中掏出，或在头骨下方钻孔取出丢弃掉。

　　古希腊时期，在公元前 8 世纪创作的荷马史诗中，就反映出了一种对于灵魂三重境界的信仰。这三重境界分别是代表身体的灵魂、代表情感的灵魂和代表逻辑智慧的灵魂，其中代表情感和逻辑智慧的灵魂虽然没有被明确指出是起源于心脏，但荷马史诗中写道这三种灵魂都位于我们的胸腔之中。在早期研究这些理论的学者中，阿克拉加斯的恩培多克勒（约公元前 495 年—公元前 435 年）最早明确提出思想起源于心脏，他认为思维是由心脏周围的血液所产生的。

在心脏中心学说的众多支持者中，最有名的应该就是亚里士多德（公元前 384 年—公元前 322 年）。和大部分学者一样，他观察到心脏停止跳动就意味着生命终结，并基于这样一个事实做出了判断。除此以外，亚里士多德还观察到三个现象：

> 一是脑的温度低、无知觉且处于身体的远端，相反心脏是温热的、位于身体中央；
>
> 二是在胚胎发育过程中，心脏的发育早于脑发育；
>
> 三是心脏与其他的感官相互连接，而脑并没有，或者应该说他错误地认为没有。

另外，亚里士多德还进一步通过无脊椎动物没有脑这一现象，论证了脑不能作为动作和感官的控制中心。[1]

虽然亚里士多德并没有将脑作为思想产生的源头，但他依然把脑的作用放在了一个比较重要的位置上，他认为脑不含血液，是用于心脏降温的一个调节器官，并能够参与控制睡眠。

另一个著名的心脏中心学说支持者是古希腊卡利托斯的狄奥克莱斯（约公元前 4 世纪），他对心脏的解剖学结构做出了突破性的贡献。但令人遗憾的是，他认为所观察到的耳廓形状的心耳是感觉器官，所以将这一重大发现作为有力证据用于支持他所推崇的心脏中心观点。他还认为人们生气是由心脏周围的血液沸腾而引起的（这倒是和今天"怒火中烧"

的说法相对应），同时，忧郁也发生在心脏中，是由于黑胆汁变浓所导致的。[2]

实际上，心脏中心学说的观点早在亚里士多德之前就已经被很多学者质疑过，最早有古希腊克罗托内的生理哲学家阿尔克米翁（约公元前 450 年），后来有"药学之父"希波克拉底（生于约公元前 460 年）及他的追随者们。

阿尔克米翁是最早进行动物解剖实验的科学家之一。虽然他的真迹已经遗失，但其他人对他的观点的引述中有这样的记载："感知功能位于脑……同样，脑也是思想产生的源头。"

2007 年，罗切斯特大学神经学家罗伯特·多蒂（Robert Doty）在他公开发表的一篇论文中指出，阿尔克米翁的研究结果至关重要，其在历史上的重要性可以与哥白尼和达尔文的发现相提并论。[3]

同样早在亚里士多德之前，希波克拉底的专著《神圣的疾病》（The Sacred Disease，约公元前 425 年）一书中就有这样的论述：

> "人们应该知道我们的快乐、幸福、欢笑、愉悦，以及悲伤、痛苦、伤心、难过，都产生于脑，而且仅能产生于脑。"

并在书中进一步描述了脑对于思维和感知能力的作用。

希波克拉底在他的另一部具有预见性的专著《论头部外伤》（*On Injuries of Head*）中非常准确地描述出，脑一侧受到损伤却会使对侧肢体功能受损。

在希波克拉底之后，古希腊后期的解剖学家们在相关研究中取得了进一步突破，他们首次对人类的解剖结构开展了系统性研究。

来自古希腊卡尔西登的希罗菲卢斯生活在大约公元前300 年，他对脑神经和脑室（脑中充盈液体的腔体）进行过研究，学界通常认为他是人类解剖学的奠基人。古希腊喀俄斯岛的一位学者埃拉西斯特拉图斯将人类的小脑（位于脑后花椰菜形状的"微缩脑"）与动物中的类似结构进行了比较，精准地推断出小脑的功能一定与动作有关。

希罗菲卢斯和埃拉西斯特拉图斯两位学者都发现了在人类的脑和脊椎中存在着分别控制感觉和运动能力的两种神经。[4]

但是，正如我们看到的那样，即使在脑中心论得到了肯定后，心脏中心学说依然占据主流。

在公元前 3 世纪，斯多葛学派的哲学家依然相信智慧和灵魂存在于心脏之中。

这期间，最具影响力的支持者就是来自索利的斯多葛学派哲学家克吕西波（公元前 277 年—公元前 204 年）。他认为思维必定源起于心脏，因为心脏接收声音，而声音由思想所产生。

事实上，心脏中心学说之所以很难被逆转，其中一个原因是人们总被这种似是而非的逻辑所误导，而另外一个原因就是心脏中心学说存在的时间出奇得长，而且得到了诸多著名思想家、诗人的支持。

顺便一提，用权威人物来支持原本漏洞百出的观点这种方法，时至今日对那些倡导伪科学的人们来说也依然适用。

在公元 2 世纪，由于长期受到克吕西波及其阵营的压制，心脏中心学说的观点持续占据着学术主流，为反对克吕西波的观点，盖伦决定进行一次史无前例的公开实验。

盖伦因为在医治帕加马地区的角斗士时显示出高超的医术而获得了"医圣"的美誉。他这次实验的内容是切断猪的喉返神经，[5] 喉返神经是连接脑与喉部（声带）的神经，切断动物的这条神经后，即使持续鞭打它，动物也无法继续发出叫声。

盖伦的观点是演讲和思维能力都由脑所控制，而如果按照心脏中心学说支持者的思路，切断起源于脑的神经不可能阻止猪的叫声，除非承认心脏中心学说是错误的。盖伦的实验推翻了心脏中心学说的观点，历史学家查尔斯·格罗斯（Charles Gross）将盖伦的实验记录为史上首个为验证脑对行为控制而进行的实验。

当然，不出所料，并不是每个人都对他的实验表示信服。盖伦受到很多人的质疑，哲学家亚历山大·达马森（Alexander Damascenus）就是其中之一，他认为这个实验仅适用于动物身上。

历史上，关于心理功能源于心脏的观点仍旧持续了很长时间，一直延续到文艺复兴时期。英国医生威廉·哈维（William Harvey）记录了他所发现的血液体内循环过程，形成了经典的论著《心血运动论》（*De motu cordis et sanguinis in animalibus*，发表于 1628 年），其中将心脏描述为身体中最重要的部分，认为心脏控制着身体的其他部分。

至今，仍有许多关于这个误区的后遗症，比如我们常用的"专心学习""用心去爱"等词语就暗示着心脏具有心理功能或者心脏是爱的发源地。

最后，非常有必要提醒大家，在脑主导认知功能这一理念受到肯定的同时，也不断出现新的证据表明心脏也在影响我们的思维和情绪等功能（见误区 No.26），所以对古代心脏中心学说的一些结论也不应忽视。

误区 NO.2　脑是动物灵魂的动力源泉

盖伦和亚历山大城其他解剖学家的发现看起来非常贴近现代的科学发现，但是他们的先见也具有误导性。实际上，当时人们对于脑是如何支持心理功能产生的生理学过程基本上一无所知，而且这种状态一直持续了几个世纪。

比如说盖伦，除了他在解剖学工作方面取得了突破性成果外，他与同时期的大多数人一样，认为身体中存在两种不同的灵魂。他认为我们吸入的空气在心脏中转化为"重要灵魂"，在到达脑后转换为"动物灵气""生命灵气"。

盖伦认为这个转换的过程是发生在脑室的血管中和"美妙的网"中，所谓的"网"是他在很多种动物脑底部发现的构造精妙的网状血管。事实上，这种结构在人类的脑中却并不存在，可是由于他只对动物进行解剖，他并没能意识到这个问题。另外，他还进一步推测出，动作和感觉是通过脑泵出灵魂，并通过神经将动物的灵魂在体内上下转运而实现的。

动物的灵魂在体内涌动这种想法在今天看来很滑稽，但是和心脏中心学说认为心理功能产生于心脏一样，这种观点也存在了相当长的时间，直到 17 世纪才被彻底推翻。花费如此长的时间才将它推翻的原因之一，就是它的模糊性。没人能够准确描述出动物灵魂到底应该是什么样子，因为它们具有不可见和无重量的特性，人们并不能直观地看到或感觉到它们。这就意味着在当时的条件下，无法运用科技的手段去证伪。

现在，科学家认识到任何能够经得起推敲的理论，都可通过严密的逻辑过程证伪。证伪就是说，应该能想象出证明一个理论是错误的各种证据，即便这种证据并不存在。

动物灵魂的说法之所以能够存在几个世纪，另一个原因是几代科学家和医学工作者对盖伦观点的敬畏之情。当时去挑战这位伟大科学家的观点被认为是一种亵渎，一方面是因为他经过多方尝试得到了很多正确的结论，另一方面是因为他秉持一神论的宗教信仰，得到基督教和伊斯兰教认可，包括他对上帝创造万物和上帝力量的信仰。[6] 与此同时，教会在中世纪颁布了关于人体解剖的禁令，这也在一定程度上阻碍了神经解剖学前进的步伐。

让我们快进到 17 世纪，被誉为"现代哲学之父"的勒内·笛卡尔，仍然认可动物灵魂的存在，并称它们为"一阵微风"或"一簇纯粹而活泼的火苗"。这些难以捉摸的东西对他的研究具有重要影响，他据此提出的关于人类灵魂及其如何与身体相互作用的观点极具影响力。笛卡尔将灵魂的产生地定位在了脑中的松果体（脑底部的一个微小结构），因为他认为这个结构所处的位置恰到好处，能够很好地净化灵魂并且能够让它们的运动维持在正轨。

我们现在认识到松果体位于脑室的上方，作为分泌激素的主要结构，参与调节人体生物钟和季节性周期。笛卡尔则认为松果体位于脑室，并且能够滚动和倾斜，使得它能够控制灵魂通过脑的流动。笛卡尔认为当我们睡眠时，脑因神经中没有灵魂流动而松弛下来，相比之下，清醒时充盈了灵魂的脑则维持紧张和反应灵敏的状态。

虽然笛卡尔一直坚持动物灵魂学说，但他的一些反对者还是不断挑战他的观点。他们希望能搞清楚一些最具体的问题，诸如"到底灵魂与身体是如何相互作用的？""信号是如何传递到神经中的？"等，反对灵魂存在的证据在不断增加。

一位科学家曾发现在装满水的浴盆中弯曲胳膊并不能排出水，他认为如果身体确实存在灵魂的流入，随着灵魂流入应该会排开水。对立的观点在 17 世纪相对集中起来，一种观点认为神经中充盈液体，另外一种观点则认为神经内部含有醚，通过醚的振动来控制其功能。

英国神经学家、医学家托马斯·威利斯（Thomas Willis）支持神经充盈液体这个理论，但这种观点通过最基本的观察就被否定了，因为通过实验切断神经，其中并没有液体流出。同样，牛顿提出的"振动"观点也没能获得更多的支持，如果神经以他认为的这种方式工作，神经应该被拉紧，但实际上并不会出现类似的现象。[7]

动物灵魂的观点最终能够被彻底推翻，与电的使用直接相关。早在盖伦所处的时代，科学家就已经知道发电鱼的存在（当时他们将此作为一种治疗头疼的方式），但是直到 18 世纪，"电疗"这种方法才真正得到充分的发展，先后出现了大量的实验证明应用电疗可治疗瘫痪。这就引起相关科学家开始思考是否可以通过电来探索神经相互之间、神经与身体各部分的肌肉间是如何沟通的。意大利解剖学家路易吉·伽伐尼（Luigi Galvani）作为发展这个观点的先驱者之一，利用青蛙做了一系列的相关实验。[8]

他的这个发现极为偶然，是他的助手在解剖青蛙时一个不经意的举动得出了最关键的揭示性发现。当时，伽伐尼的静电发电机是通过应用摩擦起电原理进行发电的，这名助手就站在静电发电机旁，恰巧在发电机放出电火花的同时，这名助手的手术刀刚好碰到了青蛙支配腿部肌肉的神经，这条腿突然动了一下。观察到这个现象至关重要，伽伐尼联想到一定是电火花激发了原本在神经中存在着的电流。

伽伐尼的侄子乔凡尼·阿尔蒂尼（Giovanni Aldini）做了更深入的研究。他进行了一项有些恐怖的工作，从断头台上收集了很多被砍掉的头颅，然后演示了如何应用电流刺激脑使得面部产生扭曲。1803 年，他在伦敦公开做了这个实验，展示这种令人恐怖的效应，试验品是被指控谋杀了自己的妻子和孩子的杀人犯乔治·福斯特（George Forster）。

乔凡尼后来证明了神经中含有脂肪，这就支持了他一直信奉的观点：在神经表面存在一个绝缘的脂肪层，使得电流在其中传导。值得一提的是，在 1805 年，人类神经传导的速度由德国医学和物理学家赫尔曼·冯·亥姆霍兹（Hermann von Helmholtz）测量得出，其传导速度可以达到 35 米 / 秒。法国的神经学家在 19 世纪记载了一种非常严重的神经系统多发性硬化症，这种病症正是由于神经的脂肪绝缘层退化而引起的，导致了神经信号的传导混乱。

误区 NO.3 脑细胞连接形成巨大的神经网

很多神经学科的学生会告诉你，电流并不是神经间沟通的唯一方式。是的，一股电流沿着一条神经（现在神经细胞被称为神经元，最初由瓦尔代尔在 1891 年命名）最终触发了储存在神经元末端的神经递质释放。这种化学物质继续与接收神经元发生接触，接收神经元位于被称为"突触"的微小间隙的另一侧（在证明这种微小间隙存在的确凿证据被发现前，"突触"由查尔斯·谢灵顿（Charles Sherrington）于 1897 年命名）。神经递质作用于接收神经元时，会沿着神经产生一股电流。

但是，直到 19 世纪末 20 世纪初，人们才真正了解神经系统内的信使细胞是如何进行通信的。显微技术和染色技术的发展才使得了解这些知识成为可能，人类能够第一次有机会细致地观察神经元的结构。这其中一个重要的贡献就是

意大利解剖学家卡米洛·高尔基（Camillo Golgi，也被称为"帕米亚圣人"）做出的，其在 1873 年研究出了银染法实验技术。但是，从现代科学的标准来看，他的方法依然较为原始。高尔基与他的合作者并没有因此观察到神经元之间存在的间隙，所以他们提出神经系统中的细胞是融合在一起的，形成了精巧的网状结构，即提出了一个错误的学术观点，称为"网状学说"。

在对神经细胞进行探索的首批科学家中，威廉·赫斯（Wilhelm His）和奥古斯特·福雷尔（August Forel）在 19 世纪 80 年代末发现神经元间可能存有间隙。但是，真正彻底颠覆神经网这一观点的科学家，是来自西班牙的神经科学家圣地亚哥·拉蒙·卡哈尔（Aantiago Ramony Cajal），他通过对高尔基的染色技术进行重大改进，观察到了这一现象。虽

然应用他的染色技术依然不足以观察到神经元的间隙（突触），但是卡哈尔更清晰的图像也不能支持神经元是融合在一起的。基于他的发现，卡哈尔非常坚定地提出了神经元是彼此相互独立的单元的观点，也就是为我们所知的"神经元学说"，他还正确地提出了信息流是沿着神经元向同一方向传递的。

卡哈尔和高尔基因他们在脑解剖学方面做出的贡献，在1906 年共同分享了诺贝尔生理学或医学奖。但这时可以发现很多已经过时和错误的顽固观点。高尔基在发表他的获奖感言时依然拥护由他最早提出的"神经网"这一陈旧观念，而且还不合时宜地将卡哈尔的"神经元学说"描述为一时的风尚。

009

误区NO.4 心理功能的控制存在于脑空洞中

在讲到下一章关于神经生物学的神秘实践之前，让我们再讲讲与动物灵魂紧密相关的另一个长期以来的错误理论。我们现在知道脑室中存在脑脊髓液，是作为脑应对外力冲撞的吸收保护系统。但几个世纪以来，人们一直认为脑室中存在动物灵魂，而且每一个灵魂分别服务于不同的心理功能（见图7）。

脑室理论无论在东方还是西方，都在古老的著作中根深蒂固，但到了中世纪才融合成为完整的理论。这个理论认为感觉功能位于前部脑室，认知功能位于中部脑室，而记忆功能位于后部脑室，接近脑干的位置。这个理论大约在公元4世纪末，由涅墨西斯医生提出，同时他也是叙利亚艾梅莎市的主教。但是，这个理论的诸多版本是在历史过程中由世界各地的人们所提出的，每一个版本对不同脑室的确切分工也有不同的观点。

历史学家克里斯托弗·格林（Christopher Green）在他2003年的论文《关于心理功能在脑室中位置起源的分析》[9]（*Where Did the Ventricular Location of Mental Faculties Come From*）中指出，涅墨西斯所处的时代导致他的论断无法对后来的学者产生很大的影响。格林断定，相比之下，在西方圣奥古斯汀（St Augustine）更具有影响力，他的影响力主要来源于他写于公元401年的著作《创世纪的书面含义》（*The Literal Meaning of Genesis*）。在书中他用如下的一段话描述三个脑室：

> 其中一个脑室靠近面部，是控制所有感官接收的；第二个脑室位于脑后部，靠近脖颈，是控制所有动作的；第三个位于前两个中间，是医学家们认为控制记忆产生的位置。

几个世纪以后，列奥纳多·达·芬奇（Leonardo da

Vinci）也是这种学说的一个支持者，其在解剖学方面的发现也令人震惊。早在 16 世纪，他将热蜡注入一头公牛的脑中，浇铸出脑室内空洞的形状，这使得他能够更加细致地刻画出其结构。但他是将脑室的功能根据涅墨西斯的古代系统加以标记的。

虽然"不同位置脑室拥有不同的功能"这一观点的影响一直持续到维多利亚时代，但是早在文艺复兴时期，就有来自比利时的解剖学家安德里亚斯·维萨里（Andreas Vesalius）对此持有反对观点。在其 1543 年出版的标志性著作《人体构造》（On the Workings of the Human Body）一书中，维萨里在书中展示了他对尸体的解剖结果，显示人体内并不存在与其他哺乳动物类似的脑内的空洞腔体，因此从根本上削弱了腔体支配不同心理功能这一观点。但他不得不承认，仅从解剖学角度无法解释脑是如何支持心理功能的。

17 世纪，由托马斯·威利斯提出了反驳脑室理论的有力证据，他的权威著作《脑解剖学》（Anatomy of the Brain）由克里斯托弗·雷恩（Christopher Wren）执笔绘制其中的插图。插图绘制的内容包括从对脑损伤患者和脑先天缺陷病人的研究中获得的大量证据，以及他自己的解剖结论。威利斯得出了令人信服且正确的结论，认为诸如记忆、决定等很多功能位于脑蟠曲结构的外层物质，即大脑皮层，人类的这一结构较其他动物异常的发达。他完全驳斥了这类功能可能存在于脑空洞中的观点。威利斯还非常精准地分辨出，光滑、肾形的纹状体（位于脑半球基底）是参与动作控制的部位。

虽然威利斯的研究和他的声名在外，但是科学教条直到 18 世纪仍然认为大脑皮层不过是大脑的一层外皮，除了上面布满了血管，并不具备其他的功能。直至 19 世纪，随着由弗朗兹·约瑟夫·加尔（Franz Joseph Gall）所倡导的颅相学兴起，大脑皮层的重要作用才逐渐被接受（见误区 No.6）。

011

第 **2** 章
迷信的脑疗法

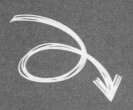

　　有史以来，关于脑的迷信想法鼓动人们进行了大量的神经外科和心理学上的实践。这一章记录了三个已经进入精神病学和神经外科学民俗传说的理念：环钻术、颅相学、额叶切断术。虽然它们身披迷信的外衣，但是关于这些疗法的应用至今并未消失殆尽。环钻术出现在现代电影中，并且受到网络怪人的拥护；颅相学出现在世界各地的小古董商店里；额叶切断术进化成了一种高级的神经外科学形式，例如脑深度刺激治疗和干细胞移植。

误区 NO.5 在头骨上钻孔释放恶灵

环钻术或环锯法，就是在头骨上有目的地钻孔，这是在史前就已经出现的一种治疗方法（见图9）。当今的外科医生仍然在使用这种方法进行探索，它可以用来减轻颅内压力，或者用于去除大脑表面的血块等。但是在历史上，这种技术是不用麻醉药的，而且它的理论基础实际上是一些迷信思想，比如用来释放脑中的恶灵或魔鬼。甚至在今天，包括在一些偏远的部落或者被这一想法误导的怪人仍然在继续使用环钻术，我们也无法从科学角度来解释他们的目的。

考古学证据显示，环钻术在文字诞生以前就已经在全球各地广泛使用，范围从美洲到阿拉伯半岛。[1] 目前确认的最早使用环钻术的头骨发现于法国，据推测距今已有7000年的历史。在伊拉克发现的头骨历史很可能更加久远，甚至可以追溯到11 000年前。最早的环钻术是利用黑曜岩、燧石和金属等工具，用刮擦和切割的方法打磨原石。在古希腊和整个中世纪，人们不断地引入更加精细的钻孔和锯切工具。[2]

最负盛名的环钻术头骨之一来自15世纪的秘鲁。这个头骨是由19世纪的美国驻秘鲁大使乔治·斯奎尔（George Squier）在当地获得的，这位大使是一个类似于印第安纳·琼斯一样的角色。在这个头骨右侧眼窝上方，额叶的位置有一个方形的孔洞，该头骨目前存放于纽约的美国自然历史博物馆中。

当时斯奎尔曾将其带到欧洲，交给人类学和神经病理学专家保罗·布洛卡（Paul Broca）检测。关于布洛卡，我们今天更为熟知的是他关于神经与语言之间连接关系的研究（见误区No.9）。因为当时有一些关于种族的观念把脑的尺寸、智力和种族划分联系在了一起（同时又因为当时神经外科手术风险很高，死亡率较高），布洛卡的同事认为秘鲁的印第安人能够进行头部手术是一件令人难以置信的事。尽管布洛卡也持有这些偏见，但他相信头骨上的洞确实是在病人死亡前形成的，而且是在其经历了一次闭合性头颅外伤后，这样做可能是为了降低颅内压力所进行的一种治疗。换句话说，他经过推断认为秘鲁人一定有进行神经外科手术的能力。他的结论是对的。自此之后，在秘鲁先后发现了很多头骨，有些头骨上甚至有好几个钻孔，说明有些病人可能接受了数次手术。看起来，这个手术在他们的文化中已经非常普遍了。在秘鲁首都利马南部的一处埋葬地，人们发掘出大约1万具尸体，其中6%左右的尸体上都遗留有环钻术的痕迹。[3]

根据希波克拉底的多份手稿，我们可以得知古希腊人将环钻术作为治疗闭合性头颅损伤（即有人头部受到撞击，但头骨并未受损）的一种特定手段。他们这样做的理论基础是认为钻孔可以防止体液过度增长，这与体液学说相辅相成。体液学说所阐述的就是人体的健康与体内的四种体液的平衡密切相关，这四种体液存在于人的躯干和脑中，分别是：黄胆汁、黑胆汁、黏液和血液。当时的人们认为体液还有另外一些作用，它们能够影响一个人的性格：黄胆汁代表着脾气暴躁；黑胆汁代表忧郁的性格；黏液代表平静（phlegm这个词在现在仍代表平静的意思）；血液则代表勇气。

在治疗手段相对缺乏的古代，希腊医学家认为头骨下的血液凝聚在一起会形成非常有害的深色脓液。一些当代历史学家研究发现，虽然听起来让人觉得难以置信，但这些疗法对某些病人来说可能确实有效。从某些角度来讲，这些早期

的环钻术是令人印象非常深刻的，例如有证据表明，在盖伦所处的时代，医生会对脑膜这个大脑表面的保护层进行特殊处理，防止其遭受损伤，之后再根据病人的年龄来推测其头骨的厚度。古希腊人运用环钻术治疗癫痫，起初是源于迷信的想法，认为通过钻孔可以将头颅中的恶魔释放出来，这种做法一直持续到19世纪的欧洲。但是随着时间推移，这种治疗方法逐渐具备了一定的理论基础，而非只是纯粹的迷信了。

同样，也有证据表明，在早期文艺复兴时期的欧洲，有一种环钻术通过取出脑中的"石头"来治疗精神疾病。这种方法先后在多部书籍中被人提及（包括1652年罗伯特·伯顿（Robert Burton）的著作《忧郁的解剖》（Anatomy of Melancholy）），并且在佛兰德斯文艺复兴时期的画作中也有所体现，例如希罗尼穆斯·博斯（Hieronymus Bosch，1450—1515年，见图10）的画作《治疗愚蠢》（The Cure for Madness）。19世纪末20世纪初，环钻术已经发展成了一种有效的精神外科手术方法，而此时额叶切断术也开始崭露头角。神经科学历史学家查尔斯·格罗斯在他2003年出版的著作《环钻术：历史、发现、理论》（Trepanation：History，Discovery，Theory）一书中解释道，有很多艺术历史学家将博斯的画作当成是一种寓言，他们认为在当时的条件下不可能开展类似的手术。但是格罗斯认为这种观点是愚蠢的："很显然，这些历史学家根本不了解，博斯的画作以及由布

雷格尔和其他画家衍生出来的一批画作，都是基于他们所处时代的一种非常真实的医疗手段。"⁴ 怀疑者们仍旧没有信服。2008 年，生物学家、艺术学家杰西卡·帕梅拉（Jessica Palmer）曾在她的个人博客上写道：⁵ "如果他们当时真的能够开展这些手术，手术过程一定是假的，也就是假装在手术过程中从头骨中取出一块石头，来证明'导致人精神疾病的石头'这种迷信概念确实存在。"

根据格罗斯的记载，在 20 世纪存在大量证据证明环钻术的广泛应用，甚至包括在非洲的传统医学中，大夫也使用这种方法。例如，进入 20 世纪后半叶，在肯尼亚西部基夕地区南湖附近，仍然有人利用这种环钻术来治疗因头部受伤而引起的头痛，不过我并没有找到证据可以证实他们时至今日仍然在运用这种方法。在主流医学界以外，利用互联网作为宣传工具，环钻术仍然吸引着世界各地许多对科学持怀疑态度的人。国际环钻术倡议团体（ITAG）在其网站（www.trepan.com）上有如下陈述：

> ITAG 假设，如果在头骨上打一个孔，可能会使得通过脑的血液流动得更好，并能够改善脑功能，在现代文明的快速发展中，这个发现相比于历史上其他发现更加重要。（2014 年 5 月 12 日仍然可见。）

在最近的几十年里也出现了很多著名的环钻术实施者，包括著有《环钻术：精神疾病治疗方法之一》（*Trepanation：A Cure for Psychosis*）的巴特·修斯（Bart Hughes）和《钻孔》（*Bore Hole*）一书的作者杰伊·麦伦（Joey Mellen）。1998 年的一部纪录片《头颅上的洞》（*A Hole in the Head*）中记录了一些自己实施环钻术的人故事，他们认为通过给头骨钻孔，可使自己达到一个更加清醒的状态。2008 年，科技作者摩·康斯坦地（Mo Costandi）对曾经自己实施过环钻术的海泽·派利（Heather Perry）做了一次采访，她叙述了自己是如何用电钻在自己的头骨上钻洞的，并解释了她进行环钻的目的是希望通过这种方法来获得精神上的能量并能保持清醒。⁶

1998 年，随着电视剧《急诊室的故事》（*ER*）的热播，环钻术更加为人们所熟知；讲述了一名环钻术实施者的故事的黑白影片《圆周率》（*Pi*）也在同年上映；2003 年，大片《怒海争锋》（*Master and Commander*）上映。令人担忧的是，现在很多指导人们自己动手进行环钻术的电影，在网上非常容易就能搜索到。《英国医学杂志》（*British Medical Journal*）在 2000 年就做过相关报道，医生们对环钻术运动表示了一定程度的担忧，并且对实际操作持有谨慎的态度。⁷ 那么作为本节的结尾，需要澄清的是，截至目前并没有任何证据能够表明环钻术确实能够在心理学或神秘主义方面带来任何益处。

误区NO·6 通过头骨突起辨识个性

另一种关于脑的错误思想同样具有众多拥护者，这种情况在 19 世纪 30 年代达到了顶峰。德国医生、颅骨收藏家弗朗兹·约瑟夫·加尔（Franz Joseph Gall）及其学生约翰·斯柏兹姆（Johann Spurzheim）提出了颅相学，他们认为可以通过头骨的突起判断人的心理状态和个性特征（见图 11）。加尔的理论将脑分为 27 个功能区域（他称之为"脑功能"），并认为包括智慧、诗词天赋等在内的其中 8 种脑功能是人类所特有的。

加尔最初将他的方法称作"颅骨学"，之后改称"器官学"，最后由斯柏兹姆将"颅相学"作为这个方法的名称而推广。他将加尔对脑功能的分区增加至 35 个，并将颅相学的方法应用在社会改革和自我帮助之中。斯柏兹姆使颅相学在英国流行起来，上至严谨的科学界，下至中产阶级的会客室。到了 1832 年，颅相学的实际应用已风靡 29 个国家。小说家乔治·艾略特（George Eliot）的头骨曾由颅相学家杰姆斯·维尔（James De Ville）制作成一尊塑像用于研究工作。[8]勃朗特姐妹安妮·勃朗特（Anne Bronte）和夏洛特·勃朗特（Charlotte Bronte）都曾是颅相学的忠实拥护者。乔治·康布（George Combe）是英国另一位重要的颅相学家，他的客户中就有来自皇室的成员。[9]颅相学在美国也同样受到追捧，主要归功于约翰·沃伦（John Warren）、约翰·贝尔（John Bell）和查尔斯·考德威尔（Charles Caldwell）等医学家的推崇。[10]包括沃尔特·惠特曼（Walt Whitman）和埃德加·爱伦·坡（Edgar Allen Poe）在内的许多名人都是颅相学的追随者。

加尔的理论体系建立基于一系列混合的证据，包括他对自己认识的人的个人观察。例如，他观察到自己的一个同学眼睛突出，而这个人具有超常的词汇记忆能力，于是加尔联想到额叶与语言之间存在一定的联系。（加尔认为控制语言的部位就位于眼眶后部，虽然比实际位置更加靠前，但是从广义上来讲，他的这个结论是正确的。）

加尔同样关注了具有特殊天赋或者极端人格特征的人群，他对数学天才和一些罪犯进行了研究，并对他们的头部形状特征进行了观察。例如，他观察到人（和动物）中性欲较强的个体具有一个特征，那就是脖子较粗，他推测控制性欲的部位存在于脑干中，脑干位于后颈部，所以导致了这种特征的出现。[11] 他收集了大量人和动物的头骨进行比较，用来证明他各种各样的理论。

加尔观点的最致命问题在于他仅仅寻找能够支持他的想法的证据，这就是一个关于证实偏差的例子（见前言）。他对其他学者关于脑损伤的研究结论有选择地接受，只承认支持他的观点的结论，而对不同观点则视而不见。这就导致他所绘制的颅相学脑分区存在很多不准确的地方（例如颜色分区位于脑的前端而不是脑后部的视觉皮层），因此他的中心观点，即一个人的特质和个性特征可以通过头骨的突起来辨识，也同样站不住脚。

这个观点的主要反对者是与加尔同时代的法国科学家皮埃尔·弗卢龙（Pierre Flourens）。[12] 他通过一系列动物实验并没有发现任何证据能够支持加尔的功能分区理论。事实上，他甚至没有发现任何证据能够支持大脑皮层存在功能分

区的理论，有一部分原因可能是他所进行的都是一些粗糙的动物实验，而没有研究过人类和其他灵长类动物。虽然颅相学作为流行心理学存在了很长时间，但自 1840 年以后，它在严肃的科学领域逐渐失去了地位，并被漫画家和讽刺作家频频模仿。

加尔是一名非常熟练的脑解剖学家，但颅相学的不利处境在一定程度上掩盖了对他脑解剖学所做出的重要贡献。在加尔之前，除了托马斯·威利斯和列奥纳多·达·芬奇等少数杰出科学家所做出的贡献外，脑皮层的重要功能在一定程度上被完全低估了。自古希腊时期以来，人们就一直认为脑是像肠子一样盘绕在一起的一团均匀的物质，大部分人认为它并没有不同的功能分区。一位瑞典的神秘主义者伊曼纽·史威登堡（Emmanuel Swedenborg）曾在 18 世纪粗略地撰写过一些对脑皮层功能结构的分析，但并未在学术方面做出过深层次的研究，所以没能引起人们的重视。加尔一直突出强调皮层具有不同的功能分区，这一点不但非常正确，还引发科学界开始不断深入研究脑的不同部位控制着哪些功能。保罗·布洛卡发现了语言功能位于左额叶（"布洛卡区"，见误区 No.9），他认为加尔的工作是"21 世纪以来脑生理学所有研究发现的起点"。

至今，颅相学仍被公众所熟知的主要原因是一些代表颅相学的半身像，这些粗制滥造的雕像上面绘制了头骨上各种

功能分区是如何分布的。许多人仍然在夸耀福勒的商标，这算是对奥森·福勒（Orson Fowler）和洛伦佐·福勒（Loreo Fowler）这对兄弟的敬意吧，19世纪他们曾在全美大规模地发展颅相学产业。现代的脑成像研究声称独立的脑区会助力特定的心理功能（见误区No.15），而对此观点表示质疑的人常常会利用颅相学来嘲笑这种观点。毫无疑问，功能在一定程度上与脑的特定部位有关，包括脑皮层内部，但是神经科学家们逐渐认识到，脑中的大片区域都会在同一时间一起激活，相对于离散的功能单元来说，功能网络的描述才更为准确。

误区 NO.7 切断额叶可治疗精神疾病

在这里，应当注意将额叶切除术（lobectomy，去除一部分或全部脑额叶）与额叶切断术（lobotomy）两个名词区别开来。额叶切断术的字面意思就是"将额叶切断"，也就是将连接额叶与脑部更深层次结构的神经束和组织摧毁或切断。早在 1936 年，葡萄牙神经科学家埃加斯·莫尼斯（Egas Moniz）就已针对相关方面的研究发表了论文，并将其称为"脑白质切断术"，意思是切开脑中的白色物质。他认为对脑的健康部分进行扰乱，会对病人脑中发生病变和失序的部分产生积极影响。他是在 1935 年参加在伦敦举行的第二届世界神经病学大会时得到的这一灵感。在那里，他听取了由耶鲁大学的约翰·佛尔顿（John Fulton）和卡莱尔·雅各布森（Carlyle Jacobsen）所做的一则报告，其研究显示一头攻击性很强的大猩猩在接受手术将前额皮质与脑的其他部分连接的神经束切断后，性情变得非常温和。

莫尼斯与他的同事艾尔梅达·利马（Almeida Lima）在手术中将乙醇注射进病人的脑中，以此产生他们所期望的病变。之后，他们又升级了手术技术，利用一种可以伸缩的线圈（称为"脑白质切断器"）来制造目标损伤。随后，莫尼斯与利马报告说他们的疗法对于患有严重精神疾病的患者具有非常明显的效果，而在那时，这类患者的疾病并没有什么其他有效的治疗方法。如此引人瞩目的成就让莫尼斯获得了 1949 年的诺贝尔医学及生理学奖。但是对莫尼斯来说人生并不都是一帆风顺的，在此 10 年之前他被一名心怀怨恨的病人枪击数次，从此只能与轮椅为伴。但是据报道，莫尼斯并没有为这名病人进行过额叶切断术。[13]

大西洋的另一端，额叶切断术被神经外科学家沃尔特·弗里曼（Walter Freeman）和他的同事詹姆斯·瓦特斯（James Watts）以非凡的热情在美国推广开来。他们在手术中将技术加以改进，手术器具改为像冰锥一样的工具，通过眼眶进入脑（见图 12）。弗里曼在全国开展了数以千计的额叶切断手术，但在实行手术的过程中通常不使用麻药，而且对于病患的选择也越来越不加甄别。在他的病人中，较为著名的有美国总统约翰·肯尼迪的姐姐罗斯玛丽·肯尼迪以及好莱坞女演员弗朗西斯·法默。[14]弗里曼也像莫尼斯一样，曾对外宣称他的手术结果比较乐观。但是也同莫尼斯一样，他没能在术后对病人进行长期的跟踪观察，而且他也经常被术后病人的死亡和后遗症所困扰，比如脑溢血或瘫痪等手术后遗症。弗里曼、莫尼斯以及其他的额叶切断手术实施者都无法预知手术的后果，一部分原因是他们对将要通过手术而影响到的脑部分的了解并不透彻。评论家称，即使那些顺利完成额叶切断手术的病人，其实也并未被治愈，而是因为手术失声或是丧失了智力。

额叶切断术在英国也曾十分盛行，另一位喜欢夸夸其谈的神经科学家怀利·麦基索克（Wylie McKissock）曾在英国大力推广，他也曾在全国范围内开展过数千例额叶切断术。[15]麦基索克还在 1971 年被授予爵士称号。但是脑白质切断术并不是在任何国家都能畅行无阻，例如 1950 年，苏联就在全国范围内禁止了额叶切除术。

虽然莫尼斯通常被认为是精神外科学的创立者，同时这个学科也是由他所命名的，但是，有目的地通过损伤脑部健康组织来达到精神解脱的方法，最早应当是起源于文艺复兴时期的欧洲通过环钻术来起到类似的作用，而后在 19 世纪，瑞典精神病医生戈特利布·波克哈特（Gottlieb Burckhardt）的工作中也有所涉及。[16]他曾在 19 世纪 80 年代提出过"脑皮质部分切除术"，内容包括切断前部、顶部以及颞叶皮质等部位，但是他的观点一直未能推广有很大一部分原因是他实施过手术的 6 个精神疾病患者中，有 2 人在术后不治身亡。也许是因为波克哈特并不像 20 世纪的莫尼斯和弗里曼一样，具备极强的号召力和对科学的热忱，从而能够将这一方法在急切需要治疗精神疾病的患者群体中迅速推广开来。

在今天看来，这种看起来非常粗糙和野蛮的治疗方法竟然能够持续如此长的时间十分令人不解。但是，对当时深受疾病困扰的病人来说，他们并没有太多的选择。他们当中的许多人如果不进行手术，恐怕会在疯人院中终老，而且媒体也对许多接受了手术的病人进行报道，宣传他们术后的生活发生了翻天覆地的变化。在额叶切断术最兴盛的 20 世纪 50 年代，英国广播公司（BBC）曾在报道中用一句最简单直观的话概括病人的感受："曾经混乱的脑终于平静下来了。"人们可以用现在与此类似的化学疗法来支持这个观点，现在人们也利用化疗来杀灭健康细胞，以达到治愈癌症的目的；或者这与整形手术相类似，健康的躯体或面部被切开，期望通过身体上的改变带来心理上的好转。

从 20 世纪 50 年代出现氯普鲁马嗪（氯丙嗪）开始，随着对精神疾病的药物治疗逐步兴起，人们对额叶切断术失去了原有的热度。与此同时，弗里曼及他所使用的冰锥疗法也聚集了越来越多的反对声，主要原因是这种疗法在术后经常出现非常负面的效果。直至 1975 年，随着电影《飞跃疯人院》（*One Flew Over the Cuckoo's Nest*）的热映，额叶切断术最终永久地留存在了神经病学的民间传说中。这部影片主要讲述的是一个精力充沛的病人麦克·墨菲（杰克·尼克尔森饰）在违背其意愿的情况下接受手术，然而术后他变成了一具行尸走肉。

但是，并不能将此理解为精神外科现在已不复存在。它仍然存在，只不过已经进化到了新的形式。现在，对于有着严重的抑郁症或强迫症的患者来说，当所有其他的治疗方法都已无能为力时，仍然要将脑部手术作为最后一种方法。随着新的放射技术及传统立体定向设备的发展，现在已能够借助三维效果，将拟进行手术的靶点部位进行精准定位。现代的手术技术主要针对脑中参与情感过程的靶点，包括前扣带回、尾状核下束以及边缘白质等重点部位。支持上述方法的精神外科学家指出，与额叶切断术盛行下的黑暗统治时期相比，这种方法已经能够极大提高手术的成功率，并且比起药物不加区分地作用于整个脑，手术能够更加精准地对靶点部位进行独立地干扰。[17] 现在出于对手术接受者的保护，美国成立了专门的评估委员会，该协会的科学家会在手术开始之前的准备阶段，通过对干扰手术的各种优缺点进行比较和衡量，再决定病人是否适合接受手术。在英国及其他一些国家，也成立了类似的道德评估委员会来进行相似的运作。

其他精神外科学的现代形式，并不都是以破坏脑的健康部位为理论基础的。其他方法还包括脑部深层刺激，即通过将一种装置植入脑中，对期望产生效果的局部神经靶点进行持续刺激，这种方法被用于治疗帕金森症、焦虑症及抑郁症；经颅磁刺激，利用电磁脉冲经由头皮传递，间歇性地刺激脑内关键区域。此外还有实验性的干细胞移植方法，将干细胞移植进入脑损伤或患病区域，希望能够发育成为适应脑中该区域功能的健康细胞。科学家也将继续就各种技术的有效性进行验证，将其中并未起到治疗作用，而只起到安慰剂效果的方法排除在外。

在当今这个医药领域高速发展的时期，毫无疑问，现在的许多实验技术会令将来的神经科学家感到震惊。话虽如此，很难想象现代社会还会再容忍像弗里曼和瓦特斯一样的狂热和漫不经心。

什么是电休克疗法

另一种对公众来说比较神秘的脑治疗方法，称为电休克疗法（Electroconvulsive Therapy，ECT），它的治疗过程是通过一定的电量对脑进行电击，而达到引发癫痫发作的目的。这一方法最初由精神病学家于20世纪30年代确立，他们在对抑郁症患者的研究中发现，近期经历过癫痫发作的病人，抑郁症的症状有所减轻。

与额叶切断术不同的是，电休克疗法至今仍在广泛使用，通常作为患有严重抑郁症的病人的最后选择。丹尼尔·帕格尼（Daniel Pagnin）及其同事在2008年进行了一项调查并公开发表，研究结果显示，电休克疗法对于抑郁症的疗效相比抗抑郁药物要更好。[18] 斯科特·利林菲尔德（Scott Lilienfeld）及其同事在2010年写道："几乎没有一种精神疗法像电休克疗法一样，存在如此多的误解。"[19] 调查显示，公众和一些医生都觉得这种疗法非常野蛮，而且认为治疗会导致病人变成傻瓜。

虽然电休克疗法确实可能导致记忆力衰退，但是公众认知中对这种疗法的恶意丑化是非常不准确的。实际上，据许多接受过电休克疗法的患者反馈，他们认为这种疗法拯救了他们的生命，并经常提到如果抑郁症复发，他们仍然会再选择这种治疗方法。[20]

电休克疗法名声不佳的一部分原因来源于它的历史。这一疗法在早期被滥用，包括惩罚一些难于管理的患者。在麻醉剂和肌肉放松剂被广泛使用之前，因电击而引起的癫痫发作还会伴随非常剧烈的抽搐，偶尔会导致骨折或其他严重的伤害。一些电休克疗法在电影中的经典镜头也在一定程度上毁掉了它的形象。这就包括在《飞越疯人院》中臭名昭著的一组镜头，当麦克·墨菲带领一个病人对疯人院进行反抗后，作为对他的惩罚，医院对他实施了电休克疗法。

另一个令人对电休克疗法敬而远之的原因是精神病医生至今也未能成功地破解它的工作机制。一些新的证据出现在2012年[21]，英国阿伯丁大学的詹妮弗·佩林（Jennifer Perrin）带领其研究团队通过研究9名病人在电休克疗法前后的功能性脑扫描图像，发现这种疗法会帮助病人减轻发病时脑中的过度联结。近期，在2013年发表的研究结果显示，双相情感障碍与单相抑郁症患者在接受电休克疗法后，其脑灰质的部分体积都有一定程度的增加。这些脑部变化与治疗效果之间呈相关关系。[22] 但是，电休克疗法仍然受到很多人的抵制。心理学家约翰·瑞德（John Read）曾在英国广播公司的采访中说道："我坚信，在未来的 10 ～ 15 年内，电休克疗法将会像额叶切除术和惊喜浴这些类型的荒诞疗法一样，被历史无情地抛入垃圾桶。"[23] ∎

第 **3** 章

传奇的个案

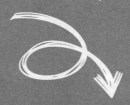

　　神经科学的历史其实是由一系列人物聚集在一起形成的，而这些人的不幸遭遇让我们对脑的相关研究取得了突破性进展，也成为神经科学中必然会提到的传说故事。这一章将重点介绍他们之中的三位，其中有两人生于 19 世纪，另一位生于 20 世纪，他们分别是菲尼亚斯·盖奇、"Tan"以及亨利·莫莱森。

　　他们的经历充满了神秘色彩，出现在了成千上万的心理学和神经科学的教科书中，艺术家们还以他们为原型创作了大量的诗歌和电影。我们将通过对他们几位患者个体的研究，来证明他们对推翻关于脑的误区做出了卓越的贡献；不过围绕他们自身的经历，倒是也出现了很多虚构的故事和误传。事实上，现代科学家仍对盖奇等人的情况感到着迷，他们还在继续使用最新的技术和工具对他们受损部分的大脑遗体进行孜孜不倦地研究，以期能够有更多关于脑的新发现。

误区 NO·8 最著名的神经科学个案：脑损伤将人变得冲动蛮横

菲尼亚斯·盖奇应该说是神经科学民间传说中最出名的一位。他原本是一位普通的铁路工人，但他的人生在被一根铁棍穿过脑后彻底改变了。盖奇在 1848 年遭遇了这场灾难，当时他正在佛蒙特中部修建由拉特兰市到巴灵顿的铁路。事故发生前，他将爆炸物填入了岩石当中。但是炸药提前爆炸了，他用于填塞炸药的一根铁棍从其面部直接穿过，这根铁棍重六公斤，长三英尺⊖半，直径一又四分之一英寸⊜，从左眼下部穿入，由头部顶端穿出，并落在了他身后 20 米远的地方。神奇的是，当人们准备用牛车将他送到最近的医生那里时，他竟然完全不用其他人帮助，自行爬上了牛车。但是

⊖ 1 英尺 = 0.305 米
⊜ 1 英寸 = 0.0254 米

他从此像换了一个人。

约翰·哈洛（John Harlow）曾是盖奇的首诊医生之一，他见证过当时的场面，并且是为盖奇进行后续治疗的主治医生。他曾说过一句经典的话："盖奇的思维已经发生了根本的改变，改变之明显令他的朋友、亲戚都说他不再是'盖奇'了"。[1] 哈洛曾在 1868 年的报告中解释了其中的原因："他的智力才能与动物本性之间的平衡或均衡已经被彻底打破。"哈洛对比了盖奇在发生事故前后的状态："原来的他心智发展非常平衡、成熟，在其他人看来，他是一个非常机敏、精明的生意人，特别具有活力，而且能够一丝不苟地执行自己

的所有计划。"但是这个充满攻击性的新盖奇，手里拿着那根铁棍，像马戏团里的怪兽一样被人围观，整日无所事事地闲逛，在悲剧发生的第 11 年后离开人世。我们之所以会相信这个神奇的故事，可能是因为成百上千的心理学和神经科学教科书中都有所记载，此外他的故事还出现在了我们能看到的各种作品中，包括戏剧、电影、诗歌甚至 YouTube 上的短片。传说中的说法是，额叶是掌管个性的区域，一旦遭到破坏，就会使人的性格发生永久性的改变。

事实上，在最近 20 年，科学家们对盖奇的故事进行了重新评估，结论出现了戏剧性的反转，这主要归功于墨尔本大学的马尔科姆·马克米兰（Malcolm Macmillan）以及马萨诸塞州大学的马修·莱纳（Matthew Lena）[2] 所做的研究工作（此外还有新的图像证据支持，见网站 tinyurl.com/a42wram）。他们的研究表明，盖奇在巴纳姆博物馆以及其他一些地方作为被展览观看的对象，这个时间其实非常短。1851 年，他在美国新罕布什尔的汉诺威做了 18 个月的马车车夫。然后在 1852～1854 年移居到智利做马车车夫，工作内容是驾驶六套马车往返于瓦尔帕莱索与圣地亚哥。这份工作应该说要求很高，需要他学习新的词汇、礼貌对待乘客、控制马匹，并且能在相距几百英里的路程中寻找能够抵达目的地的正确道路。马克米兰和莱纳的证据材料都指向了一点，那就是盖奇的心理状况明显恢复；哈洛所刻画的粗暴

的流浪汉形象，只存在了很短一段时间。马克米兰和莱纳认为，盖奇在遭遇不幸后所从事的工作刚好为他提供了适宜的环境，为他的恢复提供了有利条件，这也与现代脑损伤患者的后期康复情况相互印证（见误区 No.35）。最终，盖奇在 1859 年感染了严重的疾病，于是离开智利，回到了旧金山的家人身边。在经受了几次癫痫发作的折磨后，于 1860 年在此溘然长逝。盖奇的头骨和穿过他头颅的铁棒现存于波士顿的华伦解剖学博物馆。

盖奇受伤和恢复的情况之所以如此模糊，一部分原因是在事故所发生的时代，人们对于脑功能的知识非常匮乏。像我们在第 1 章中曾了解到的，神经科学在当时仅仅提出了包括额叶在内的大脑皮层具有功能意义，以及皮层是由不同的功能分区组成。大量可得到的信息都是以颅相学的错误主张为基础的。还有一个原因是当时并没有对盖奇的尸体进行尸检。

盖奇的头骨在 1868 年时被挖出并交给哈洛。基于猜测，他总结出左侧额叶和中额叶一定遭到了破坏，后来盖奇的身体功能之所以得到一定程度的恢复，是由于在他未受损的右侧半球中，与左侧相对应的位置对受损的功能进行了补充。之后的一个世纪，盖奇的头骨被人们所遗忘。终于，自 20 世纪 80 年代起，又有众多的科学家应用当时最先进的技术，对盖奇的头骨进行了研究，力求复原盖奇的伤

口。2004 年，科学家利用计算解剖学这种最先进的方法进行了研究，并将研究结果发表。彼得·拉蒂乌（Peter Ratiu）在哈佛大学医学院附属布里格姆妇女医院工作，他与同事为盖奇的头骨创建了多层三维 CT 扫描模型，并模拟了铁棒穿过正常脑的三维模型。之后，他们重建了铁棍穿过头骨时的路径。与提出反对证据的马克米兰和莱纳的观点相一致，拉蒂乌的团队建立的模型证明，盖奇极有可能只是左侧的额叶遭到了损伤，确切地说，应该是眶额区域和背外侧区域，而脑室在这一事故中没有受到损伤。这就有力地反驳了另外一些早期证据，这些证据显示盖奇的脑两侧均受损，如果是这样，就无法解释为何盖奇能够获得如此明显的恢复。

时间更近一点，到了 2012 年，约翰·凡·霍恩（John van Horn）带领一组团队在加利福尼亚大学及哈佛大学医学院，利用复杂的弥散张量成像数据以及解剖磁共振成像尝试了解盖奇的伤处如何影响了他脑中的结缔组织。他们认为早期的研究者忽略了这一课题[3]（见图 13）。在 21 世纪，他们将铁棍穿过盖奇头骨时的轨迹与他们找到的 110 个相似年龄段的健康男性脑扫描图像进行对比后得出结论，认为盖奇的左侧脑半球中大约有 4% 的皮层灰质受到损伤，约 11% 的皮层白质受到损伤，其中包括一些重要的主神经束。他们还认为这会带来更多的影响，并不只限于左侧半球的功能，而且也会间接地影响右侧半球的功能。不幸的是，这并没能真正告诉我们盖奇那些受损的连接通路是否适应了他所受到的损伤，适应或不适应的程度又如何。

虽然盖奇的经历在神经科学的历史上具有神秘的色彩，但是他肯定不是当时唯一一个受到脑部重创后幸存下来的人。[4]《英国医学杂志》（British Medical Journal）曾先后记录过很多受到严重脑损伤的人在之后过着相当正常的生活。例如 1853 年的论文《额骨的复合断裂及大脑物质损失的恢复案例研究》（Case of recovery after compound fracture of the frontal bone and loss of cerebral substance），其中记录了一名 60 岁的男性布斯先生（Mr. Booth），他曾被卷入快速旋转的卷扬机中，并且在事故中"至少失去了 1 ～ 2 汤匙"的"大脑物质"。3 个月后，布斯先生的主治医生在报告中写道，病人的智力并未受损，而且肌肉也"完全没有瘫痪"。

027

语言能力由全脑分散控制

在 19 世纪的后半叶，对大脑皮层的重要性已逐渐形成了广泛的共识，医学家、科学家都逐步转向对脑损伤病人的研究，将其作为一种探索脑功能的方式。例如"先天性疾病"可以提供大量有效的信息。如果一处局部脑损伤导致了某一特定的功能丧失，而另一处区域的损伤并没有造成这种后果，那么就表明这两个区域在功能上是相互独立的。更有说服力的是一种叫作"双重分离"的研究方法，即如果一位病人脑中的某个区域受伤，而另一个病人的另一区域受伤，但是这两种伤口分别导致了不同形式的功能损伤。诸如此类型的案例研究，时至今日都具有至关重要的作用。

在历史上，勒伯尼（Leborgne）先生的案例应该说是神经病学领域中里程碑式的案例。1861 年 4 月 11 日，时年 51 岁的长期病号勒伯尼被转诊到毕赛特医院，由法国神经病学家及人类学家保罗·布洛卡为其治疗。他的遭遇颠覆了一个当时被很多人认可的误区：语言能力是由脑的很多区域共同影响产生的。

勒伯尼的绰号叫作"Tan"，他在受挫[5]时会附和一句"Sacré nom de Dieu!"（字面意思为"神的圣明"，俗语中一般认为是一句渎神的话，译为"见鬼！"），除此之外，他唯一能说出的话就是一个无意义的音节"Tan"。虽说他的理解能力并未受损，但其语言能力却早已经在 31 岁时就完全丧失，可能的原因是他从年轻时起就长期受到癫痫的困扰，继而引起了并发症。他最早因为头痛于 1833 年就医，医生推测导致他剧烈头痛的原因可能是长期工作在剧毒的金属烟气中。[6]数年过去，他逐渐地失去了对右侧身体的控制力。由于右腿上产生了腐烂的坏疽，他在 1861 年转诊到毕赛特医院。但是 Tan 并没有在这个世界上撑太久，在布洛卡第一次为他检查后，仅仅过了一周，他就去世了。

Tan 去世的时间对布洛卡来说十分凑巧，那时他刚好正在与学术界其他专家就大脑前部是否对语言的产生具有重要作用这一问题进行争论。当时正值颅相学在学界失宠不久，很多专家都认同这样一种理念，那就是语言生成以及其他一些心理功能分布于整个脑部。

让－巴蒂斯特·布约（Jean-Baptiste Bouillaud）、马克·达克斯（Marc Dax）及其他一些学者已经积累了大量研究，收集了很多由于额叶受损而导致语言功能丧失的案例。但是学术界仍然未能为之所动（见本章专栏），Tan 的出现彻底地改变了所有人的看法。布洛卡在 Tan 去世后，立即对他的脑做了详细的检查，并将研究结果向（他所建立的）法兰西人类学学会及解剖学学会进行展示。布洛卡描述了 Tan 的情况，他的语言出现问题，但是理解能力明显未丧失。布洛卡认为导致他出现这种情况的原因是在 Tan 的左侧额叶的第三个回转处出现了损伤，后来脑中的这一部分组织被命名为布洛卡区（见图 14）。

布洛卡的声誉，再加上他所呈现案例的质量和详细程度，令所有人的观点都有所转变，他最终在当时的神经科学学者中得到了认可，将大脑额叶与语言生成紧密结合在了一起。历史学家斯坦利·芬格（Stanley Finger）将这一时

刻记录为"脑科学的重要历史转折点"。[7]布洛卡很快又注意到了更多的案例，他们主要因大脑的前额受伤而丧失语言能力（其实法国神经病学家马克·达克斯早在几十年前就做了观察，但却在研究结果发表前去世）[8]。布洛卡将这些语言障碍问题命名为"aphemie"（无语言能力），但是后来被阿尔芒德·特鲁索改为希腊术语"aphasia"（意为失语症，字面意思可以说是"失去语言能力"）。现在，我们将由布洛卡区受损引起的语言综合征和语言缺陷称为布洛卡氏失语症。

Tan 与盖奇仿佛是完全相反的两个例子，从某种程度上说，我们现在对他的脑损伤研究得相当清楚，可是对他的生活故事所知甚少。在一些故事里，Tan 被描述成一个非常刻薄、冷酷的人，但是布洛卡在医疗记录中，并没有过多地对他的生平进行详细记载。好在波兰历史学家采扎里·多曼斯基（Cezary Domanski）在这方面进行了深入的研究，并在 2013 年发表了两篇相关论文。论文将所有档案资料的搜集研究结果归纳总结形成了概要，这其中就包括勒伯尼的医疗记录。[9]

我们现在知道"Tan"的全名叫路易斯·维克多·勒伯尼（Louis Victor Leborgne），他出生于莫雷小镇，就是那个曾因风景如画而激发了莫奈和其他许多印象派画家创作灵感的美丽小镇。他的父亲皮埃尔·克里斯多夫·勒伯尼

029

（Pierre Christophe Leborgne）是一名老师，他的母亲名叫玛格丽特·萨瓦德（Margueritte Savard）。在他因生病而导致偏瘫之前，勒伯尼曾是巴黎的一名"模具师"，主要是制造鞋匠在做鞋时用到的木质鞋楦，是非常熟练的手工艺人。但是，据多曼斯基说，当疾病迫使他停止工作时，他的经济陷入了窘境，这位波兰历史学家也对他的遭遇表示同情。他也并不惊讶于有报告显示，勒伯尼不讨人喜欢。一个成年人的生活如此困窘，而且几乎永久地住在医院中。"很难想象，生活在这么悲惨的境地中，几乎没有治愈的希望……很难说（勒伯尼的）性格不会被改变成与以往完全不同的样子。"多曼斯基称。

勒伯尼的家庭和早期职业信息的出现，也揭开了历史上关于他的一些谜团。勒伯尼常常被认为"没有受过教育，且来自下层社会的说法应该都被纠正过来"，多曼斯基写道。他还提供了他的进一步推测，勒伯尼出生的美丽的莫雷小镇，同样是很多制革厂的所在地，多曼斯基很好奇勒伯尼一直重复发出 Tan 的音节，是不是在某种程度上与他儿时关于小镇的零星记忆有关。

我们现在对 Tan 的脑了解非常充分，是因为布洛卡仅选择对其脑外观做了非常细致的观察研究，而并没有解剖，所以 Tan 的脑完整地保存了下来（勒伯尼的脑现存于巴黎的畸形博物馆中）。勒伯尼的脑后来经过 3 次全方位的研究，研

究者利用现代影响技术对其进行扫描：第一次在 1980 年利用计算机 X 射线断层技术，第二次在 1994 年利用磁共振成像技术，第三次在 2007 年利用高分辨率的磁共振成像技术。这就使得他的脑成为费格斯所描述的"可能是在脑科学历史上最著名的脑了"。

像其他充满神秘色彩的案例一样，对 Tan 和他的脑的研究持续向前推进着。妮娜·丹克斯（Nina Dronkers）及她的团队通过在 2007 年所进行的扫描研究，发现了 Tan 的脑损伤远比布洛卡所意识到的要更加广泛，伤势一直深入左侧额叶的内部，包括弓状纤维束，它作为前后部的区域的联结，是具有非常重要作用的神经束。[10] 实际上，Tan 的脑受到的最严重的损伤并不是在布洛卡区，可能造成他语言障碍的最重要因素，是存在于脑的更深层部位的损伤。布洛卡并没能在研究中发现并挖掘出这个损伤，因为他决定不对脑进行解剖研究。

丹克斯和她的同事还指出了这个特定区域（后第三个额下回），认为这个区域才应该是现在的布洛卡区，但讽刺的是，这并不是在解剖学上布洛卡之前所发现并确定的一块更大范围的布洛卡区（位于额下回后面全部的一半）。这就意味着，我们将面临一个略显尴尬的局面，那就是新布洛卡区比原布洛卡区要小，而且布洛卡氏失语症产生的原因，可能与无论新的布洛卡区还是原布洛卡区的损伤都没有什么关

系。根据丹克斯及其同事的研究，所有这些可能"毫无疑问都贬低了布洛卡的突破性研究"。事实上，很多历史学家都认为，布洛卡及其对 Tan 的研究，对人们认识神经心理学这一学科，起到了开创性的作用。

那么，现代神经科学判定布洛卡区到底有什么作用呢？虽然布洛卡认为这部分区域的损伤会影响语言功能这一观点是正确的，我们现在对比也是清楚的，但是另一方面，脑还参与控制其他的心理功能，包括语言理解能力、听力和音乐表现力、表演能力和观察能力。现在的心理学家也对布洛卡区在处理音节方面的重要作用基本达成共识，包括对音节的产生和理解这两个方面的重要作用。相比之下，一个更靠后的区域（威尔尼克区，位置在靠近大脑顶叶的联结处），被认为是非常重要的处理语言意思的区域。

关于布洛卡区的最后一个值得注意的问题是，有案例表明脑的这一区域受到损伤后，仍有恢复语言生成能力的可能性。对于这一结果，我们应该感谢另一个标志性的现代案例。FV，一名男性患者，曾经有一个巨大的肿瘤从他的脑前部被移除，这一区域曾经压迫到布洛卡区。尽管这样，他的语言能力并未受到太大的影响。莫尼克·普拉萨（Monique Plaza）及她的同事们曾在 2009 年记录了这一案例，他们认为 FV 能够快速恢复主要取决于两个方面，一是肿瘤的生长速度非常缓慢，二是脑的其他区域（包括皮质运动区以及尾状核的顶部）取代了通常由布洛卡区所控制的功能。[11] 但是，FV 恢复后却留下了一个奇怪的缺陷——他无法评论其他人的言语。

另外值得一提的一个个案研究发表在 2013 年，与此相关且相当离奇。案例是关于一个 17 岁的男孩的，在他 2 岁时，为了移除一个良性肿瘤，他不但失去了布洛卡区，甚至左半球脑都几乎完全被切除。关于这一案例的报告档案记录了他如何缓慢地通过右脑逐步获得了初级语言能力。研究人员通过不间断的观察，一直记录到他的语言和阅读能力最终发展到了非常正常的水平。[12] 令人好奇的是，他通过右脑逐步发展形成并获得了新的语言系统，看起来这一系统与典型的健康左脑的功能组织是相同的，仿佛是按照神经"蓝图"复制的一样。

简单回顾一下 Tan 的情况，毫无疑问他的故事是心理学和神经科学发展的中心。但是有新的观点认为，他所受到的具体损伤特别是考虑到在现代案例研究中像 FV 一类的案例，表明脑部发生损伤和恢复的过程几乎都不是直接的。虽然机能定位被认为是脑功能，但具体的机能无法通过非常整齐的界用线用神经区域加以区分。每个脑的最终恢复结果，都是由器官的神奇自愈和调整能力的发展来决定的。

031

032

"打赌！"

虽然保罗·布洛卡常作为将语言功能位置确定在左侧额叶上的科学家被纪念，实际上，法国医生让-巴蒂斯特·布约（Jean-Baptiste Bouillaud）是第一个提出"额叶是语言生成的重要位置"这一模糊观点的人。他曾在 1825 年出版过一本书，并发表了一些文章，记录了脑损伤患者的情况，特别是额叶受伤的患者失去了语言功能，但身体的其他功能并没有受到更多影响。

布约的问题在于，他所提出的观点听起来与颅相学太过相似，而这一学科曾在 1848 年被学术界所耻笑（见误区 No.6）。23 年后，通过大量地记录类似案例，他非常确认语言能力相对独立地由未受损的额叶控制，为了证明这一点，他做出了一个惊人之举：任何人如果能为他提供脑前部受伤，但并没有失去语言能力的患者，就可以得到 500 法郎的奖励，这在当时可是相当大的一笔钱。历史学家斯坦利·芬格（Stanley Finger）将其称作可能是"在脑科学历史上打

得最有名的赌了"。

布约的研究得到认可并获奖历经了很多年。医学学会在 1865 年进行了讨论，当时的学术界对神经网络的关注焦点在惯用一侧的功能研究上。在会上，一位名为维尔波氏的外科医生提出了布约的早期质疑以及他在 1843 年所见证的案例，布约因此获得了奖项。想想看，在过去了这么多年后，布约当时获奖时有着多么难以置信的表情吧！

关于维尔波氏的案例，你可以读一下出版于 1868 年弗雷德里克·贝特曼（Frederic Bateman）所著的《论颅脑疾病导致的失语症或语言能力丧失》（*On Aphasia, or Loss of Speech in Cerebral Disease*）一书，现在也可通过谷歌图书在线阅读。[13] 根据贝特曼在书中所述，维尔波氏讲述了他的案例，一位 60 岁的假发制作者的两个前部脑叶处曾生有肿瘤，但是，最具证明力的部分是，这位患者在临死前的一个显著特征是患有令人无法忍受的"多语症"。事实上，贝特曼传递给我们的信息是"从未出现过比他话更多的人，甚至出现过多次因为话太多而被抱怨的问题，甚至经常让他们日夜都无法入睡"。

我们可能永远没法知道，维尔波氏所记录的案例是否

准确，如果准确的话，那么在没有额叶的情况下，患者是如何能够说话的（很有可能是有幸使得脑前部的部分组织未受损）？但我们知道的是，布约输了。根据布洛卡的传记作者弗朗西斯·希尔勒（Francis Shiller）所说："在经历了很长一段时间的激烈讨论之后，布约不得不付了赌注。"[14] ■

033

误区 NO.10 记忆由整个大脑皮层控制

2008 年 12 月 2 日下午 5 点 05 分，亨利·古斯塔·莫莱森（Henry Gustave Molaison）逝世，享年 82 岁，全世界的神经科学和生理学界都对他的去世表示了沉痛的哀悼，因为他的离去代表着这个学科历史上最具影响力的案例之一的逝去。出于对他的保护，1950 年起在文学作品或记录中，莫莱森一直被称为 H.M.。他的生活在 27 岁时便被彻底改变了，这源于当时他所遭受着的严重的癫痫病，作为治疗的最后选择，他不得不选择了接受神经外科手术来减轻病痛。早在 9 岁时，他由于被骑车的人撞伤并碰到了头部，他的癫痫病开始发作，自此经常不断地发病。到他 16 岁时，他所遭受的强直阵挛性癫痫几乎一天要发作 10 余次（这对他的脑半球都有影响，关于癫痫的更多信息见误区 No.38）。他试过了效力最强的抗惊厥药物，但是病情仍然没有丝毫好转，

这时的亨利已经做好了尝试任何治疗方法的准备。

加拿大神经外科医生怀尔德·彭菲尔德（Wilder Penfield）的学生威廉·比彻·斯科维尔（William Beecher Scoville）积累了很多为精神病患者取出脑内部小块组织的手术经验。他为亨利做了手术，手术采用了一种基本的方法，称为部分额叶切断术，希望能够比古代的手术方法达到更加精确和有效的治疗效果。斯科维尔十分清楚地知道，这个手术过程具有很大的风险（并且这个手术方法现在早已不再使用），但是他仍然希望能够通过手术移除亨利颞叶上的一小部分组织，使他能有机会获得根除其癫痫病的可能。

当时，这场手术在康涅狄格州的哈特福德医院进行，并供人们观摩，那时大部分专家都还认为记忆是广泛分布在大脑皮层中的。像我们之前所说的，布洛卡在 20 世纪彻底反

转了关于语言生成部位的原理，阐述了实际控制语言的组织在脑中的分布问题，但是关于记忆功能在脑中的控制区域是如何分布的，仍然被继续固执地坚持着，这很大程度上是基于美国心理学家卡尔·莱斯利（Karl Lashley）及他的同事谢泼德·弗朗兹（Shepherd Franz）在 1917 年利用老鼠所做的实验。[15] 无论莱斯利和谢泼德将老鼠的哪一部分大脑皮层去除，它们似乎仍然能够记得从迷宫中出来的路。基于这个实验发现，并结合其他的一些研究，莱斯利提出了等势的概念，这个观点认为记忆的损失并不取决于脑损伤的位置，而是取决于它损伤的程度。

所以当亨利从手术中醒来后，所有人都惊讶地发现，不但他的癫痫症消失了，一同消失的，还有他的记忆。可是，并不是他的所有记忆都消失了。布伦达·米尔纳（Brenda Milner），一位出生于英国的心理学家，在麦吉尔大学工作，她对亨利进行了一系列的神经心理学测试，并很快发现亨利的问题在于，他并不能继续将新的短期记忆储存在他的长期记忆中。他的短期记忆仅仅能够停留很短的几秒钟，而且他只能够回忆起过去生活的一些零星片段。每一天，当米尔纳见到他时，他都像是见到了一个陌生人。假如吃完饭半个小时后，为他再提供一份，他也会坐下来再吃一顿。事情变得越来越清楚，亨利应该是患上了有史以来被记载过得最纯粹的健忘症（见误区 No.36），因为斯科维尔对他脑两侧大部分

的海马体和杏仁核这两个特定区域的组织进行了切除，而就现在的研究结果看，这两个部分是记忆功能的关键部位。

在他生前和死后，亨利被 12 000 余篇期刊文章和超过 100 名心理学家和神经科学家的专题研究提到过。米尔纳和斯科维尔在 1957 年撰写并发表关于对亨利记忆特性研究的第一篇论文，该论文截至目前已经被引用超过了 4000 次。[16] 现在研究记忆的一流作者中，最有名的是英格兰纽约大学的阿兰·巴德利（Alan Baddeley），他曾告诉我："H.M. 应该是对神经科学影响最大的最重要的唯一一名患者。"

在后期的研究中，很多是由布伦达·米尔纳的学生，麻省理工学院的苏珊娜·柯尔金（Suzanne Corkin）完成的，她对亨利的记忆所保留的部分提出了新的观点。例如，亨利能够学习对着镜子画画，这是非常需要技巧性的任务，虽然每次测试时，他都记不得曾经做过这件事。这个棘手的实验要求看着镜子中的手来画出一些图形。亨利在这个实验中的进步证明了他的"程序性"记忆是完整无损的，这种记忆类型主要依赖于我们的熟练度，比如骑自行车。另外，他还能够画出他自己的房屋的细节设计图。一些新的片段化的常识性知识也同样存在于他的记忆中——例如在 1963 年以后，他知道美国总统在达拉斯被暗杀。他能够辨别气味的浓度，但是却无法区分它们。研究人员也发现了亨利对于疼痛有超强的忍耐力。痛觉也是一个重要的心理学组成部分，痛觉感知

的形成，部分基于对过去的记忆。亨利的疼痛忍耐力可能与他脑中杏仁核的缺失有关，现在已知杏仁核的作用就是参与到对过去疼痛经历的记忆中。

亨利在康涅狄格州的比克弗德保健中心中居住了很长时间，在那里，他免于受到媒体的打扰，只有少数几个经过筛选的研究人员知道他的地址，并对他进行研究。在他去世后，他的脑如同事先计划好的一样，按照流程被保护了起来。他的遗体被送往加州大学圣地亚哥分校的脑观察中心，在那里他的脑被取出，并经过扫描后，经由雅格布·安尼斯（Jacapo Annese）及他的同事操作，制成了 2401 个如同纸一样薄的脑切片标本（见图 15）。这些切片被制作成一幅脑的电子地图，这幅地图甚至已高度细节化到个体的神经元，2014 年已经可以供全世界的研究者使用。这个项目甚至被比作脑的谷歌地图。这个漫长的切片过程持续了整整 53 个小时，并且这个过程在网络上进行了实时直播，吸引了超过 400 000 人来观看。[17]

2013 年，苏珊娜·柯尔金出版了一本关于亨利·莫莱森的书，名为《永远的现在时：一个没有记忆的人以及他所教会我们的》（Permanent Present Tense, The Man With No Memory and What He Taught The World）。"我仍然在继续研究他，"柯尔金在接受《卫报》的采访时说，"虽然亨利已经故去，但是对我们来说，每天他都以新的形式存在。"哥伦比亚电影公司已经获得了这本书的版权，影片的制片人是斯科特·鲁丁（Scott Rudin）。显而易见，亨利是一位亲切、温和的绅士，常常乐于帮助别人。但他对自己的处境了解非常有限，但是当科尔金有一次问他是否感到快乐时，据说他是这样回答的："我是这样想的，他们能够在我身上取得一些研究结果，并能够利用它们去帮助更多的人。"[18]

H.M. 是正确的，他对记忆科学的影响是深远的。但并不是每个人都认为这是件好事。英国心理学家约翰·阿格雷顿（John Aggleton）在卡迪夫大学工作，2013 年，[19] 在其文章中，他对 H. M. 的记忆研究占据主流地位可能带来的副作用表达了担忧。阿格雷顿在文章中写道，H.M. 的脑损伤区域已经远远超过了他的海马体区域，损伤已经涉及了脑白质区域，这一部分超出区域也可能导致了一些其他后果。

事实上，亨利脑损伤的精确范围确实曾引发过一些讨论。但在 2014 年，圣地亚哥脑研究中心的安尼斯带领团队，发表了第 1 版关于亨利脑损伤的三维复原的细节图像。他们确认了亨利的脑海马体前部在手术过程中全部被切除，但是脑两侧的后部均没有被手术切除，而且这部分组织是健康的。[20] 安尼斯的团队同样发现，亨利的内嗅皮层几乎全部不见了，内嗅皮层是大脑皮层及皮层下位置与海马体进行沟通的重要通道。亨利的杏仁核也被确认几乎完全切除。他们做出了一个令人吃惊的发现，在亨利的额叶前部皮层的左侧有一个伤痕，研究者们推测这个伤痕应该是斯科维尔在手术时无意间留下的，并且他的脑中还存在之后中风时留下的损伤。阿格雷顿告诉我说，这些新的发现实际上给亨利非常精确的脑损伤蒙上了一层更加神秘的面纱，而并没有能够解答问题。例如这个结果，就给亨利脑中的海马体背侧是否与脑的其他部分相联系，留下了可能性。

无论亨利的脑损伤的确切范围到底如何，现代神经科学都将海马体对于记忆功能的重要作用固化了下来，很大程度上是因为对于最有名的健忘症患者来说，他的脑两侧的海马体结构都不复存在，而对于其他结构是否在实际上受到损伤，并没有给予太多的关注，包括其临近的乳头体，乳头体损伤也可以造成严重的健忘症。"质疑 H.M. 的影响，让人感觉有罪恶感，特别是当对这方面相关研究的质量得到肯定时。"阿格雷顿写道，"但是，由此产生的结果就导致我们过度关注海马体对于记忆失序的影响，而且这种观点形成了偏见，并可能造成一些无心的后果。"

卡尔·莱斯利认为记忆功能是由均匀地分布在大脑皮层的所有区域所控制的说法是错误的。很清晰的是，一些结构相比其他一些结构来说，担当着更重要的角色，并且海马体和杏仁核是其中至关重要的部分。但是，阿格雷顿也是正确的——我们必须警惕这种思想，不能过度简化故事，并且将这部分结构当作是唯一的影响结构。在书的后一部分，我们还会重新回顾这个问题：心理功能在脑结构中的定位能够进展到何种程度（见误区 No.15）。

第 **4** 章

驱之不散的
谣言

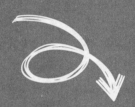

　　一些传说不断地消散不见、过时，或者只是游离地存在于主流说法的边缘。但是其中的一些却像"僵尸"一样，虽然历经堆积如山的反驳意见，它们还是设法留存了下来。正是一些自称专家或者传教士的人，用骗人的课程和误导性的煽动，来宣扬他们这些顽固且流行的观点。这些传统的谣言具有能够存活的力量，还因为它们对人具有很大的吸引力——它们通过夸大事实，把它吹嘘成如果真是这样的情况，人们就将获得重大的利好消息。这一章我们讲述的是 10 个被"留存"下来的脑谣言（或观点），从最古老、最被坚信的"我们仅开发了自己脑的 10%"到"一孕傻三年"的谬误。

误区 NO.11　我们只开发了脑的 10%

我们当中很多人都持有这个不朽的观点，我们的脑只使用了很小的一部分，还有很大一部分并没有被开发。经过这么多年的流传，谣言中我们所浪费的脑灰质部分时高时低，但是 90% 应该说是一个最常见的说法。

显而易见，谁不愿意相信自己的脑还保留有大量的待开发的空间可以被解锁？"你知道他们是怎么说我们只能使用自己脑部的 20%，"2011 年的一部大片《永无止境》（Limitless）中的角色说道，"这个（药片）能够让你控制脑的全部。"在这种神奇药物的帮助下，布莱德利·库珀（Bradley Cooper）所饰演的主角，在影片中白天写小说，晚上学习外语，还在股市中赚得钵满盆溢。

2014 年，电影《超体》（Lucy）上映，由斯嘉丽·约翰逊（Scarlett Johannson）出演的女主角注射了一种强力药物。"普通人都只使用了他们脑的 10% 的能力，"电影海报上写道，"想象一下如果她能利用脑的 100%，将会发生什么。"极其相似的是，她掌握了所有的知识，还能用意念投掷汽车。"我不知道人类是否为此准备好了。"电影中的虚构神经科学家——摩根·弗里曼（Morgan Freeman）一脸严肃地说。

广告商也曾为这个神话的传播起到了一定的作用。埃里克·查得勒（Eric Chudler）曾在他自己的幼儿神经科学网站上，[1] 刊登了很多误传这个神话的广告，用来逢迎客户并诱导潜在客户购买。甚至包括航空公司都这样宣传："据说，我们只开发了脑 10% 的能力。但是，如果您选择从 *** 飞往 *** 的航线，您将能够开发脑的更多能力。"

克里斯托弗·万杰克（Christopher Wanjek），在他所撰写的一本对药学有误解的书中，[2]提起过有关这则谣言的广告，可以追溯到1944年由帕尔曼学院做出的招生广告，招生人员在推销他们的自我提高函授课程。报纸广告中这样写道："是什么让你止步不前？""只有一个原因——一个科学事实……因为科学证明，你只用了你的脑真正实力的十分之一！"

现代调查研究显示，"十分之一"的谣言至今仍在持续盛行，很多人将这个说法传递给了下一代。桑妮·黛珂（Sanne Dekker）及其同事在2012年曾发布过一份调查，调查对象包括英格兰的137名及荷兰的105名小学和初中教师。[3]结果显示，英国样本中48%的人对"脑只开发了十分之一"这一问题持有错误的认识（其中26%的人表示不清楚），而荷兰样本中46%的人相信这一谣言，另有12%的人表示不清楚。

相信这个谣言的人遍布全世界。2002年，在里约热内卢生活博物馆工作的苏珊娜·赫卡拉诺－豪泽尔（Suzana Herculano-Houzel）开展了一个超过2000人的公众问卷调查，并且这个调查的对象为仅是接受过高等教育的人群，结果发现竟然有超过59%的人认为，我们仅开发了脑的10%。[4]尤其有些令人担忧的情况是，另一个对具有35名全球神经科学家所组成的对照样本所进行的调查显示，他们当中竟然有6%的人也认为这个谣言是真的！

谣言的背景

所以这个传说到底是如何产生的？这个关于我们有大量的脑灰质正在休眠的想法最早是从何时出现的？当近代心理学家和谣言终结者巴里·拜尔斯坦（Barry Beyerstein）尝试去追踪这个谣言的来源时，他发现了多个应该受到责备的人，而不仅仅只有一个源头。他也发现，这其中的许多还来源于错误的信息和不准确的引用。[5]

在20世纪早期，心理学家威廉·詹姆斯（William James）作为先锋人物，提出了人们具有"潜在的精神能力"的观点，虽然他并没有提出一个精确的数字。[6]注意，詹姆斯的观点是关于"能力"和"潜在"，并不是关于我们的脑被利用的多少。关于这一点的混淆可能更容易解释，我们的脑仅仅使用了10%这一谬误的长期流传——这对不同的人来说有不同的含义，认为我们待开发的潜力很大，这一观点的争议远远少于认为我们的脑只用了很小一部分的观点。

不幸的是，第一种说法很容易就被转移到了第二种说法上去。记者洛厄尔·托马斯（Lowell Thomas）加速了这个转移的过程，他在为戴尔·卡内基（Dale Carnegie）自1936年就热卖的关于自我提升方面的经典图书《人性的弱点》（How to Win Friends and Influence People）一书作序时，就附上了詹姆斯关于潜力的观点，并明确地指出了 10% 这个数值，他在原文中写道："哈佛大学的威廉·詹姆斯教授曾说过，普通人仅仅开发了 10% 的潜在精神能力。"托马斯这一做法，将这个关于脑误解的最早版本传递给了成千上万人。

另一个可能的来源是对阿尔伯特·爱因斯坦的一句话的引用。他可能在对记者解释他的天分时，说到他是将他的脑能力充分地开发了出来，而不是像其他人一样只使用了仅仅 10%。但是，当拜尔斯坦向研究阿尔伯特·爱因斯坦档案的专家请教这个回答的依据时，他们却并没有办法找到这句话，所以这可能也是另一个杜撰的故事。

关于利用脑 10% 的说法，来自神经科学研究的误传也占有一部分原因。例如，在 20 世纪 30 年代，加拿大神经外科学家怀尔德·潘菲尔德（Wilder Penfield）发现，他可以通过刺激癫痫患者的大脑表皮，达到驱动各种感官的效果（他在手术中为了减轻患者的癫痫症状而发现的）。关键的是，潘菲尔德也发现了在刺激一些区域时并没有什么结果，这给人们提供了一个概念就是，大脑表面存在大面积的"沉默皮质"。现在，这些区域的组织已经研究清楚，称为"大脑皮层联合区"，事实上它们所参与的是最高级的心理功能。20 世纪毫无事实依据的药学观点指出，经过额叶切断术的患者完全被治愈，并没有什么其他的副作用，这就更加导致人们

认为脑的很大一部分在维持脑的功能上并没有什么作用。还有一个地方被错误地理解了，是说神经胶质细胞的数量与神经元数量的比例大约是 10 ∶ 1，这就说明我们的脑细胞仅有 10% 参与到了心理功能上（神经胶质细胞参与多种功能，是一种参与清理血液中杂质和控制血液流动功能的细胞。更多详情见误区 No.24）。

最后，还有一些病例报告，比如有脑积水（脑中有过量液体）的患者，他们的脑比普通脑要小，但是看起来并没有任何机体功能障碍。还有很多被子弹击中脑部而死里逃生，或者脑部受到其他损伤的人，有时看起来并没有明显的身体残疾（事实上，严重的脑损伤会带来长期的影响，见误区 No.35）。最早的能够直接反应类似案例的，是在 1980 年发表在《科学》（Nature）上的《你的脑真的必不可少吗？》（Is your brain really necessary？）[7]。这篇论文被多次引用，英国神经科学家约翰·洛伯（John Lorber）引用此文描述一名脑积水的学生："其智商达 126，在数学领域获得了学校的一等奖学金，并且他的社交行为也非常正常。这个男孩事实上并没有大脑。"

一部英国的电视纪录片，用同样的标题在 1991 年正式公映，表现了洛伯基于他的几名病人而提出的相同的观点。据拜尔斯坦所述，洛伯在当时被认为是唱反调的人，而他的案例很大程度上被夸张到具有了戏剧性效果。在纪录片中应

041

用到的扫描技术，并不能使人们区分出大脑皮层的萎缩和脑细胞的失去。拜尔斯坦的观点是，片中所记录的案例并不是真实的，虽然观察对象的大脑皮层有严重的畸形，但认为他们的脑干以上"实际上没有大脑"的观点并不正确。

真实情况

我们实际上到底使用了脑的多大一部分呢？事实上，我们使用了全部的脑：在脑中并没有空闲的神经物质等待着被分配工作。这已经通过数千次的脑扫描得到确认，整个脑部都始终保持活跃，即使被试在被要求什么都不想的情况下也同样如此。实际上，在脑中存在着相互关联的区域（被称为"缺乏固定模式的关联"），当人们尝试着更好地融入外部世界时，脑会变得更加活跃。

其他一些能够驳斥"10%传说"的证据来自于对一些患者的研究，他们的脑仅受到极其小的损伤，但是却导致了非常严重的后遗症（见误区 No.35）。长久以来，脑确实具有强大的能力弥补所受到的损伤。对于洛伯在他的纪录片和《科学》杂志所记录的脑积水患者的案例，可以用脑的可塑性来解释。类似于脑积水这样缓慢发展起来的病情，会留给脑一定的时间，去发展出新的替代方式，实现原有的功能。但是，这是因为脑可以在损失的神经元附近找到其他的方式去实现功能，这并不意味着这些神经元在之前没有处于工作状态。

事实上，如果任何神经元失去工作能力（例如，肢体的感觉信号产生的部位缺失），就会导致临近的脑系统入侵并绑架备用的脑物质。这就使得一些奇怪的情况出现，比如触碰一个被截肢者的面部，则会导致他们产生被截的残肢仍然存在的幻觉，准确来说，应该是面部的神经元"绑架"了过去曾经联系肢体的脑灰质。

认为我们的脑仅使用了一小部分的观点，从进化学角度来说也说不通。脑是出了名的消耗者，虽然它仅占我们身体质量的 2%，但却消耗了高达 20% 的能量。基于自然选择的进化理论，我们的身体一定会去除掉身体中低效的部分，不可能在身体中留下消耗如此大却处于备用状态的器官。想象一下，如果在一个公司中，大部分的雇员四处坐着，却什么都不做，他们早就被炒鱿鱼了。这在我们的脑中是非常类似的。那么，我们是否具有学习新技能并从创伤中恢复的巨大潜能呢？答案是肯定的。我们真的仅使用了脑的 10% 吗？答案当然是否定的。

误区 NO.12　右脑使用者更具创造力

"你是左利手还是右利手？"游戏巨头任天堂公司在《左脑右脑》游戏的广告中大肆宣扬："如果你能够把脑全部都利用起来呢？"并强调这款游戏帮助你训练的不仅仅是一侧的脑，而是双侧的脑！

凭借这款游戏，任天堂自私地将时下非常流行的几种观点合并在一起，推出了左脑和右脑的传说，其中包括：人脑的两侧具有不同的优势（左脑擅长理性思维，右脑擅长创造性思维）；某些人是其中的一侧脑比另一侧脑更占据主导地位；两侧脑之间的沟通并不顺畅；同时发展两个脑半球的优势，需要一定的技巧（在没有特定头脑训练的情况下）。当然，在这些观点当中会有个别真相，但更多的观点还是被大量的过度宣传或过度简化。

这个谣言给一些宣传自己以使自己被人们所崇拜的群体头目提供了很多包装自己的机会。他们信誓旦旦地保证，能够帮助你把非主要的脑半球开发，使你成为天才（通常是假设开发具有创造力的右脑），或者他们能让你的两个脑半球之间有更加良好的沟通。其他一些所谓的"专家"，将一些商业世界中的问题归结于两个脑半球的问题。如文章《董事会中的战争：为什么左脑管理和右脑市场从来不能达成一致》（*War in the Boardroom：Why Left-Brain Management and Right-Brain Marketing Don't See Eye-to-Eye*）[8] 这类典型的题材，作者们都不约而同地将商业成功的奥秘归结为，能够帮助一个公司的左脑使用者和右脑使用者在一个频道上进行沟通。

左右脑的谣言还被认为与性别有所关联。"男性是非常典型的左脑使用者。"基督教妇女工作者在其网站上写道。[9]

并十分确信地加上了如下表述："大部分女性更倾向于使用右脑，但是我们的左右脑之间存在联系沟通，这是男性所不具有的。"关于性别不同而脑的使用方式不同这个主题，就其本身也是一个谣言，我们将进一步在误区 No.13 对其进行分析，但是我们足以证明，就基督教妇女工作者网站所描绘的美好画面来讲，这是一个不准确的过度简化概念。

这个谣言如此顽固地存在的部分原因是，这个观念已经具有一种极强的指代意义，即左脑代表理智，右脑代表创造。脑半球的思维模式已经被固定了下来的这种错误认知，不仅出现在特定类型的公司人事管理，甚至渗透到了整个语言和宗教信仰体系中。举一个英国首席拉比乔纳森·萨克斯（Jonathan Sacks）的例子，这是他在 2012 年春季接受第四频道采访时的讲话。"是什么影响欧洲，并使得欧洲具有如此强的创造力？"他解释道，"是因为基督教是具有右脑思维的宗教……用左脑的语言来说，是因为所有早期的基督教教义都存在于希腊。"

迄今为止，对这个谣言最具有影响力的人物是精神科医生伊恩·麦吉尔克里斯特（Iain McGilchrist），他著有详尽讲述了细节和学术问题的《主人及他的密使》（*The Master and His Emissary*）一书，第 1 版于 2009 年正式发行[10]，并受到了极大的欢迎。在长达 534 页的细致但极具误导性的论证中，麦吉尔克里斯特将这个谣言演化到了极致，将脑的两个

半球拟人化，比喻为西方的原子论演化，他认为脑的左半球的思维方式下的特定语境（密使）与右半球思维的宏观性相去甚远，从而导致了西方世界大量的社会问题，从经济危机到环境灾难等。"东方的亚洲文化中，是将脑的两个半球放在同等的位置，"麦吉尔克里斯特写道，"而西方的文化则是极大地偏向于脑的左半球。"

谣言的背景

人类大脑的皮层确实像两个镜像一样相互对应，并且经过外科手术的深层检查发现，脑的每一侧的主要结构都在另一侧被精准地复制。人类和很多其他的动物一样，确实在脑的两侧半球的功能上存在不同之处。

这一点在 19 世纪变得更加清晰，据法国神经科学家马克·达克斯（Marc Dax）对他的病人的观察，这些病人都因脑左侧受到损伤而失去了语言能力。语言由脑的左半球控制（例如左侧脑半球绝大部分）的观点是开创性的，但是直到达克斯的儿子在 1865 年将他的论文发表之前，这一点一直不为人所知。[11] 小达克斯正是因为参加了布洛卡介绍他的脑损伤病人勒伯尼的讲座（见误区 No.9），而想到将论文发表出来。

在达克斯、布洛卡以及其他同时代的研究人员做出相

关发现后，关于脑的其他功能的控制侧的研究也引起了越来越多的研究人员的兴趣。随着语言功能由脑的左半球主导逐渐达成共识，专家们开始对脑的右半球所控制的功能进行研究。英国神经学家约翰·休林·杰克逊（John Hughling Jackson）提出，脑的右侧用于感知作用，同样，法国神经学家朱尔斯·伯纳德·卢伊斯（Jules Bernard Luys）的研究案例显示情感的感知起始于较为原始的右侧，而理性思维则被保存在更加开化的左侧。几乎在同一时间，20 世纪后期和 21 世纪初的一些先发制人的自我激励大师们，以及那些事业成功但缺乏科学诚信的人开始提供一些基于脑的治疗课程，比如在身体表面放置金属片和磁铁（被称为"金属疗法"）。类似的技术旨在作用于一侧或者另一侧的脑半球，并因此能够得到对于个性改变或心理功能改善的一些益处。[12]

20 世纪初，整个关于左脑和右脑的研究变得相对冷门，直至 20 世纪 60 年代，研究者们对裂脑患者进行了一些戏剧性的生理研究，才逐渐使得这项研究重回人们的视野。这一类患者其连接脑两半球之间横行的纤维束（胼胝体）被切断，这种方法常被用作治疗癫痫的可选择的最后一种尝试。这是一个意外发现，而当时在早期主导这一研究的神经心理学家罗杰·斯佩里（Roger Sperry），也因此获得了诺贝尔奖。

研究者要求患者向前水平注视，然后在视线中点的一侧分别展示一个图像，通过询问患者，发现研究结果显示两个分离的脑半球能够根据它们独特的功能进行独立的工作。例如，在左侧空间展示一幅苹果的图片（因为视觉神经交叉到对侧脑半球，该图片通过脑的右半球进行处理），一名裂脑患者就无法描述出这幅图片的内容。这是因为，对大多数人来说，语言能力存在于左侧脑半球。但是，如果将一袋物品放在患者左手一侧（通过右侧脑半球控制），他则会从中挑选出苹果，并且能够描绘出他早前曾看到过的图片，但却无法说出图片中的东西就是苹果。当苹果被移出左侧脑半球所控制的视野范围，患者虽然手握着苹果，但与此同时却说不出他拿着的是什么！

利用类似的一些研究，根据其中一个或另一个脑半球所展现出来的信息，根据研究记录，研究者们可以区分出脑的两侧各自的优势和劣势。例如，左侧半球通常在解决问题方面更加精通，同时，也在语言处理能力方面更占优势。左侧脑半球也更容易为了"填补"缺失的信息而产生错误的记忆。相比而言，右侧脑半球看起来更多地参与处理道德、情感等方面的问题，并解读其他人的情绪状态（心理学家称之为"心智理论"）。

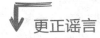

更正谣言

两侧脑半球确实存在着明显的不同。但是，神经科学已经从将所有功能都归因于其中一侧脑的认识中向前迈进。关注的焦点已经转换到两个脑半球是通过何种类型的过程从而实现共同运转的。后一点值得关注的原因是，与裂脑患者不同的是，我们的两个脑半球是由一大束神经纤维联系到一起的，我们称之为胼胝体，电影人物豪斯医生将这一结构形象地称为"脑中的乔治·华盛顿大桥"（除此之外，脑中还存在其他一些作用稍小的联结）。这些都意味着信息和认知能力是在两侧脑半球相互合作的形式下共同产生的。

脑可能在发展过程中逐渐形成了功能上的不对称，因为这样会使得在进行多任务处理时更加容易。为了支持这一假说，科研人员对小鸡进行了一系列研究，结果显示脑半球特化受阻（在黑暗中养育），使得实验组的小鸡不能像其他正常发育的同胞一样，同时寻找食物并观察捕食者。[13]

考虑到人类脑半球独特的处理方式，克拉斯·斯蒂芬（Klaas Stephan）及其德国医学研究所和伦敦神经学研究所的同事，在2003年发表了一篇相关的论文。[14] 他们在实验中使用了完全相同的刺激，但是给出了不同的任务说明。使用的刺激是包含4个字母的德文名词，其中3个字母为黑色，1个字母是红色。当任务是说出是否每个单词都包含字母"A"时，这主要激活的是左侧脑半球。反之，当任务是说出唯一的红色字母是位于每个单词的左侧、右侧还是中间时，这主要激活的是右侧脑半球。这个研究非常重要，证明

了我们两侧的脑半球会根据我们要做的事情有策略地参与任务，而并非是根据在我们面前的刺激物。

但是，如何能确切地描述和划分两侧脑的处理方式，这个界限并不总是非常清晰的，而且非常重要的是，需要注意他们的相对优势并不能被归为一些简单的构想（例如"创造性和逻辑性"）被一些流行的心理学家所曲解。思考一下现在在波鸿大学工作的葛雷昂·芬克（Gereon Fink）、心理学家约翰·马歇尔（John Marshall）及其他一些人共同做出的研究。[15] 他们的其中一个实验，是给被试展示一个由很多小字母组成的大字母。当要求他们关注大字母时，会使得右侧脑半球活跃；当要求他们关注小字母时，会引起左侧脑半球活跃。这个实验结果听起来像是脑在关注全局和细节方面有着非常清晰的界限，但是当他们用物体重复这一实验时，例如用杯子摆成更大的物体，比如摆成一个锚时，这个结果就被完全反转了，关注更大的物体时反而激活了左侧脑半球！

综合来看，似乎想要找到只能激活其中一个脑半球的任务并不那么直接。单纯对语言这一项功能来说，其复杂程度非常类似，通常被认为由左半球主导，但是现在我们也得知右半球本身也经常参与到语言功能中来，比如在演讲中抑扬顿挫的语调和需要进行着重强调时。

自从右脑是想象力所在之处这个观点广泛地流传起来，人们认为由"右脑主导"的人更富有创造力，右脑已经与创

造性紧密地关联了起来，让我们回过头再看看左脑。作为这个误区的另一个支撑是有研究发现，当被试完成的任务需要通过洞察力和全局观来解决，而非通过一个个零碎的细节时，右脑的活跃程度远远高于左脑，好像右脑更能够接近答案。[16]

但是洞察力仅仅是创造性的一种。讲故事也是其中的另一种。从裂脑研究中观察到的最有意思的现象就是"翻译者现象"（见图 16）——左脑半球通过何种方式编纂出右脑半球想要表达的故事。斯佩里的学生迈克·加扎尼亚（Michael Gazzaniga）对这些病人做了长期研究，在一个典型研究中，他给一个病人的两个脑半球分别展示了不同的场景，对右脑半球展示了暴风雪，而对左脑半球展示了一幅鸟爪。接着，又向他们展示了另外的四幅图画，分别放在两只手旁，被试需要从每只手旁的这套图画中选择出与原画中相对应的一张。

被试在左手边的图中（由右脑半球控制）选择了一只雪铲，很好地吻合了暴风雪这一场景；在他们的右手边的图中选择了一只鸡，与鸟爪相吻合。到此为止都很正常。但是当加扎尼亚进一步询问被试，为什么他们的左手选择雪铲时（需要注意的是，只有脑的左半球有语言能力，而且它既无法参与到脑的右半球的决策，又看不到暴风雪的图片），加扎尼亚发现，左脑半球不会表示出看不到，而是会编出一些

故事来解释右脑半球是如何控制左手行为的。在我们其中的一个特例中，被试说他选择雪铲是为了清理鸡棚。

这种"译者现象"提示我们，并不能简单地认为脑的左半球不具备创造性。事实上，当他对大量裂脑研究进行回顾，并于 2002 年在《科学美国人》上发表了相关文章，加扎尼亚将脑的左半球归类为"具有发明创造力和解释力的"，而将脑的右半球归为"真实和原本的"[17]。这一观点与萨克斯拉比以及其他一些人所主张的脑误区相违背。

那么，关于另一个非常流行的说法，一些人是右脑主导而另一些人是左脑主导这种说法呢？这一观点非常含糊，以至于几乎没有任何意义。我们如何使用左脑、右脑，取决于我们当前所参与的精神活动的内容。我的右脑可能会在完成某种任务的时候，比你的右脑参与的程度更高一些，但对于另一件事并不一定是这样。当然，大部分人会比较习惯使用其中一只手，而很大程度上这个使用习惯与我们左脑或右脑的语言能力相关联。但是如果我们把惯用手作为衡量一个人脑半球的主导型的标准，那么左脑、右脑的谣言则会认为左利手的人群（右脑半球主导）会更具创造力。事实上，确实有很多人主张左利手与创造性相联系。但可惜的是，这只是另一个谣言罢了（见误区 No.12）。

犹他大学的贾里德·尼尔森（Jared Nielsen）带领的团队，于 2013 年发表了一篇相关论文。[18] 他们对脑部功能进

行了检测，对超过 1000 个人进行了脑部扫描。研究人员感兴趣的是脑的活动中心，以及这个中心是否位于其中一个脑半球中。他们确实在大多数被试身上发现，较为显著的功能中心更倾向于脑半球的其中一侧，例如（并不令人惊讶），语言功能经常位于脑的左半球，注意力往往位于脑的右半球。但是，我们更想要了解的是，他们并没有发现证据证明有人具有联结更紧密的左侧中心或右侧中心。"我们并没有发现某些人具有更加紧密的左脑网络或者右脑网络联结结构。"尼尔森对出版社这样解释道。[19]

最后，我们来检验一下伊恩·麦吉尔克里斯特的极端言论，包括他所提出的左脑"不能够理解事物""直接跳转到结论""是自我陶醉的"，并且左脑的目的是"利用世界"。事实上，他写道它"将一切事务（教育、艺术、道德和自然世界）仅仅当作是功利主义的演绎"。更进一步，因为我们在西方世界中太过依赖左脑半球思考，麦吉尔克里斯特警告道，我们是"最不具有感知力的人群，所以是所有人中最危险的"。[20]

无须多言，神经科学也不能为左脑这一牵强的拟人化描述提供任何证据，而且也没有任何证据表明脑中发生了什么变化，以至于引起西方社会的阵痛。虽然麦吉尔克里斯特一再否认，他的中心观点确实只能称为一个延伸的隐喻，将东西方思想方法上的不同归结为两个脑半球的功能不同。不巧的是，他的研究不仅逾越了神经科学，他还因提出在东西方思维方式基础上存在着一个根本性的矛盾即所谓的"可疑的概念"而饱受争议。"麦吉尔克里斯特为文化差异由脑决定这一可疑的论断进行了长期争辩，"凯南·马利卡（Kenan Malik）写道，"这么做并不能使这一观点看起来可信度更高。"[21]

关于右脑具有创造力的谣言似乎已经存在了很长时间。事实上，最新版本的 The Faces iMake——一款开发右脑的 iPad 应用软件已经可以下载了。具备逻辑能力的左脑和创造力的右脑，这个谣言光是听起来就非常吸引人。人们会问，我拥有的是哪种类型的脑？他们会购买一款应用软件有目的地去提升他们较弱一侧的脑。他们可以将语言和人群分类为左脑型和右脑型。想要用复杂的真相去反驳这一观点真是非常困难。但是也值得一试，因为如果让简简单单的谣言掩盖掉我们的脑到底是如何精妙工作的真相，才确实令人惋惜。

左利手的谣言和事实

大部分人都有个奇怪的天性，习惯于使用右手，而很少一部分，大约只有 10% 的人习惯使用左手，这一比例在整个人类历史上一直维持在一个较为稳定的区间内。专家们也并不确定惯用手在孩童时期是如何发展的，而且他们也无法解释左利手和右利手的比例为何能够长期保持不变。基于这个背景，一系列关于左利手和右利手之间文化差异的谣言开始流传。那么，下面就让我来纠正一下这个不当用词。实际上，并不存在非常严格意义上的左利手或右利手。大部分人可以用他们不大惯常使用的一只手做很多事情。一个重要的区别是我们的左手或右手中的一只会有更强的力量（研究者们用"双手混用"这一名词表示不存在使用偏好）。

谣言：左利手更倾向于性格内向、智慧，更具有创造性

有很多关于艺术家和音乐家是左利手的轶事，这个观察便给想象力插上了翅膀，认为右脑半球（控制左手）是创造力存在的根源。拥护者们指出了包括列奥纳多·达·芬奇、保罗·麦卡特尼等在内的许多艺术家都是左利手，但是心理学家克里斯·麦克玛纳斯（Chris McManus）在他的获奖著作《右手，左手》（*Right Hand Left Hand*）一书中解释道："虽然有很多不断增多的言论认为左利手具有更强的创造力，但是几乎没有任何科学文献能够证实这一点。"[22] 关于认为左利手们性格内向的一篇论文于 2013 年发表[23]，文章调研了新西兰的 662 名大学毕业生，就他们的惯用手和性格进行了研究。"左利手和右利手在性格因素上不存在任何区别。"研究人员得出这样的结论。但是，有一个倾向是认为双手使用没有特别倾向的人（例如双手混用）性格更加内向。那么关于智商呢？一个大型研究结果表明智商与惯用手无关，另一个研究结果显示右利手在智商方面具有非常微弱的优势（把两个研究结果放在一起比较，关于智商和惯用手之间的联系几乎可以忽略不计）。

事实：左利手并非由左脑主导语言功能

大部分人的语言功能几乎都是位于左脑半球，这就是为什么中风或者其他一些左脑的脑外伤会导致语言问题。在右利手的人中，左侧作为语言功能的主导侧的人要占 95%。但是在左利手的人中，这一比例直线下降到 70%，其他人的语言功能或者位于右脑半球，或者均匀地分布在两侧脑半球中。

谣言：左利手的人更易早逝并易患免疫系统疾病

关于早逝的谣传起源于 1988 年，由戴安·哈普恩（Diane Halpern）和斯坦利·科伦（Stanley Coren）撰写并发表在《自然》（Nature）杂志上，文章名为《右利手者更加长寿吗？》。[24] 这两位心理学家收集并分析了棒球运动员的死亡记录，发现其中左利手的人死亡年龄更低。但是克里斯·麦克玛纳斯解释说，这份统计结果有人为的局限性，因为左利手的人群在 20 世纪有了很大的增长，这就意味着平均来说左利手的人群都出生在 20 世纪的后期。作为类比，麦克玛纳斯指出《哈利·波特》一书的粉丝会比不是该书粉丝的人更低龄化一些。"问问你们最近已故的人身边的亲戚，这位故去亲友是否读过《哈利·波特》，不可避免地会发现，一位更年轻的亡者会是《哈利·波特》的热衷者。"他写道，"但这仅仅是因为《哈利·波特》的读者普遍年纪较轻。"如果用这份数据作为论据让你头疼，我来提供一份更加直观的结论，来自 1994 年针对板球运动员寿命的研究，"左利手，在通常情况下，与死亡率并没有联系。"研究人员称。[25] 由诺曼·格斯温德（Norman Geschwind）广泛传播的与此相关的谣言认为，左利手的免疫系统较为脆弱且易导致失调。[26] 麦克玛纳斯和菲尔·布莱登（Phil Bryden）对包含超过 21 000 名被试的 89 项研究及更庞大的数据进行了分析得出：[27] "左利手并不存在免疫系统失调的系统性倾向。"这个结论也出现在麦克玛纳斯的书中。

事实：随着年龄的增长，人们更倾向于混合用手

2007 年，托拜厄斯·卡利施（Tobias Kalisch）和他的同事招募了 60 名被试（均为非常明确的右利手人群），并对他们进行了一系列非常高难度的手工任务测试，包括线条追踪、瞄准、敲击等测试。[28] 但是年轻被试（平均年龄 25 岁）的右手在所有的项目中都表现得更好，中年右利手者（平均年龄 50 岁）的两只手完成目标任务的表现都差不多，而两组年龄更大的被试（平均年龄 70 岁和 80 岁）的两只手完成

目标任务的表现也都非常好。但不幸的是，年纪大的人双手都非常灵巧的实际原因只是他们的右手逐渐失去了优势而已。

谣言：左利手受到迫害

我们来看里克·史密斯（Rik Smits）的一本书——《左利手的难题》（*The Puzzle of Left Handedness*）。英国《卫报》评论道：[29]"可悲的是，对于左利手的偏见可以说是根深蒂固。"是这样吗？毋庸置疑，在过去左撇子曾经历过一段较为艰难的日子。很多人都被迫改为使用右手，而且在许多文化中，往往认为右为好，左为坏。想想一些与左右相关的词语，心腹（right-hand man），笨手笨脚（two left feet），像单词"险恶的"（sinister）就来源于拉丁语的"左"。但是，至少在西方文化中，对于左利手的迫害已经不复存在了。仅仅看历届美国总统就知道，他们 7 位当中的 5 位就是左利手，很难想象在如此权重位高的位置上见到左利手如此频繁地出现。好了，以上大部分都是推测，但是我早前曾提到的在 2013 年的研究中，[30]对超过 100 名新西兰学生进行了典型的左利手和右利手的性格调查。他们认为左利手更倾向于具有内向的性格和开放的经验。作者写道，这种"艺术家"类型"并不能认为是消极的"，并且"我们并没有发现任何证据证明，左利手在我们的西方社会中被认为是不好的少数"。

事实：左利手在很多体育运动中具备优势

左利手在一些体育比赛中由于规则的设定，并不具备优势，比如说在马球比赛中，要求必须把球棍握在马的右手侧。但是，在另外一些参赛者需要直面对方，面对面进行比赛的体育运动中，比如拳击或者网球等，左利手的运动员就会有一个较为明显的优势。简单地说，他们更适应于面对右利手的对手（而他们的大部分对手也正是如此），而右利手的选手却不太适应。事实上，左利手之所以能够进化的其中一个原因就是存在着战斗的优势——也就是所谓的"战斗假说"。[31]

文献中已经有很多研究表明，总体上说，在拳击[32]和击剑[33]等类似的比赛中，左利手比右利手胜出的概率更大。如果你还感兴趣，来看最后一点：左利手用右手完成任务时，比右利手用左手的表现更佳。■

误区 NO.13 女性的脑功能更加均衡(及其他基于性别的脑谣言)

对于男性和女性的脑结构的不同,我们现在就来研究清楚(见图17)。但是,有些在这个领域自封的专家,把脑确实存在的差别,和一些完全虚构的概念,或者和他们所赞成的一些在神经科学中具有欺骗性的性别差异所混淆起来。更坏的是,这些杜撰者还在没有任何证据支持的前提下,常常把不同性别的脑所带来的不同行为联系在一起。甚至在一些情况下,他们还常用这种充斥着漏洞的逻辑来支持某些政策或者将其作为政治工具。

▼ **谣言:** 女性的脑功能更均衡和全面

以畅销书《男人来自火星,女人来自金星》(*Men are from Mars, Women are From Venus*)的作者约翰·格雷(John Gray)为例。在他 2008 年出版的另一本书《当金星女遇上火星男》(*Why Mars and Venus Collide*)中,他解释了男性的脑是如何"利用一侧脑半球的一个特定部位去完成任务的"。女性,相比较而言,"两侧脑同时处理很多个任务"。格雷用这种脑可能存在的区别,去解释为什么男性更倾向于一个时间只处理一件事:"他可能正在专注于如何得到晋升的机会,所以他忘了买牛奶回家。"

男性的脑更加区域化并偏向一侧,由格雷制造出来的这个谣言随即被传播开来,并被无数的作者和作品所引述。在谷歌上搜索 10 秒钟,我就在加拿大知名网站"101 套房"上找到一篇,作者自以为是地写道:"男性用他们一侧的脑倾听，而女性用两侧，这是真的。"[34]

这个谣言的一个起源，是由近代美国神经科学家诺曼·格施温德（Norman Geschwind）及其同事在 20 世纪 80 年代[35] 提出的，胎儿时期高的睾丸素水平，使得男婴的左脑半球发育水平慢于女婴，这个观点不断地走向极端。但是格施温德声明这是不正确的：北卡罗来纳州大学的约翰·吉尔默（John Gilmore）及其团队，对 74 名新生婴儿的脑部进行了扫描，并没有发现男婴与女婴的左脑半球发育有所区别的证据。[36] 同样，为了反驳男性的偏侧性，乌得勒支大学医学中心的艾丽丝·萨默尔（Iris Sommer）及其同事设计了 14 项研究，共有 377 名男性及 422 名女性参与实验，然而，并没有找到任何证据能够支持不同性别的语言偏侧性不同（它们都位于脑半球一侧或另一侧）。[37]

一个相关观点指出，用于连接两侧脑的胼胝体的厚度，女性的要比男性的更大。但胼胝体厚度更大是否能够帮助女性比男性更有效地利用脑的两侧，还不得而知。关于这一话题，丹麦奥尔胡斯大学的米克尔·瓦伦汀（Mikkel Wallentin）在 2009 年的论文中，通过尸检和脑成像方面的研究提出了相应的证据。那么他的结论是什么？"认为胼胝体尺寸因性别而异是一个误传。"他写道。[38] 一篇 2012 年磁共振弥散张量成像的文章中确实发现"男性的前额叶半球间

联系要比女性的更加紧密。"[39]

⬇ 谣言：女性具有更加活跃的镜像神经元

有证据表明女性在表达感情方面要比男性更加擅长。例如，由加拿大和比利时的科研人员在 2010 年进行的一份研究显示，不论通过视觉还是听觉，女性都能比男性更好地区分害怕和厌恶的面部表情。[40] 但是，很多流行心理学的作者将脑的情况和推测加以润色，夸大女性感情细腻的优势。罪魁祸首应当是畅销书作者露安·布哲婷（Louann Brizendine），她的作品《女性的脑》（*The Female Brain*）于 2006 年出版。布哲婷认为女性非常擅长识别情感，而且她们对其他人的痛楚高度敏感，她认为这可能是因为女性具有更多的镜像神经元，或具有更加活跃的镜像神经元（见误区 No.25）。镜像神经元属于脑细胞，最初在非人类的灵长目动物中发现，在动物进行一个动作时以及在它观察到其他人在进行同样的动作时被激活。

《是高跟鞋还是高尔夫修改了我的大脑？》（又译《性别的误识》）（*Delusions of Gender：The Real Science Behind Sex Differences？*）的作者科迪莉亚·法恩（Cordelia Fine），[41] 在其书中用大量篇幅驳斥了布哲婷的观点。布哲婷用来支持女性更具有同理心的论据所引述的脑成像方面的研究之一，只

对女性进行了研究，而并没有任何男性作为对比！[42] 另一个论据[43]表明男性只在他们认为在进行公平竞争受到创伤时，与他们脑中同情心相关的部分才会被激活。女性的同情心却分辨得不那么清晰，不论是否处于公平竞争，她们都会表现出同情心。但是布哲婷将这一结论加以演绎，解释为男性完全不具有同情心。

对于镜像神经元的研究，法恩也对文献进行了综述，并没有找到任何证据显示在女性的脑中比在男性的脑中具有更多和更加活跃的镜像神经元。在这一点上，布哲婷称其引述的是与一位哈佛大学的心理学家琳赛·奥伯曼（Lindsay Oberman）私下沟通时的话，并将其作为证据。随即法恩联系了奥伯曼来证实，但她否认了其曾与布哲婷进行过任何交流，更有甚者，她也并不了解任何关于女性的镜像神经元功能比男性的更优的证据！

谣言：男性和女性脑部的联结不同

很多媒体以及一些科学家，似乎都很迫切地想要发现能够支持过去关于性别观点的证据。这似乎蒙蔽了他们的判断能力，所以当新的证据被发现的时候，他们往往用一种迷信和具有偏见的方式来解读，使其能够支持关于性别的一些陈旧的观点。

2013年年底，一篇关于脑联结的研究发表于美国《国家科学院院刊》（PNAS）。[44]宾夕法尼亚州立大学的拉吉尼·维尔玛（Ragini Verma），带领研究人员利用扩散张量成像标识出从8～22岁的949名被试的脑联结图像，并发现在脑联结方面男性与女性确实存在不同。他们认为自己的研究结果揭示了"男性与女性之间最基本的连接性区别"。

更细化一些，他们阐述道，男性的脑的一侧脑半球内部的连接性更加紧密，而女性的脑半球之间的连接性更加紧密。而且，他们进一步陈述和暗示说，在他们的文章及观点中，这些发现将能够帮助解释性别之间的行为差异，例如女性具备更强的直觉性思维并且善于多任务处理，而男性具备更强的体育能力和地图阅读能力。我打赌如果约翰·格雷得知这一点，他的兴奋将溢于言表。

全世界的媒体都欣然接受了这一新的研究结论。"这种联结表明女性就是为多任务处理而生的。"《每日邮报》这样写道。"……男女之间脑联结的不同，可以解释为什么男性更擅长于阅读地图了。"《独立报》（The Independent）报道称。

在这个研究中，所使用的技术确实令人印象深刻。但不幸的是，研究人员以及随后的出版社报道使得事情变得一团糟。首先，不同性别的脑联结的不同并没有像研究人员所暗示的那样重要。他们称其为"最基本的"，但是其他专家仔细研究和分析了数据[45]，认为虽然从统计数据上来讲区别是显著的，但这并不是本质的问题。需要注意的是，这都是一些平均分布的不同，并存在很多的重复。很有可能，即使你作为女性，我的男性脑联结可能会比你的更像是女性脑联结的平均水平。

其次，除了由具有误导性的新闻报道带来的影响，这篇论文本身实际上并没有对不同性别的行为差异进行研究——如直觉思维和多任务处理能力等。研究人员仅仅对这些行为做了猜测。在早期的研究中，他们曾对同一组被试进行了多个任务的测试，但是科迪莉亚·法恩指出，他们所发现的性别差异"非常微小"，且他们并没有进行媒体所报道的研究，如地图阅读能力等。

维尔玛及她的同事们，得出的研究结果能够支持如地图识别能力等固有的性别模式，是基于一个"逆向推理"的逻辑错误（更多此类错误见误区 No.27）。他们研究了他们所发现的脑联结的不同之处，接着就推测出其他研究所认为的这些脑部区域的功能意义。例如，他们又将关于左脑和右脑的谣言搬出（见误区 No.12），认为左脑半球用于分析思维，而右脑半球用于直觉思维。他们提出，在男性的脑中有一个部位的内部联结远多于女性，这个部位是小脑，研究人员便单纯地将这一部位与运动功能联系起来，这样就能够支持男性的脑联结更适宜运动，但是现代研究发现小脑还参与了其他的很多功能。彼得·斯特里克（Peter Strick）及其同事在

2009 年撰写了一篇权威的文献综述，其中解释道："小脑激活与一系列重要功能相关，包括注意力、控制力、语言、工作记忆、学习、痛楚、情感以及嗜好等功能。"[46]

当然，在过去的研究中能够有新的解读和发现也同样重要。维尔玛和她的团队承认早前在对 439 名被试进行脑联结的研究论文中，并没有发现在两性之间存在显著的差异。而且，我们知道之前也对胼胝体进行了研究（见误区 No.13）。这是两个脑半球之间联系的最主要渠道，所以，如果像维尔玛所称，女性的脑半球之间的连接性比男性的更强，那么我们所期待看到的结果应该是女性的胼胝体要比男性的更厚，但是很多研究发现恰好相反。当我在博客上发表关于脑联结的研究报告时，我这样总结道："哇，这些联结图形非常漂亮！哦……但是（科研人员）解读方式却有点可惜。"

谣言：女性比男性拥有更大的"crockus"

不要去理会大肆宣传的研究和错误的解读，在这个领域很多假冒的专家根本没有任何科学基础。据报道，[47]一位美国教育演说家曾经在全国进行宣讲，告诉听众女性之所以能够"看到经验的细节"（引用自他的一张幻灯片），是由于她们所具备的"crockus"这一结构是男性的四倍。虽然这一结论令人震惊，但是 crockus 这个结构完全是凭空想象出来

055

的脑结构！

宾夕法尼亚大学的语言学教授马克·利伯曼（Mark Liberman），于 2007 年在他的语言日志博客上进一步细化了关于 crockus 的细节，包括研究了演讲人提到的大致区域——左侧额叶的位置，并取得了性别差异的真实证据。利伯曼引用了加州大学洛杉矶分校医学院的瑞贝卡·布兰顿（Rebecca Blanton）及其同事在 2004 年的一项研究[48]，其中，他们展示了 25 名女性及 21 名男性的脑部结构切片。相比对于提出 crockus 结构的个人主张，这组对比确实证明了左侧额叶的脑回（在演讲者幻灯片内的图片中，这个区域看起来与"crockus"非常相似）虽然在不同性别之间也有很大的重复区域，但在男孩中明显更大。

刚好，可以趁此机会再次强调一下不同性别的脑差异。虽然，总体上来说在不同性别之间存在一些差别，但是并没有直接的方法能够从脑的不同去推断行为的不同。我们对待这些信息的传播者应该保持高度的怀疑态度，他们把对脑研究错误的理解和毫无根据的推测做了不遗余力的宣教。

伦纳德·萨克斯（Leonard Sax）是一名心理学家，他运营着一个美国单一性别公共教育协会。在他的著作中，萨克斯极力主张男孩和女孩应当分别接受独立的教育，因为他们的脑具有不同的特征。举一个例子，他认为在男孩中，杏仁核结构（一个参与情感过程的次级皮层区域）与大脑皮层的联系的发育，相比女孩要稍微滞后一些。据他所称，因为这样会影响到男孩关于情感的表达能力。[49]

萨克斯所引述的有关脑成像方面的论文[50]，由 9 名男孩（11 ～ 15 岁）和 10 名女孩（9 ～ 17 岁）参与，实验要求他们盯着有着非常恐惧表情的照片。研究人员实际上并没有研究杏仁核与大脑皮层之间的连接性，那将需要另外一种脑扫描方法，而并不是他们所使用的这种。他们所做的是，对比了当被试看到恐惧的表情时，杏仁核的活跃程度与大脑皮层额叶的活跃程度之间的差别。更进一步，他们注意到了随着年龄的变化这种差别的变化量。萨克斯所根据的是年龄稍大的女孩大脑皮层比杏仁核的活跃程度要高于年轻的女孩，但是在男孩中却并不存在这种年龄差异而带来的不同。

这一发现非常有趣，但是样本量太小，女孩的年龄区间更宽，而且这个实验过程也是完全被动的。这样很难说这个结果在男孩和女孩处理情感过程中意味着什么，或者他们要如何描述自身感受。文章作者写道："基于本次研究发现的结论只能作为一个假说。"从这个结果到推定出像萨克斯所说的不同性别描述自身感受的能力，这中间还存在着巨大的鸿沟。更进一步，利用类似的数据去主张为男孩和女孩设立独立的教育体系，更是荒谬的，甚至存在潜在的危害。另外，如果你感兴趣，可以阅读发表于 2014 年的一篇文章，该文章对 184 个研究进行了一个大规模的元分析，表明单一性别教育无论对男孩还是女孩都没有提供更好的教育优势。[51]

真实情况

像我在开始时说到的，平均来说男性与女性的脑存在着一些区别。我说"平均"是因为存在有很多的重合，除了大部分男女之间的相同之处，也确实存在着很多不同。其中一个不同就是尺寸大小——男性的脑尺寸往往大于女性，即使将男性更大的体型考虑在内也是如此。

这一点被多次记录下来。只举其中一个例子，桑德拉·维特尔森（Sandra Witelson）及其同事对 58 名女性及 42 名男性进行尸体检验，并对他们的脑进行称重，发现女性的脑平均重量为 1248 克，而男性的脑平均重量为 1378 克。[52] 注意，因为不同性别之间的数据有一部分重叠，一些女性会比某些男性的脑重量更大。据丹麦的一篇发表于 1998 年的文章，经过对 94 个脑的研究显示，平均来说男性的脑比女性的脑更大，主要是因为男性比女性的大脑皮层神经元的数量要多 16%。[53]

在个体的脑结构上也同样存在着性别差异。例如，参与记忆功能的海马体，通常女性的体积更大，杏仁核的体积则是男性的更大。[54] 有时对脑激活的区域在不同性别中也存在一定的差异，例如情绪记忆在女性当中，更倾向于激活左侧杏仁核，但是在男性中则更倾向于激活右侧杏仁核。同样，皮层外膜（由灰质构成）在女性脑内更厚，而且女性偏向于脑灰质比白质的比例更高（白质是在脑细胞中的独立细胞）。[55] 但是，更重要的一点是这些区别是与脑的尺寸大小更有关系，而不是与性别相关。换句话说，可能是因为更小的脑会具有更高比例的脑灰质，而刚好女性的脑尺寸和重量都更小一些。

能够看到这些不同性别间的脑的差异是非常吸引人的，而进一步想要用它们来解释行为的不同，例如男性通常在心理旋转测试中表现更佳[56]，而女性则在情绪处理上更具有优势。事实上，我们只是不知道与性别相关的脑差异的本质。对不同的性别来说，很可能脑结构不同，所形成的是相似的行为。这被称为"补偿理论"，并且它可以解释为什么男性和女性在完成各种任务时，虽然他们的脑活跃形式不同，但是完成度十分相似。一个相关的研究，是对男孩和女孩在观看搞笑视频时的脑成像进行分析。结果显示，女孩的脑对幽默有着更高的反应，但是从对视频内容的主观欣赏上来说，与男孩没有任何区别。[57] 另一个常见的错误是，太过刻板地将生理功能推定到行为习惯。例如，将特定部位的脑活跃作为注意力集中的标志。

同样重要的是，性别间的行为不同并不像媒体所报道的那样，是固定模式的。文化上的期待和压力也起了很大的作用。例如，女性总是被认为她们的性别在心理旋转或数学方面都比男性要更差一些（被称为"成见威胁"影响）。相比之下，如果使她们相信自己具备此种能力，或允许她们化名测试，[58] 那么她们可以抹杀掉任何关于性别差异的言论。与此相关的是，在一些对性别固有模式比较弱化的国家，女性在科学领域的表现要更好 [59]（虽然这两点并没有任何必然的联系）。

这些类似的发现提醒我们，类似这种为了实现个人目的而有意识地过分夸大或缩小关于性别差异的发现，会更加使得男性和女性向其实并不存在的性别固有模式去靠近。实际上，有非常具体的事实能够证明，散布类似关于此类话题的谣言会影响社会的进步。英国埃克塞特大学的研究人员于2009年进行了一个研究，发现将人们置于性别的行为及生物学差异固化的舆论环境之中，会使得人们更加认同社会对女性的看法是公平的。[60]

最后一点思考，要知道，脑中所存在的性别差异的确是重要的。我们应该注意的是如何去解读这些差异（法恩提醒我们"男性的脑与女性的如此不同"）。但是，同样重要的是，不要为了迎合政治观点而否认这些差异确实存在。神经科学家拉里·卡希尔（Larry Cahill）在其 2006 年的论文中提出了一个观点叫"为何性别对神经科学如此重要"，其中他对大量的性别相关的脑差异文献进行了综述。这除了增加我们对脑本身存在的差异的理解，也使得我们更加了解与性别相关的脑差异，可以帮助我们更好地分别对待男性和女性所存在的孤独感和压抑感等。由马里兰大学药学院的玛格丽特·麦卡锡（Margaret McCarthy）所带领的一组学者，也于2012年在他们发表的论文《脑中的性别差异：并不容易得到的事实》（*Sex Differences in the Brain*：*The Not So Inconvenient Truth*）中提出了相似的观点。[61]

性别还与神经退行性失调相关。例如，在阿尔茨海默症患者中，脑内病理性紊乱的存在对女性来说要比男性的风险更大，并有证据显示，在患有阿尔茨海默症的患者中，女性比男性所受到的脑力上的影响会更加严重 [62]（见误区 No.35）。从实际角度出发，在对脑进行任何研究时，都应将脑的性别差异所带来的潜在风险考虑在内。麦卡锡的团队指出，"在已经发表的研究中，还是关于男性的研究在数量上占据了上风"。

女孩真的喜欢粉色吗？

一个源于性别差异的争论的微观问题，就是是否女孩更喜欢粉色，这是一个先天的现象抑或文化的影响。2007 年，[63]纽卡斯尔大学的研究人员让男性和女性在颜色矩阵中进行选择。两种性别的被试均对蓝色表示喜欢，但是女性对带有红色的颜色比男性表现出了更大程度的喜好。在英国和中国均是这样。这些研究人员将这一点与历史上女性负责采集水果，而不是去进行狩猎联系起来，并"支持女性更喜欢比背景红一点的物体"。英国广播公司一些不加批判的在线新闻便打出了诸如"为何女孩更喜欢粉色"（Why Girls Really Do Prefer Pink）[64] 的标题。

但是，其他研究反对颜色偏好是由内在性别差异所引起的。在瓦内萨·洛布（Vanessa LoBue）及朱迪·蒂洛奇（Judy DeLoache）于 2011 年发表的文章中 [65]，他们对 192 名 7 个月到 5 岁的男孩和女孩展示成对的彩色物体（如小托盘或塑料片等）。一旦年龄超过了 2 岁，孩子们就会展现出典型的性别偏好——女孩开始喜欢粉色的物体，而男孩却开始避开粉色物体。这刚好是幼儿开始具有性别意识的年龄，

所以研究结果表明，女孩的粉色偏好是通过后天习得的，而并非天生。

这一结论彻底地扭转了近年一直流传的"女孩粉色""男孩蓝色"的联系，而其实早在 20 世纪 20 年代前恰恰是相反的。例如，《女性家庭期刊》（Ladies Home Journal）在 19 世纪 90 年代上所刊登的文章："纯白色适合于所有婴儿。如果想要选出一个特别的颜色，那么蓝色适合女孩，粉色适合男孩。"经过了近十年的发展，这一假定的性别 - 颜色说的反转被很多作者和记者所引述，作为对性别 - 颜色说为天生的这一观点反转的致命一击。

都灵大学的马可·德尔·格蒂斯（Marco Del Giudice）又对粉 / 蓝色与性别联系这一点进行了调查，并于 2012 年提出了与现代城市传言所相反的观点 [66]。他描述，这个争论是基于乔 B. 保莱迪（Jo B. Paoletti）发现并引用的四篇简短的杂志文章，是由于排版或其他错误等可能造成的。然后，他利用谷歌书籍词频统计器搜索了所有在 1800 ～ 2000 年之间出版的所有英美书籍出版物，并没有发现有出版物单独地描述"蓝

060

色适合女孩""粉色适合男孩",或者相反的"蓝色适合男孩""粉色适合女孩"等,这些词最早在19世纪90年代左右出现,并在二战后才进一步广泛流传开来。

当然,与性别 - 颜色联系起来的观点还是一种文化现象,但乌迪西的论文驳斥了认为在20世纪这一联系被反转的观点。总而言之,这一故事似乎呈现了谣言是如何产生和传播的。暂且不谈这个故事的反转,克洛伊·泰勒及其同事于2013年发表了论文,提出了更多的证据来反对被赋予了性别的颜色喜好是天生的。[67]在纳米比亚的乡下,在一个与西方社会消费文化完全割裂的民族——辛巴族中,他们并没有发现女性对红色或粉色的色块有偏好。■

误区 NO.14 成年人不会再生新的脑细胞

成人的脑可以重新联结形成新的联系，但它们完全不能再形成新的神经元。像挥霍者一样，只有吃老本却没有收入，我们别无选择，只能眼睁睁地看着我们的脑细胞随着生命的流逝逐渐减少。这曾是整个神经科学领域都认可的一个错误观点。事实上，贯穿整个 20 世纪，甚至在大量的反面证据前，很多杰出的科学家都非常坚持这一观点。

"成年人不产生新的脑细胞"这一观点，最早是根植于伟大的西班牙神经科学家圣地亚哥·拉蒙·卡哈尔（见误区 No.4）。他设计了开创性的实验，来证明脑对经验和受伤的反应机制。在对 20 世纪早期的其他专家的观点表示支持的前提下，卡哈尔提出了他所谓的"严厉的法令"：在成年哺乳动物的中枢神经系统（脑和脊髓）内，没有新的脑细胞产生，因此限制了周围神经系统（延伸到躯体和四肢的神经）

以及身体内如肝脏和心脏等其他器官的潜在再生能力。割伤的皮肤会自行长好，但撞击到脑袋就会永远的失去一部分脑细胞。或者说被认为如此。

"一旦生长发育结束，轴突和树突的生长便停止，不能生长和再生。"卡哈尔在其 1913 年的杰作《神经系统的变性与再生》（*Degeneration and Regeneration of the Nervous System*）中说。[68] "在成人的中枢神经中，神经通路是固定的、不可改变的。一切都可能会死亡，一切都不会再生。"20 世纪以来卡哈尔的言论一直得到支持，而且他的解释对医学观察来说确实很有意义。因中风而导致脑部损伤的病人，通常会在语言、运动或记忆方面面临很大的问题。要想恢复，从某种程度上来说是可能的，但是恢复期漫长而又艰难。

↓ 向教条主义开战

第一个能够证明卡哈尔的教义可能是错的证据，出现在20世纪60年代，麻省理工学院的约瑟夫·奥特曼（Joseph Altman）及其同事戈帕尔·达斯利（Gopal Das）用一种新的技术来标记分裂细胞。[69] 在老鼠、猫和豚鼠等实验动物中，他们发现了在海马体（脑内的弯曲结构，参与记忆功能）、嗅球（参与嗅觉功能）和大脑皮层中，有新的神经元出现的证据。但奥特曼的发现即使被发表在权威期刊上，也仍未得到重视。他的研究经费也被耗尽，他便去了另一所大学去从事一些并不存在较大争议的研究。[70]

这个研究没能被接受的原因一部分是因为标记技术的使用限制，有一些专家认为产生的新细胞可能是像神经胶质一类的支持细胞，而非神经元。在当时，并没有神经干细胞的概念，神经干细胞是未成熟的细胞，能够分裂并形成任何一种特定的脑细胞。当时的科学家们不了解此类细胞的存在，他们假设新的神经元只能够由成熟的神经元进行分裂，而他们确信这是不可能的。

但是，历史学家查尔斯·格罗斯相信一点：因循守旧的人对于新出现的证据视而不见，是因为他们想要继续维持长期以来"没有新神经元"的教义。在他2009年出版的论文集《头脑中的洞》[71]（*Hole In The Head*）中，格罗斯引用了

奥特曼对此事的反应："'似乎有一群有影响力的神经科学家形成了一股秘密的力量，想要压制我们所提出的证据，'奥特曼写道，'并且，随后为了让我们保持沉默，关闭了我们的实验室。'"格罗斯接着描述到，在奥特曼的发现的15年后，一个叫迈克·卡普兰（Michael Kaplan）的年轻研究人员，利用更精密的技术印证了奥特曼的工作。卡普兰也在权威的期刊上刊登了他的工作成果，但是依旧没有在神经科学领域引起任何重视。

卡普兰2001年在文献综述期刊《神经科学动态》（*Trends in Neurosciences*）上发表了他的第一手资料，[72]这样写道："在20世纪60年代到70年代经历的一场革命中，必须要选择一个阵营，那些选择支持在成人脑内存在神经发生（新神经元形成）的人被无视或湮没了。"最终，卡普兰说他的工作受到抵制而进展缓慢，他不得已离开了研究岗位而改为从事药学研究。

在奥特曼和卡普兰的论文之后，费尔南多·诺特博姆（Fernando Nottebohm）及其同事在20世纪80年代发现了更多能够支持神经发生的证据，他们发现了在成年雄性金丝雀的脑内与叫声有关的区域，会随着季节波动。[73]当叫声学习的需求增长时，在该区域的新神经元数量也出现一定程度的增长。相似的，在成年山雀中——在冬季的几个月内，当食物短缺时，它们的记忆能力需要增强，此时海马体中便会产生新的神经元。[74]

但是，教条主义依然苟延残喘，是因为对成人的神经发生持怀疑态度的人认为，所有这些正面的结果都是在老鼠或鸟类身上发现的，而对包括人类在内的灵长类动物并不适用。在"无新生神经元"的忠实捍卫者中，有一位耶鲁大学的杰出学者叫派斯克·拉奇克（Pasko Rakic），他曾任神经科学学会主席。他的团队曾在 20 世纪 80 年代中期发表了一个研究，结果证明没有证据支持在恒河猴内有成年神经发生的现象。[75] "他们总认为我只是空口无凭，让人们盯着我的嘴唇看'没有新神经元'。"拉奇克在接受 2001 年刊登的一篇文章采访时对《纽约人》（New Yorker）说。[76] "但其实那从不是我的立场。我并不反对费尔南多的鸟类实验。我只是反对当他只在鸟类身上发现这种现象时，而由此类推到人类。"

拉奇克所相信的是，正是由于新神经元的产生，才使得金丝雀能够在不同的季节学习到新的歌声。他认为我们作为具有智慧、长期记忆并最终具有复杂社会关系的更高级物种，就是以牺牲掉了这种记忆的弹性为代价的。拉奇克的观点从宏观的角度来说是一致的，神经发生在低等生物的简单脑中确实更加普遍。

人类脑中的神经发生

除了拉奇克及其他一些反对观点，在 20 世纪八九十年代，随着分裂细胞标记实验技术的更加精细化，也出现了更加令人信服的证据证明成年神经发生——不只存在于老鼠和鸟类，同样也存在于灵长动物中。这其中大量的工作都是由普林斯顿大学的伊丽莎白·古尔德（Elizabeth Gould）的实验室所完成的。她的研究结果显示，在成年树鼩、狨猴和猕猴的脑中都发现了新的神经元，[77] 这当中的每个物种都比之前的实验物种与人类在进化上的关系更近。最初，拉奇克的实验室对这些发现进行了批判，但是之后他的实验室也同样在成年的灵长类动物中记录到了新神经元的存在。

但是，可以说能够最终永远击溃"无新神经元"这一教条的，就是在人类脑中观察到新神经元的形成。当然这并不是件容易的事。动物实验通常都采取的是相同的模式。动物在其细胞分裂前被注射某种染色剂，这样在细胞分裂后，染色剂会传递到其所有的子细胞中。根据实验需要，可以在等待几分钟、几个月或者几年后，将动物处死并将脑切片。另一种染色则是鉴别神经元或神经胶质。任何被染色的神经元一定是新生成的神经元。[78]

很明显，需要将脑切片在显微镜下进行研究的类似方法，在人类身上都不能使用。但在 20 世纪 90 年代，彼得·埃里克森（Peter Eriksson）发现癌症患者可以使用一种重要的染色剂（溴脱氧尿苷）进行神经发生研究，作为监测肿瘤生长的有效方式。同时另一位该领域的开拓者弗雷德·盖奇（Fred Gage，菲尼亚斯·盖奇的后代；[79] 见误区 No.8），获得了5名类似患者的同意，在他们死后对其海马体进行研究。尽管他们预测结果如此，但当他们在所有5名患者的海马体切片中均发现了染色的神经元时，激动之情仍溢于言表，这就进一步确认了神经发生一定出现在它们注射了染色剂之后。[80] "这些患者为此捐献了他们的脑，我们之所以能获得成人神经发生的证明归功于他们慷慨的行为。"盖奇在2002年写道。[81]

关于成人神经发生更加直接的证据是来自于2013年所发表的一个非常别出心裁的实验。[82] 瑞典卡罗林斯卡学院的柯丝蒂·斯伯丁（Kirsty Spalding）及其同事发现，在1955～1963年的冷战时期，由于核爆炸实验导致大气中的碳-14的含量升高。随着时间的流逝，由于扩散和植物的吸收作用，碳-14的水平逐渐降低，这时就在人体内出现一种现象。这时因为我们通过使用蔬果摄入碳-14并浓缩，这种现象在细胞每次分裂DNA进行复制时都被记录下来。

通过检测大量的捐献者遗体的脑，研究人员利用碳-14在细胞DNA中的水平，来判断在脑中海马体的齿状回（最初因其形状酷似一排牙齿而得名）中的神经细胞和非神经细胞的年龄。在1955年之前出生的人，脑中的神经元内含有比他们出生和年轻时更高水平的碳-14，这样就更令人确信，他们在成年时又生成了新的神经元。进一步的分析表明，成年人的海马体内，每天会形成大约700个新的神经元，而这一数量仅仅随着年龄的增长有轻微的降低。

现在，已被广泛接纳的观点是，新的神经元主要产生在哺乳动物（包括人类在内）脑内的两个区域，也就是干细胞所存在的位置：一个是我们所知的海马体齿状回，另一个就是侧脑室，其属于脑腔体结构的一部分，并储存有脑脊液（见图18）。神经元在侧脑室形成后，移动到嗅球（一个中转中心，位于前脑的下侧，参与传递嗅觉信号），并沿着嘴侧迁移流转移，经过一段时间后组装形成成熟的神经元。"神经发生是一个过程，而非独立事件。"盖奇在其2003年的另一篇论文中如是说。[83]

谜团仍存

虽然我们现在已知成年人的神经发生是存在的，但仍然有许多谜团和争论存在。一个热门的话题就是新神经元是否存在于前额脑皮层中。伊丽莎白·古尔德在普林斯顿的实验室声称发现了相关的证据，[84] 但持怀疑态度的拉奇克提出了相反的证据。[85] 研究结果表明，干细胞可以在脑的多个区域产生，但是出于某些原因，只有侧脑室和海马体内能产生新的神经元。

一个亟待解决的问题是成年人的神经发生在功能上是否有意义。中风和癫痫可能会引发剧烈的神经发生，但自相矛盾的是，似乎是以一种对脑有害的方式。为了制造康复性药物，解决这些机制问题，需要长期艰苦的研究过程。我们需要知道更多关于控制干细胞分裂、分化和移动的分子学因素，并需要了解更多关于新的神经元是如何参与到已有神经系统中的影响因素。

答案不断地涌现出来。古尔德、特雷西·索尔（Tracey Shors）、弗雷德·盖奇及其他一些人利用老鼠进行的研究得到了许多戏剧性的证据，在不同的环境因素的影响下，会有不同的新神经元产生。例如，1999 年的一项研究显示，一直在跑圈的老鼠在一天内产生的新神经元数量会成倍于静止不动的老鼠（在海马体内每天最多产生 10 000 个）。[86] 丰富的环境因素，从空间、关联学习、参与社交以及游戏都会促进神经发生。[87] 2013 年，由索尔带领的实验团队发现学习新的运动技能（平衡或旋转管道）也同样会增加在成年老鼠齿状回中新生神经元的数量。

所有这些发现都具有一致性，表明仅有挑战性的任务学习会保护新生神经元的产生，并确保它们能够有功能性地整合进入脑，即使在年老的老鼠中也是如此。例如，在 2013 年的研究中，试验用的老鼠参与学习平衡能力，那些训练任务较为容易的老鼠并没有表现出新神经元成活率的增加，同样，这也发生在没能完成难度较大任务的老鼠身上。在另一组研究中，阻止老鼠的神经发生会损伤他们在长期记忆上的表现。[88] 将这两个结果放在一起，表明了在学习过程和新神经元的产生和命运之间存在着有意义的联结。但是，我们仍未能真正了解这些新的细胞是如何有助于学习的。

一个推测的理论是，它们为新的记忆进行日期标记。另一个想法是，新的神经元起到叫作"模式分类"的作用，就是将我们所具有的相似能力分类。如果没有模式分类，可以试想：例如，将没有伤害作用的烟花声当作炸弹的爆炸声。这一点实际上与其他研究不谋而合，抗抑郁和抗焦虑的药物会帮助病人避免将安全的环境错认为危险，通过增加神经发生来达到其治疗的效果。相反的一面是，古尔德发现压力和威胁则会降低神经发生。

在相关研究中，一项 2007 年的研究报道称，长期使用抗抑郁药物，对阿尔兹海默症患者有一定的效果，可能是由于其对神经发生的效果。[89] 但其他发现并不如此乐观，阿图罗·阿尔瓦雷斯 - 布亚拉（Arturo Alvarez-Buylla）在 2011 年发表了一篇报道称，在 18 个月以内的婴儿身上，神经细胞从侧脑室迁移到嗅球的通道（包括另一条意想不到的通向大脑皮层的通道）得到确认，但研究人员同样也发现这两条通道在大一点的孩子身上大幅受阻，而在成年人身上完全消失。[90] 这一结果大大打击了在脑受伤区域通过诱导而出现神经发生的希望。

综上所述，我们可以肯定地说历经几个世纪的"无新神经元"的教条是错误的。但是有更多的谜团还存在着，最根本的问题是，我们是否能够利用成人神经发生来对抗脑损伤和疾病，或者更进一步提高健康脑的表现力。一些专家对此持乐观的态度。"我认为会有一系列可选择的药物出现，可以通过刺激合适的神经发生程序来改善特定的脑部失调。"盖奇在 2003 年写道。但是，在 2012 年由神经生物学家改行当作家的莫·康斯坦地（Mo Constandi）的观点却相对悲观：[91] "也许从前的教条是对的，脑可能更倾向于稳定而非可塑。"他说。"也许神经干细胞能够继续留存到成年，是进化的残余，就像阑尾一样。"

误区 NO·15 脑中的 "上帝点"（及其他一些位点的误区）

宗教信仰的产生可能起源于脑中一个单独的 "上帝点"，这种可能性似乎具有强大的迷惑力。这种执念是由寻求神经与宗教信仰的特性之间关联的研究者所填充的。但出于某种原因，作家和新闻编辑却超越科学范畴，不断地提出这个观点，认为人的灵魂涌出存在一个特殊的位点，于是就产生了类似《你的上帝点：信仰是如何由脑制造和塑造的》（ *Your God Spot：How the Brain Makes and the Mind Shapes All Forms of Faith* ）的书籍，作者是杰拉德·施梅林（Gerald Schmeling）。另外，诸如《信仰与脑中的上帝点》（Belief and the Brain's "God Spot"）之类的文章 2009 年刊登于《独立报》。[92]

令人奇怪的是，关于上帝点这个概念或模式的谣言却常常被一些并不相信它的作者们所兜售。例如，马修·阿尔伯（Matthew Alper）在 2001 年的著作《脑中的上帝部分》（ *The God Part of the Brain* ）中，实际上并没有将宗教信仰定位在脑中的某一个特定区域。相似的是，报纸标题中提到 "上帝点"，却在随后的报道中揭穿这一说法。"脑中的'上帝点'研究揭示了有关宗教信仰的脑区域。"（并加以强调）英国的《每日邮报》在 2009 年时出现了这一与流行趋势相反的标题。[93]

《每日邮报》接着又对 2009 年的一个实验研究进行了报道[94]，该实验研究同样也在《独立报》上报道过，认为在思索与上帝有关的内容时，会与我们在进行个人情感活动时一样，激活脑中的同一个网络（注意是网络）。"宗教并不存在所谓的'上帝点'。"此项研究的合作者乔丹·戈夫曼（Jordan Grafman）对《每日邮报》说。"'宗教'存在于我们每天使用的脑中的整个信仰体系中。"他在接受《独立报》采访时说。

 起源

几个世纪以来，人们对于宗教信仰的虔诚来源于何处让很多学者所着迷，但是神经中存在上帝点的观点似乎最早起源于加拿大神经外科学家怀尔德·潘菲尔德在 20 世纪 50 年代所观察到的结果。当直接刺激患者（在进行严重癫痫手术时）暴露的大脑皮层部分时，他注意到在刺激颞叶时，有时会引起反常的肢体感觉和强烈的情绪波动。

在 20 世纪 60 年代，两位伦敦的临床医师艾略特·斯莱特（Eliot Slater）和 A.W. 比尔德（A. W. Beard），对莫兹利精神病医院和国家神经病学医院的共计 69 名癫痫患者进行研究。[95] 其中四分之三的患者患有颞叶癫痫，当中 38% 称其曾有过宗教或神奇的体验，比如"看到上帝从天而降"。对于报告过经历了神奇体验的患者，四分之三的人患有颞叶癫痫（但是注意，这一比例与整体中患有颞叶癫痫的比例是一样的）。

这些早期的观察就为颞叶与宗教经历相关的观点种下了种子，接着就引发了关于在脑中存在单一的"上帝点"或类似模式的观点。在 20 世纪 70 年代，诺曼·格施

文德（Norman Geschwind）与史蒂芬·维克斯曼（Stephen Waxman）同样注意到，一些患有颞叶癫痫的患者会经历强烈的宗教信仰感受，同时伴有明显的性格特征（包括突然涌起的写作欲望）——引发格施文德综合征或者一种颞叶人格。[96] 历史学家和精神病医生自此推测，过去许多极端宗教人物都很有可能是患有颞叶癫痫，包括圣女贞德、圣保利、埃马纽斯埃尔·斯威登堡等。

时间上更近一点，将颞叶与宗教信仰联系起来这个观点的普及，得益于具有影响力的神经科学家和科学传播者 V.S. 拉马钱德兰（V.S. Ramachandran）。例如，在他与桑德拉·布莱克斯利（Sandra Blakeslee）合著的畅销图书《寻找脑中幻影》[97]（Phantoms in the Brain）中，他引述了两个颞叶癫痫患者对宗教词汇表现出强烈的情绪反应（以手心出汗为测量方式），以此作为证据。

拉马钱德兰付出了巨大的努力来纠正这与所谓的"上帝点"有关。"几年前，主流刊物不准确地引用我的话说在颞叶中存在上帝中心或上帝点。"他在英国广播公司《地平线》栏目（Horizon）2003 年的一期节目"脑中的上帝"上说，"这完全是胡说八道。在颞叶中根本不存在任何一个特定区域是与上帝有关的，但有可能颞叶中的一部分活跃时可能会有助于宗教信仰。"

还有一种"上帝头盔"。没有谁能比神经科学家迈克

尔·帕辛格（Michael Persinger）的这一个诡异的实验器材对上帝点这一谣言的传播起到的作用更大了。他的实验室位于加拿大安大略省的劳伦森大学，帕辛格早在 20 世纪 80 年代就提出上帝头盔的作用（最早他以发明者的名字命名为科伦头盔）。帕辛格声称这个头盔会给颞叶带来微弱的磁场（1 ～ 5 个微特斯拉），并且大多数人会产生奇怪的感觉，有时会产生感官的幻觉，有些人甚至会感到面对着上帝。在一篇发表于 2006 年的论文中，[98] 帕辛格及其同事总结了之前实验的一系列数据，总共有 19 个实验，涉及 407 名被试。那么他们的结论如何？"幻象的出现，是一种感觉，可以在实验室中模拟出来。"

显而易见，作家和记者们被虔诚的癫痫病患者和强大的上帝头盔所吸引。事实上，对很多人来说，颞叶上帝点似乎变成了一种馈赠。当下，最著名的倡导者是一名医师迈尔文·莫斯（Melvin Morse），自称自己是离死亡最近的人，他曾上了一系列流行的电视节目，还作为奥普拉·温弗瑞（Oprah Winfrey）和拉里·金（Larry King）的嘉宾。"应该说……右侧颞叶是精神影像的来源，"他曾在 2001 年宣传[99]他关于脑与宗教信仰有关的著作时说道，"我们都有一个上帝点。"他在知觉科学研究所的网站上写道：[100]"脑中的某个区域，能够控制我们身体之外的知识和智慧的来源，并与之进行沟通交流。"

真实情况

除了这些谣言的广泛传播，真实情况是，据称在颞叶和强烈宗教感觉之间的联系显然也不可靠。首先，在颞叶癫痫患者中普遍出现的宗教体验被夸大了。克雷格·斯托克代尔（Craig Aaen-Stockdale）2012 年在《心理学家》（*The Psychologist*）杂志上发表了一篇文章，[101]他曾在 20 世纪 90 年代做过关于颞叶癫痫的综合性研究，[102]对 137 名颞叶癫痫患者进行实验发现，其中仅有 3 人经历过宗教体验，比我们在整体人群中所预期的比例要低得多。

专家们还对历史人物曾经的诊断结果进行了回溯，并以圣女贞德为其中一例。约翰·休斯（John Hughes）在 2005 年的一份报纸上名为《那些名人真的都患有癫痫吗？》的文章中[103]指出，那些在癫痫时所经历的感觉经验通常是短暂而简单的（"像光划过一般"），与圣女贞德所经历的长达几小时详尽的影响形成了鲜明的对比。休斯引述了另一位癫痫病专家彼得·芬威克（Peter Fenwick）的话："早期关于颞叶癫痫、癫痫病理学以及神秘主义和宗教信仰之间联系的解释，很大程度上要归功于那些作者的热情，而不是颞叶功能的真实科学原理。"

帕辛格的"上帝头盔"也饱受争议。一组由瑞典乌普萨拉大学的佩尔·格兰奎斯特（Pehr Granquist）所带领的研究者聘请工程师来复制了这个神奇的头盔，并用此对 89 名被试做了一组双盲实验（即实验室和被试均不知道这个实验仪器是否开启）。[104]2005 年，他们称在刺激诱发宗教信仰或相似感觉出现方面，并没有发现任何证据。有证据显示，一些易受影响的被试极有可能会报告产生奇怪的感觉，这也从侧面反映出为什么帕辛格的实验室会发现如此令人震撼的实验效果了。对于没有相关联系这一实验结果，对格兰奎斯特的团队来说并不意外，他们已对上帝头盔所产生磁场的缺点了如指掌。斯托克代尔在《心理学家》杂志所发表的文章中说，由头盔所产生的磁场大约在 1 毫特斯拉，"这比一个普通的冰箱贴所产生的磁场都要弱 5000 倍"。帕辛格并不同意格兰奎斯特这种解读，并认为瑞典的团队所制造的磁场并没有正常运转。

将关于颞叶的具体言论抛在一边，在对大量修女和修道士的脑进行扫描后，在脑中任意部分可能存在特定的上帝点这一观点，也被认为是毫无意义的。从这个通常是矛盾的研究中得出这个压倒性的信息，宗教信仰和体验与脑的各项激活模式都有联系。例如，由安德鲁·纽伯格（Andrew Newberg）设计的实验，对冥想中的佛教徒进行研究，他一直以来的合作者尤金·奥克里（Eugene d'Aquili）及其他一些人，观察到佛教徒的右侧大脑皮层不断被激活（集中注意力的标识），并在顶叶出现了活跃度的降低（可能与传递生理感觉相关联）。[105]相比而言，这个实验室还对 5 名 "语言含混" 的女性进行了脑扫描（包括 "唱歌、声音表达以及狂热的身体表达"，也称为语意不清，被认为是精神的奇迹），并发现在她们的脑中额叶的活性降低，也是控制力和集中精力的能力降低的标志。[106]

另一个由马里奥·博勒加德（Mario Beauregard）所负责的蒙特利尔大学的实验室，对 15 名修女脑的三种状态进行了扫描，分别是在闭目养神时、回忆强烈的社会经历时以及回忆一次她们与上帝同在的时刻。[107]宗教状态与特定的六个脑部区域的活跃程度有关，包括尾叶、岛叶、大脑顶叶回、部分额叶皮层和颞叶。博勒加德在接受《科学美国人（Mind）》杂志（Scientific American Mind）杂志采访时，对这个实验及其所在学校的其他相似研究进行了总结归纳："在人类脑部的颞叶中，并不存在单一的上帝点。"[108]

其他一些位点的谣言

人们对于上帝点存在的可能性源自于一种更宽泛的对于固定位点的迷恋。一些媒体发布文章描写了从神经中的爱情位点到脑中的幽默位点，而我们都全然接受了。就在我在 2012 年为本章撰写初稿时，美国《大西洋月刊》（The Atlantic）刊登了一个故事，标题为《科学家发现了脑中的讽刺检测中心！》[109]作者接着在文章中写道："利用磁共振图像，科学家们似乎已经定位到脑中能够理解讽刺意味的中心部位。"还有一条关于位点的新闻，发表在 2014 年的《纽约时报》(*The New York Times*)："害怕蛇吗？这可能要怪你的丘脑枕了。"[110]（丘脑枕是丘脑的一部分——见前言）

刚好在 2012 年的《大西洋月刊》的文章中有一条线索。我们的文化中对于脑中特殊位点或结构的迷恋，应该爆发自 20 世纪 90 年代脑成像实验在心理学和神经科学的广泛使用。通过对比一个人在完成某项任务时和在休息或完成其他任务时的血液流动模式，研究认为脑中的"热点"区域似乎在研究中都显示出重要的作用（见误区 No.27）。

这些扫描研究结果通过经颅磁刺激这种方法得到补充，这种方法我在之前提过，能够允许研究人员临时对脑的特定部分的活跃性进行干扰（常被称为"虚拟病变"），并能够观察到影响的结果。这个方法有一个优势，是可以较为明确地展示出某个特定区域的活性，对于一个特定心理功能的成功表现与否是必需的。

让我们明确一下：在脑中存在功能的特定分区。我们头颅中的器官并不是规律搏动的相同物质。我们自 19 世纪起就知道这一点，当时的神经科学家就观察到了脑部特定位置的损害对患者行为的影响（见误区 No.9 和误区 No.10），但是，这一图像远比报纸上的报道更让我们信服。仅仅因为脑部某一特定区域参与到心理功能，并不意味着这是唯一的区域，

也并不意味着这是最重要的区域，同样不意味着这是该区域所负责的唯一功能，更不意味着这个区域会一直参与该功能。

其中一些应该属于常识性问题。谁能精确地说出各种不同功能？我们可以询问当想到其他人时的神经联系是什么，或者想到某人承受痛苦时，或者一个与痛苦紧密相关的事件，或者一个沉浸在精神痛苦中的姐妹，等等。但我们脑中所搜寻的是什么？是一个特定的参与的脑叶吗？是大脑皮层表面的一个特殊的凸起（脑回）吗？是一个特殊的神经元网络吗？还是一个特殊的神经元（见前言）？

再看一下讽刺的过程，很明确的是，这个过程一定与其他的基础过程相关，例如语言能力、理解其他人的意图和观点的能力（称为"心之理论"：theory of mind，ToM）。实际上，如果我们回顾一下《大西洋月刊》的报道，我们会看到研究人员这样写道："我们证实了当被试在理解语言讽刺时，心智理论体系（注意不是一个位点）会变得活跃。"随后，记者罗伯特·赖特承认他在报道中进行了夸张："当然，在心智体系之外，脑中的很多部分也会参与到对讽刺的理解中。"但是他也无法拒绝这个哗众取宠的标题，对吧？可能他的整篇文章就是一篇故意的讽刺。

当进行认知功能和脑解剖区域研究时，应该在何时"放大"研究这个谜团，对前额皮质——在脑部最前方的位置进行一个简单的研究就可以得知。来自法国国家健康与医学研

究院的查尔斯·威尔逊（Charles Wilson）及其同事在发表于2010 年的文章中进行了讨论。[111] 大量的研究记录了脑中这一部分区域的功能。但这是一个复杂的问题，各项研究中对于分区并没有一个明确的边界，这便出现了差异。在不同的分区之间也存在着巨大的内部联结，并且出现了很多不同的划分区域的方法。一些证据表明，不同区域的激活取决于任务的抽象化程度，而另外一些研究则表明特定区域的参与取决于记忆存储的需求。

威尔逊的团队指出这类研究的黄金标准应当是寻求"双重分离"，意思是当两个特定区域相互比较并且伤害其中任何一个区域都会导致一个与之对应的显著的认知损伤时，就意味着这个伤害与其他区域无任何关联（见误区 No.9）。但是在所有关于前额皮质的研究中，这种双重分离却寥寥无几，可能是因为这个患者遭受的并不是局部损伤，即使这个患者遭受的是局部损伤，当他们在进行活动时，也常常仅影响到脑的一侧，而脑的另一侧会起到代偿作用。

为了让事情更复杂，威尔逊及其同伴辩称前额皮质作为一个整体来实现显著的认知功能（"处理暂时的复杂事件"），而这是脑功能分区观点所无法解释的。"我们的观点，"他们写道，"认为看到整片森林更为重要，而不是看到的每棵树可能会是什么样。"

最后，谈谈关于"神经再利用"，这是由富兰克林和马歇尔学院的一些人提出的。这个观点暗示着进化后期完成的脑功能通常依赖于进化早期的脑回路，所以大部分的分区最终会参与到许多不同的心理功能中。在一篇发表于 2010 年的文章中，[112] 安德森指出，即使与语言功能密切相关的布洛卡区（见误区 No.9），也会参与其他的非语言类功能，包括一些身体运动和识别他人动作等功能。相似的是，所谓的脑的"纺锤状脸部区域"（位于颞叶）被认为与面部识别功能有关，也与识别汽车和鸟类有关。但关于如何界定这一区域，争论仍在继续。

在一篇特殊的具有揭示作用的总结中，安德森对 1469个脑部图像研究进行了综述，其中报道有 968 个不同的脑部分区中的 10 701 个明显的激活。平均下来，每一个小的脑部区域都会被四个不同的心理功能所激活。当然，在脑部扫描研究中将脑划分为越大的区域，在功能方面重叠的数量越大。安德森将大脑皮层划分为更大的 66 个区域，他发现每一个区域都会平均被九个不同的心理功能所激活。这个结果瞬间就使得上帝点或其他一些清晰划分脑功能分区的概念看起来过于简单化了！"区域选择性长期以来似乎已经成为神经科学领域的中心概念，"安德森在 2011 年《今日心理学》（Psychology Today）的专栏中写道，"但近期的发现使得我们放弃了这个看法，并达成一致，使用更加稳定、可识别的脑部区域功能网络来替代。"[113]

误区 NO.16　一孕傻三年

"当我在孕期时，"英国《卫报》的专栏作家、男女平等主义者佐伊·威廉斯（Zoe Williams）在 2010 年回忆道，"我把狗链丢了，不知是在家里还是在路上。所以我把外套脱了并把狗拴在上面，只是我忘了我里面好像没有穿一件合适的上衣——我好像穿了件网眼背心。我怎么会注意不到呢？为什么我会穿了件网眼背心？"[114]

威廉斯确信她在怀孕的同时，发生了一些生理变化使得自己受到了一定的精神伤害，有人称之为孕傻、婴儿脑。各个地方的写作者和主持人都分享了很多这种类似的孕期趣闻。

"天呐，我想我生了 3 个孩子之后，头脑好像是永久的萎缩了。"哥伦比亚广播公司早期的节目主持人汉娜·斯托姆（Hannah Storm）在 2007 年时说。在《新政治家》的一篇日志中，英国广播公司旗舰节目《今日新闻》节目的联合制作人萨拉·蒙塔格（Sarah Montague）说："我最大的担心就是你们所称的'孕傻'。"[115] 这个观点甚至已经被一些知名的健康机构所关注。2005 年出版的英国国民健康保险制度手册上关于"50 件准爸爸应该了解的事"这样写道："孕期的妇女会有一点迷糊……是因为她们的荷尔蒙。"

这个"条件"经常被社会评论家所引用。英国主持人娜塔莎·凯普林斯基在签约了一个新的报酬丰厚的合同后发表了怀孕声明，《星期日泰晤士报》（The Sunday Times）的专栏记者米内特·马林这样警告凯普林斯基接下来会发生的事情："在某些方面，她的脑会被孕傻所影响。这个现象已经被广泛认可，甚至为男女平等主义者所接受。"

调查显示相信孕傻存在的人群是相当广泛的。2008 年，桑德拉大学的罗斯·克劳利（Ros Crawley）对孕期和非孕期妇女以及她们的伴侣进行了调查，发现他们都认为怀孕对于认知功能的影响是显著的。[116]

对于这些观点，认为研究人员没有排除对怀孕妇女的偏见也不足为奇，特别是在工作方面。虽然，这种偏见可能是由多种因素所导致，但公众还是相信"孕傻"或"孕期综合征"占了主导地位。1990 年发表的一个研究，由宾夕法尼亚大学的萨拉·柯西主持，她邀请了男性和女性 MBA 学生来与一位他们从未谋面的女性经理进行互动，并随后对她评价。实际上所谓的"经理"是由一位研究助理所扮演的，而研究中最重要的发现是，对一部分学生透露这位经理怀有身孕的消息，而另一部分没有被告知，结论显示被告知的学生相比未被告知的与她交流的满意度更低。[117]

2007 年由米歇尔·赫比（Michelle Hebl）进行的一项调查，让女性研究人员在商场里装扮成孕妇或非孕妇的顾客，看女性在她们表现为怀孕时是否会被区别对待——一方面她们可能成为被粗鲁对待的牺牲者，另一方面她们也更有可能成为被过度关怀和热情对待的对象。[118] 这个研究同样反映了怀孕的妇女在申请商店工作时会感受到敌意，特别是在男性的传统职业领域。同样，在研究发表的同年，珍妮弗·坎宁安（Jennifer Cunningham）和特蕾莎·麦坎（Therese Macan）发现，由本科生作为被试来扮演雇主的角色，他们在具有同样的资历和面试表现的怀孕女性和未怀孕女性之间，往往会选择未怀孕的女性。[119]

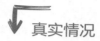

真实情况

关于孕傻的谣言来源应该说子虚乌有。对孕妇的大量研究，无论通过问卷调查还是日志报告，都发现她们当中的大多数（通常达到三分之二的人）"感觉"到怀孕影响了她们的智力，特别是记忆力。当然，其实这并不意味着真的就是这样。这一点并没有被证实是因为怀孕后生理上的变化还是因为生活方式带来的疲劳和压力所导致的。

最有戏剧性的观点是说孕期对脑的生理学影响是会使其缩小（哥伦比亚广播公司主持人汉娜·斯托姆提到），这个观点似乎耸人听闻，你肯定会想背后应该有大量的证据证明。事实上，这仅仅依赖于一个很小型的研究，由伦敦帝国理工学院的医学院研究人员于 2002 年发表。[120] 安吉拉·欧特里奇（Angela Oatridge）及其同事对 9 名健康的和 5 名患有子痫前期（一种与高血压相关的情况）的孕妇进行脑扫描，发现有证据显示在孕期脑体积会缩小 2%～6.6%，而在生育后的六个月左右恢复。还有证据显示，脑室和脑垂体的尺寸也会增大。但是，没有可重复性和大样本量还是很难将这个独立的研究结果当成真理。

回到认知损伤的论题上，类似的关于孕妇的主观性研究遍地都是，但长期的客观性实验室研究却屈指可数。很多年来，有一个实验称发现对记忆造成明显的伤害，就会有一个发表出来证明并不是这样。一些专家认为这个影响很小且不可靠，另一些就会说这仅仅是因为不同的实验室采用了不同的研究方法。

悉尼新南威尔士大学的朱莉·亨利（Julie Henry）和墨尔本澳大利亚天主教大学的彼得·伦德尔（Peter Rendell）曾做出尝试平衡各种证据以找出真相，其结果发表于 2007 年。他们收集了 17 年来发表的 14 个研究中的所有证据，并进行了元分析。他们得到的结论是什么？认为怀孕确实对女性的认知有影响，但是"非常微小"，"在量级上非常微小"，但在功能执行时有明显的差异——这就是说很多信息是存在欺骗性的。[121]

不幸的是，亨利和伦德尔的论文摘要（总结）的行文中存在一定的令人误解的表达。他们写道："这个结果表明，在记忆力方面，孕妇当中一些人显著地受到了影响，但并不是全部。"文中"显著"一词，本意是描述统计学方面的显著性：即并不是偶然因素。但是就像妮可·赫特（Nicole Hurt）在她的评论文章中所描述的，[122] 全世界的记者都曲解了这篇研究总结，而公众接收到的信息则更加轰动："很多（怀孕）女性……遭受严重的记忆力丧失。"（《观察家报》强调说明），还有"孕妇受到了严重的伤害"（《印度斯坦时报》

强调说明）。这仅仅是其中的两个例子。

自从亨利和伦德尔进行元分析后，这篇文献研究带来了一系列的迂回曲折。一个发表在 2010 年的澳大利亚研究，方法比它之前的研究要更为先进，对一组数量较大的女性进行了长期的跟踪，并测试了她们的认知能力，将她们怀孕前后的工作记忆和处理速度相对比。海伦·克里斯坦森（Helen Christensen）及其同事发现没有证据能够表明怀孕与认知能力下降有关。[123] 由此又给世界上的报纸头条增加了一个新的系列：《每日电讯》称"孕妇的脑并没有变成糨糊"；《泰晤士报》称"健忘的妈妈们不能再'推卸责任了'"。

但是，仍有源源不断的证据支持怀孕与认知受损相关联。有一个近期的发现：在 2011 年，卡丽·卡特（Carrie Cuttler）及其同事研究了 61 名孕妇，并发现他们的前瞻记忆（记住将来需要做的事情）在真实的生活场景中进行的"现场实验"中受到影响，而在实验室中却并没有显示出记忆问题。[124] 第二年，杰西卡·亨利（Jessica Henry）和芭芭拉·舍温（Barbara Sherwin）在实验中发现 55 名孕妇与 21 名非孕妇相比，在词语即刻回忆和处理速度上，孕妇的表现较差，这些区别与孕妇的荷尔蒙变化有关。[125] 同样在 2013 年，丹妮尔·威尔逊（Danielle Wilson）及其团队公布了他们的研究，发现在孕妇中，与非孕妇的对照组相比，确实有证据显示孕妇的记忆受到损伤。[126] 更为关键的是，这个研究加入了睡眠监测，而孕妇的词语即刻回忆能力所受到的影响并不能归因于睡眠影响。

综合以上结论，似乎怀孕确实与女性某些认知能力的改变有一定的关联，包括记忆问题。前后矛盾的结论可以说是因为使用了不同的方法，而实验与真实生活又有多大的相关性，这明显是个问题，如果孕傻是个真实存在的现象，那么为什么女性进化成她们最需要警觉的时候却变得智力有所下降呢？

动物研究和母性增加

人类孕期的认知能力下降仍然是个谜团，相反，对于老鼠和其他哺乳动物的研究则表明怀孕的雌性动物会经历认知能力增强，而不是下降，一直持续到它们成为母亲。在此领域的先驱者是里士满大学的克雷格·金斯利（Craig Kinsley）。他在 2010 年告诉我："（孕期的）老鼠在任何它们所需要的任何方面都得到一定程度的提高，以便成功保存它们的基因和保证精力的投入。觅食能力、空间记忆能力均有所提升，压力和焦虑的感觉有所降低。"[127]

金斯利和兰道尔夫 - 麦肯学院的凯利·兰伯特（Kelly Lambert）的研究表明这些提升，是由脑中下丘脑的视前内侧核的区域（mPOA）的变化所调节的，海马体的变化会影响到记忆能力。更具体一些，怀孕与 mPOA 中细胞的密度和数量均有一定的关联，以及海马体内树突棘（神经细胞上传递信号的树枝状突出物）的增加，能够解释在觅食和空间方面能力增长的现象。[128]

2010 年，当我询问克雷格·金斯利为什么在关于人类的文献中，充斥着关于认知能力下降的发现，而动物实验却显示能力的增长，他解释说这种不同可能是由于我们在研究人类时所观察的任务和行为种类不同。"很多人类母亲的数据都来自于询问女性目的是表现技能、行为、职业方面的认知提高，但是这些方面与照顾和保护婴儿并没有太大的直接关系。"他说。另一个观点是，人类中存在的"孕傻"可能是由于母亲的脑会为她们将要走上的这个位置做准备，而由此带来的一些"副作用"。可以这么说，孕傻是最终母性神经升级而付出的代价。

最近，一大波关于人类的研究结论被公布，一些涉及母性存在的优势。例如，密歇根大学詹姆斯·斯温（James Swain）的实验室研究了新手妈妈在听到自己宝宝的哭声与其他宝宝的哭声时，脑部区域分别发生了什么样的变化。[129] 考虑到脑部的生理学变化，康奈尔大学和耶鲁大学的金表勇（Pilyoung Kim）带领团队，对 19 名新手妈妈在生产完时和几个月后进行脑扫描。后期的扫描结果显示，很多脑部区域——额叶皮层、顶叶、下丘脑、黑质和杏仁核等，都显示出容量的增加，并很可能参与到了母性行为中。[130]

2009 年[131] 和 2012 年[132]，布里斯托大学和斯坦陵布什大学公布了一组研究结论，发现孕期妇女有超于常人的能力分辨生气或恐惧的面部特征，她们对恐惧的面部表现出极大的关注。斯坦陵布什大学的研究团队写道："孕期对危险信号敏感性的提高，可能与这段时间亲代的防范措施以及对潜在危险的应激反应的适应性有关。"

更多类似的发现产生了，研究者开始对孕期和刚刚怀孕的妇女进行研究，对与抚养孩子直接相关的行为和精神活动进行测试。结果显示怀孕对于女性的脑和心理功能有显著影响，这一点越来越确定。但在这个证明过程中，并不都是所有的影响都是不好的。任何怀孕所带来的相关损伤都类似于女性在照料她们脆弱的后代时神经升级所带来的副作用。很多人欢迎孕傻这个谣言的终结，因为这是个过分被简单化、片面化的概念，它无形中鼓吹了对于女性的歧视。

误区 NO.17　保证八小时充足睡眠（及其他关于睡眠的谣言）

思索一下我们整个人生中需要花多长时间来睡觉——很多很多年，如果把我们的睡眠时间都加起来。睡眠作为我们最基本的行为习惯却藏着大量未知的秘密。秘密，当然是谣言产生的最理想的土壤，而且有待我们检验的与睡眠相关的谣言并不止一个，而是很多。

最近，就连最基本的观点——我们需要每晚睡足 8 小时这一点都受到了反对。大量的历史记录 133 显示，直到 17 世纪后期，人们还在沿用着关于睡眠的两阶段划分标准，该标准认为人们在睡眠时，会有 1 ～ 2 个小时的夜间活动期。一些专家认为这是我们更"自然的"睡眠倾向，而失眠症患者所遭受的在夜间醒来的痛苦，可能与人类两个阶段睡眠的本能相关。

谣言：睡眠是脑关机休息的机会

自 20 世纪 50 年代，科学家们开始严肃地研究睡眠问题，我们已经了解了一些相关的生理学知识。我们知道脑在我们睡觉的时候也是相当忙碌的，而并不像民间流传的那样睡觉的时间是头脑关机的时间。睡眠与四个明显的阶段相关联，并以 90 分钟为一个周期进行重复。每个周期包括三个阶段的非快速眼动睡眠，也称为"慢波睡眠"或"正相睡眠"（占据差不多一晚上 80% 左右的时间），以及一个与做梦和神经高度活跃的 REM 睡眠（快速眼动睡眠）。我们也知道了各种激素，如褪黑素等，用以调节睡眠周期。尽管有如此多的优势，我们究竟为何要睡觉，仍旧是一个开放性的问题。

所有的哺乳动物和鸟类都睡觉，甚至最"简单"的生物，像苍蝇之类也会在休息时表现出睡觉的样子。一个观点是睡眠是当动物即使活跃也无法得到任何收获时所做的，并由此进化而来。另外一些专家则认为睡眠会有一些比这个更为积极的作用。否则，为什么缺乏睡眠会如此有害呢？我们都知道如果一夜未眠会有多么痛苦，长期的研究显示由于倒班工作所造成的长期睡眠影响会带来严重的健康问题。在老鼠身上的研究结果也显示，长期剥夺睡眠时间甚至会引起死亡。

一个近期的观点是，睡眠是脑细胞降低过高应激性的过程。[134] 由于学习过程取决于细胞间联系的加强，如果我们清醒的时间越长，不断地获取新的知识和技能，神经元间的兴奋性就越会持续升高。如果持续地刺激，就可能导致神经中毒，睡眠可以在保持神经网络联结的同时，使脑降低活跃水平。

当所有这些研究在讨论睡眠的终极目的时，关于夜间习惯的大量说法仍在持续增多，其中一些成为真的或者其本质就是真的。让我们来逐个检验这其中的 5 个，首先以青少年比成年人需要更多睡眠时间这一流行说法作为开始；然后我们再对弗洛伊德认为做梦是了解人类精神世界的独特窗口来

探索一下，是否真的有人在睡觉时被外星人进行过实验，是否有可能控制我们的梦境；最后，我们看看你是否能够开发你的睡眠时间，在睡觉时利用词汇录音或其他一些教学工具来学习。

 ## 谣言：孩子们爱睡懒觉只是因为懒

可能在全世界内，大多数年轻人都喜欢熬夜，然后把整个上午都睡过去。如果他们不受打扰，谁能保证他们不会睡到午饭时间甚至更晚？但他们真的像自己所说的那样需要这么多额外睡眠，还是这仅仅是游手好闲的青少年们制造出来的一个谣言？

事实上，的确有大量证据显示，青少年的生物钟与成人的相比，确实有很大的不同。2004 年的一项调查，对 25 000 名不需负担任何社会责任的瑞士人和德国人进行研究，对他们的起床时间进行了对比。这个起床时间在青少年中明显推迟，在 20 岁时达到了顶峰。[135]

当然，这个观察并没有证明晚起是一种确实的需要还是懒惰。但是，另一个研究发表在 2010 年，发现当青少年如果连续几天被迫遵循严格的 8 小时睡眠制度的话，会比成年人在白天感到更加瞌睡。同样，玛丽·卡斯柯顿（Mary Carskadon）设立在罗德岛 E.P. 布拉德利医院的睡眠与生物

钟实验室的研究显示，褪黑素（一种参与睡眠周期调节的荷尔蒙）即使在年龄稍微大一些的青少年中也会保持在一个较高的分泌水平。

考虑到年轻人更倾向于晚睡，卡斯柯顿的实验室也对青少年和儿童 36 小时保持不眠状态的影响进行了研究，通过记录他们的脑电波，发现青少年产生"睡眠压力"的过程较为缓慢。[136] 卡斯柯顿在接受《新科学家》采访时说，这就可以解释为什么青少年总是能熬夜了。[137]

还有一些相当有说服力的趣闻可以作为证据，是来自于一所英国学校的，证明青少年的睡眠需求确实与成年人不同。几年前，位于泰因赛德的蒙克西顿中学试行了一阵新的课程时间表，规定早晨上课时间由之前的 9 点改为 10 点。那么发生了什么呢？缺勤率直线下降，数学和英语的成绩显著提高，达到了 1972 年以来的学校最好水平。伦敦大学最近也将课程开始时间改为上午 10 点，青少年确实从晚起中有所获益。

↓ 谣言：做梦是通往潜意识的捷径

从主观上来说，做梦可能是睡觉中最神秘的部分了。我们都经历过，醒来后被我们脑的创造力所折服，不但有超自然的故事情节，还有稀奇古怪的各种角色。那么问题来

了，这些我们在夜间讲给自己的故事是否有什么意义。西格蒙德·弗洛伊德认为梦境是"通往潜意识的捷径"，他认为噩梦和其他一些梦境充满了象征意义，如果能够破解它，可以反映我们最内心深处的欲望和恐惧。与弗洛伊德的观点相关，很多梦境是以一种愿望满足的形式出现的，通过对 15 名截瘫患者的调查显示，虽然他们常在梦中行走，他们比身体健全的对照组在梦中行走的频率还低一些。玛丽-黛怀斯·索拉特（Marie-Therese Saurat）所带领的研究人员总结认为，这些研究结论与弗洛伊德的理论是矛盾的。截瘫患者应该是对于能够再次行走有着强烈的愿望，而如果梦境能够作为满足愿望的出口，可以预见行走这一梦境在截瘫患者身上出现的频率应该比他们原来实际出现的次数更加频繁。[138]

但是，认为梦境具有象征意义的观点出奇地流行，也有一些人挣扎着不愿去相信在梦境中的复杂事件是没有任何意义的（调查显示，大约 50% 的美国人相信他们的梦境是有含义的，或者反映了一些隐藏的愿望，并且很多人说如果他们梦到了飞机坠毁，就一定会避免乘坐飞机）。诸如《五步为你解梦：快速有效地揭示梦境的方法》（5 Steps to Decode Your Dreams：A Fast, Effective Way to Discover the Meaning of Your Dreams）的图书持续畅销，甚至已经出现了软件程序用来解释你的梦境。还有一些"专家"，像劳里·奎恩·劳

温伯格（Lauri Quinn Loewenberg）就自称"认证梦境分析师"和美国"最可信梦境专家"。[139]

当我在《今日心理学》的博客上发表了有关梦境象征意义谣言的文章后，劳温伯格女士在线进行了评论，认为我没有做足功课，而她自 1996 年起就开始研究梦境，发现梦确实有它们的意义。但我做了文献搜索并告诉她，并没有发现一个她所发表的研究结果。"我并没有将我的研究结果给同行去评审，"她回答道，"我仅仅将它用在我个人的实践中。"当然，这也就很难对她的观点的准确性进行判断了。[140]

实际情况是，几乎没有公开发表的研究能够证明梦境有任何作用。现有的证据几乎都缺乏科学质量。例如在 2013 年，由卡迪夫大学的克里斯托弗·爱德华（Christopher Edward）所带领的研究团队发现，被试使用"乌尔曼梦境提升术"（在小组中参与讨论梦境的意义）后，他们在生活中解决问题的能力有了一定的提升。[141] 但是研究人员也承认，因为他们没有设立对照组，也不能确信这一提高是否真的因为是分析梦境而得到的，或仅仅是因为与小组中的其他人讨论问题而实现的。另一个发表在 2014 年 [142] 的研究结论显示，实习治疗师在梦到他们的患者后对其状况有了更进一步的了解，但是并没有独立地验证这是否确实存在，还是仅仅是事后分析。

一个具有影响力的神经生物学理论认为，梦境是来源于脑干中不定时发生的神经活跃和记忆的随机激活。从这一点来说，梦境部分是我们活跃程度更高的脑部区域尝试将这种偶然的活性转化为相关个人经验的结果。[143] 当然，这并不意味着我们不能寻找我们梦境的意义（很多人从中获取了极大的乐趣），但是认为梦境中有着一些隐藏真相需要去破译却是一个谣言。基于现有的证据，对于梦境中发生各种事情的意义，并没有任何严格和快速的规则去判断。

这并不是说出现在我们梦境中的内容是完全随机的。也有证据显示我们白天的行为会影响到晚上做梦的内容（弗洛伊德称为"日间残余"）。我们都有类似的经历，如果白天看了一部电影，可能会在晚上梦到刚刚看过的科幻世界和角色。另一个类似的经历就是，我们可能会把外部的声音和感觉融入我们的梦境中。窗外的汽车防盗器报警声可能会变成梦中激烈飞车追逐中的警笛声。香港树仁大学的余启程（Calvin Kai-Ching Yu）实验发现，证明俯卧睡觉可能会梦到与性行为相关的内容，可能是由床垫对生殖器的压迫所导致。[144] 另外一份 2014 年的研究发现，人们梦到他们的伴侣不忠，很可能在次日发生关系危机，不可能是因为梦境做出了预测，而是因为梦境让做梦者产生了不理智的妒忌和怀疑。[145]

谣言：外星人的夜间探访

如果你曾经在半夜醒来，却无法移动，察觉到了在房间中有什么东西存在，还感觉在你胸口压着什么东西，那你很可能正在经历医生所说的"睡眠瘫痪症"。当清醒打乱了快速眼动睡眠阶段，这个现象就会发生，很多人都会在我们一生中至少经历过一次。身体在快速眼动睡眠期是不能移动的，以防止我们按照梦境中的来表现（基于这个原因，梦游更普遍地发生在非快速眼动睡眠期的第四部分，这时肌肉还能够运动）。在睡眠瘫痪期，身体还是保持不能移动的状态，虽然我们已经部分清醒过来了，而梦境中的部分还在继续。睡眠瘫痪症易发生在快速眼动睡眠期的异常睡眠周期的早期。倒时差、压力和过度疲劳等，都可能会影响睡眠周期，造成快速眼动睡眠期早期的异常，使得睡眠瘫痪症更易发生。

当人们去谈论他们的睡眠经历时，睡眠瘫痪症就给了这些谣言散布者一个全新的视角，这其中就包括夜间被外星人绑架（其中备受瞩目的"被绑架者"是日本前首相鸠山由纪夫的夫人鸠山幸）。很可能现有的很多关于外星人在夜间出现的说法，其实都是由于人们受到睡眠瘫痪症的影响，而将其归为这种流行的文化主题当中。

伦敦金斯密斯学院的异常心理学教授克里斯·弗伦奇（Chris French），对 19 名被外星人绑架者进行研究后发现，这些人睡眠瘫痪症的发生率要比其他同年龄的对照组高得多。[146] 这也表明，在此之前和其他地方，睡眠瘫痪症的发生常常会根据文化差异被描述为不同的经历。例如在中世纪的欧洲，如果有人经历了类似睡眠瘫痪症的感觉，则会被认为是淫魔拜访。在加拿大因纽特，经历过睡眠瘫痪的人则会被认为是恶灵上身。[147]

无论被认为是外星人、鬼魂还是神经生物学的其他一些名字，毫无疑问，睡眠瘫痪都应该算作是一种令人苦恼的经历。弗伦奇教授在 2009 年的《心理学家》杂志中发表文章，称对于公众和健康专家来说，亟须更多地关注这一状态，"为了降低人们从这种经历中感到的焦虑和痛苦"。

谣言：你无法控制自己的梦境

在克里斯托弗·诺兰（Christopher Nolan）2010 年的影片《盗梦空间》（Inception）中，莱奥纳多·迪卡普里奥所扮演的角色，就是少数掌握了专业技能和仪器能够进入别人梦境的几个人之一，并能够控制和干预梦境的发展。这个技术仍旧是一个幻想，但影片的灵感显然是受到了清醒梦境这种真实现象的影响。

当睡眠瘫痪者描述在梦境中清醒时发生的事情，虽然做梦仍然无法被控制，但在半梦半醒之间可以控制梦境发展的能力更让人觉得有乐趣。清醒梦境最常发生在睡眠的最后一个阶段，就是当你处于梦境和清醒之间的交界处时。

如果你从来没有经历过清醒梦境，有几个办法很可能帮你体验到类似经历。在谢菲尔德大学心理学家汤姆·斯塔夫德和清醒梦者凯瑟琳·巴德利（Cathryn Bardsley）创作的电子书《控制你的梦》（Control Your Dreams）一书中，[148] 推荐你不论在清醒还是睡觉时都注意锻炼自己的注意力。这看起来可能有点愚蠢，但是如果当你在清醒时形成了这种习惯，在睡眠中你就很有可能具有这种直觉反应。

作者说，通过灯的闪烁可以很好地检验你是否真的醒了过来，如果你在梦中，灯的亮度并不会改变。相比之下，把自己掐醒是一个糟糕的试验，因为真的梦到自己被掐也是很容易的。如果你意识到自己是在梦中，试着保持冷静，因为如果你太过兴奋则会把自己惊醒。最后，把自己的目标定为下次能够操控整个清醒梦境。"飞翔，总是好的，"斯塔夫德和巴德利写道，"性，自由，和不计后果。"

《盗梦空间》中的关键情节是，梦境中的事件可以影响真实的生活。引人注意的是，有证据显示清醒梦境中的行为确实会对我们醒来后的生活产生真实的影响。在 2010 年发表的一篇论文中，伯尔尼大学的研究人员丹尼尔·厄兰彻（Daniel Erlacher）的研究结果显示，在清醒梦境中练习向杯中扔硬币的动作，在现实生活中，向杯中扔硬币这一动作表现会得到提升。[149]

谣言：睡梦中学习录音带可以提高高尔夫和法语水平

睡梦中抛硬币的实验可以作为在睡梦中学习的一个非常有影响的案例。但是，要知道这个研究的参与者都是经过严格挑选的，他们有着对于清醒梦境超乎寻常的能力，而他们中的很多人仍旧没有成功梦到抛硬币的练习。同样，这个研究只是练习一些简单的技巧而不是获取新的知识。没有证据表明在睡觉时听外语词汇录音、"进行高尔夫催眠练习"的 CD 或其他类似的夜间可以听的材料，能够带来一些优势。现有证据表明我们并不能在睡觉时汲取复杂的信息。

据说有证据出现，证明我们在睡觉时，可以发生最基本的学习形式。一个具有革命性的研究成果发表于 2012 年，提供了人们在睡觉时能够发生这种情况的首个证据。[150] 更进一步，由以色列魏茨曼科学研究院的阿娜特·阿尔济（Anat Arzi）及其研究团队将声音提示与香味（洗发水或除臭剂）和臭味（腐烂的鱼或肉）进行配对。第二天，被试在他们听到与香味配对的声音提示时会用力嗅。尽管他们对前天夜晚听到的声音或闻到的气味没有任何记忆。

还有大量的证据证明睡眠对于我们在日间的学习具有重要性。耶斯班得·凡·伍尔夫（Ysbrand van der Werf）及其同事在夜间对被试的慢波睡眠进行蜂鸣声干扰。[151] 其最主要的发现是，被试在夜间受到干扰后，仅进行了浅睡眠，这对于白天对文字材料的记忆表现相比没有干扰的夜晚有一定的影响。

事实上，睡眠对于学习有着重要影响，学生们不必熬夜复习，如果这么做了反而会意味着他们没法享受高质量的睡眠。加州大学的研究人员对一点进行了研究，并于 2012 年发表，他们对上百名学生进行了两周的睡眠和学习记录。结果显示，在夜晚以牺牲睡眠时间为代价的学习，会给第二天的学习带来影响，包括对课程的理解力下降和测验成绩下降。[152]

其他研究表明，睡眠对于巩固白天已经学习过的材料有着重要作用。一个经典实验[153]，证明在睡眠时老鼠的海马体中的神经细胞会和它们在白天觅食任务时的反映相同。即使在睡觉时，老鼠也在头脑中练习它们在白天醒着时学到的路线。

以类似的结果为背景，近期研究的关注点便转移到在睡觉前多长时间进行学习最适宜。2012 年，约翰内斯·霍尔茨（Johannes Holz）及其同事发现让少女进行手指敲击任务（一种程序性学习形式）时，将她们在临睡觉前练习和下午练习的效果进行对比。[154] 相比之下，研究表明学习的效果在下午时比临睡前更好。"我们认为陈述性记忆，如背单词等，应该在下午进行，而动作技巧，例如练习足球或弹钢琴等，应该在晚一些时候进行训练。"研究人员总结道。在你调整自己的周计划时，这些小的技巧应该可以利用上。

睡眠仍然存在很多的秘密需要探索，其中就包括我们到底为什么需要它。但是我们已经看到许多关于睡眠的观点通过现有证据证明是谣言。看看更多关于这一点的研究，因为神经科学家们关于睡眠对学习和记忆的重要性开展了许多研究，也取得了一些突破性的进展，很有可能在这些过程中也会发现一些新的方法。

什么是催眠

"……睡觉。"舞台催眠大师打起响指，他的志愿者随着响指声开始打盹。虽然催眠一词最早来源于希腊语 hupnos，意为睡眠，事实上催眠并不是睡眠的形式。因为脑被催眠时的活动状态，实际上是一种精神上全神贯注的状态。

大量的技术被用来引导出催眠状态，包括诱导性的图像以及关注内部或外部事件，例如关注自己的呼吸或钟表摆动。但是无论这种被诱导的状态是否真正反映了意识的一种独特形式，仍旧需要讨论。接受催眠的人典型地表现出脑部活动的真实形式，包括降低脑部默认活动网络的活性，[155]以及增强前额注意区的活性。[156]但并不清楚这一点是否仅仅针对催眠状态。

更进一步讲，常被引导进入可暗示性的状态而被催眠的人，平时也更倾向于接受别人的建议（例如告诉他们感觉很疲惫，他们就会开始感到疲惫），不论是否被催眠，这些人通常表现为容易接受建议。接受催眠中的建议会使得斯特鲁普效应（Stroopeffect）[157]失效，而从前这被认为是无意识的一种现象。斯特鲁普效应就是人们在分辨颜色词汇时，一个颜色词汇（例如蓝色）的字意容易被该词汇墨水的颜色无意识地干扰。而催眠可以消除这种影响，暗示催眠不仅仅是一种角色扮演。但是另一个研究仅用建议复制了这个实验，而没有进行先期催眠。[158]这个结果就给我们留了一个问题，催眠是否比建议的力量更强大。

尽管事实如此，除了在舞台上流行的一些具有欺骗性的小把戏，神经科学家也在使用催眠的作用来模拟一些难以解释的神经学现象。例如，利用催眠刺激肢体瘫痪的患者，很多类似的瘫痪患者都被观察到"语言障碍"——他们的身体问题多数由精神创伤所造成，而非器质性病变或外伤导致[159]（见图 19）。2013 年，心理学家戴维·奥克利（David Oakley）和彼得·哈里根（Peter Halligan）发表了他们关于神经科学和催眠权威的观点，[160]认为心理学和神经学的作用仍旧是"最显著但仍需研究的人类认知能力之一"。■

085

误区 NO.18　脑是一台计算机

在我们的头脑中存在着一台非常强大的计算机。

——丹尼尔·卡尼曼（Daneil Kahneman）[161]

今天，如果一个外星人降落在地球上，可能会让我们思索我们自己是否是机器人。关于计算机的隐喻比比皆是，包括最流行的心理学书籍；在自助手册中也有，"你的思想是一个操作系统，"德拉格斯·罗瓦说，"你运行的是它的最佳版本吗？"；在小说中也有，例如迈克·雷姆克（Michael Lamke）的作品《未经许可》（*The Unsanctioned*）所说："当他陷入困难时，他尽力把脑海中的所有碎片化的内容整理为更加有组织的形式，这已经成为他的习惯。"

将思想比作计算机的比喻非常流行，这与心理学在 20 世纪的发展有很大的关系。早期，占据主流地位的"行为主义者"方法将关于精神内在工作的推测排除在外。1913 年，约翰·华生及之后的阿尔伯特·韦思（Albert Weiss）等心理学家认为，对初期心理学应该关注其本身，而取代仅仅观察和测量外部行为。

到了 20 世纪 50 年代，自所谓的认知革命开始，在计算机技术和人工智能的革新的推动下，该领域的先锋人物拒绝行为主义的限制，将他们的关注点转移向我们内在的精神过程，以计算机作为比喻也伴随着整个发展过程。乌尔里克·奈瑟（Ulric Neisser）在他 1967 年出版的图书《认知心理学》（*Cognitive Psychology*）中，从某种程度上将这个领域联系起来，他写道："去试图理解人类的认知是类似于……试着去理解如何对计算机进行编程的。"人格心理学家戈登·奥尔波特（Gordon Allport）在 1980 年时也明确写道，"人工智能的出现，是在心理学历史上最重要的发展。"[162]

当上一代心理学家将脑比喻成蒸汽发动机或交换电话机

时，现代心理学家，同时也有很多普通大众，在描述精神过程时会频繁地引用基于计算机的专业术语。一个较为流行的比喻是在谈论精神时，将其比喻成在脑这个硬件中运行的软件，技能被比喻为"硬件"，感觉被比喻为"输入"，而行为则是"输出"。当有人在忙着修正他们的行为或讲话时，会被人们说成是在"上网"。研究人员对于我们控制身体的方式很感兴趣，被称为"反馈回路"。眼动专家将我们在阅读时的快速眼部运动称为"弹道"，表明他们的轨迹像火箭一样是提前"预设程序"。记忆研究人员习惯使用"容量 2""处理速度"和"资源限制"，如同他们在谈论计算机时所使用的词汇一样。我甚至也参与编写了一本书，叫作《心灵骇客》（Mind Hacks），是关于利用个人经验来理解自己的脑的。[163]

人脑真的是一台计算机吗

这个问题的答案取决于我们的回答书面化的程度有多高，以及我们在谈到计算机时到底想表达什么。当然，脑并不是由晶体管、塑料线和主板所构成的，但是人脑和计算机一样都是信息处理器。这并不是一个观点。在 17 世纪时，英国哲学家托马斯·霍布斯（Thomas Hobbes）说："究其原因……其实无非是猜想，就像加减法一样。"[164] 当斯蒂芬·平克（Steven Pinker）在他的著作《白纸一张：人类本

性的当代否认（2002）》（The Blank Slate（2012））中说道，心智计算理论并不是说人脑是一台计算机，"它仅仅是说我们可以解释思维，以及人类能够利用其中相似的原则来处理信息。"[165]

虽然一些学者发现将思维与计算机联系起来很有用，但心智计算方法认为在人类和计算机之间有着本质的区别。我们思考，而计算机并不会。哲学家约翰·赛尔（John Searle）在 1980 年提出的"中文房间"理论，让我们想想一个人在封闭的房间内，从门缝中接收中文信息。[166] 这个人并不懂中文，但是他有工具知道如何处理中文的意思，他所做的就是对屋外的人提供合适的回答。在屋外的中国人会认为与他们进行交流的是一个会说中文的人，但实际上屋里的人并不知道他所参与的交流到底是什么内容。赛尔的观点是，这个人就像一部计算机：对外造成理解的表现，但实际上他们并不了解，而且对他们所做的事情的意义也并不了解。

另一个对心智计算提出质疑的，是哲学家和医生雷·塔利斯（Ray Tallis），他是《为什么思想不是计算机（2004）》（Why The Mind is Not a Computer（2004））的作者。作为对赛尔的回应，塔利斯指出，虽然计算机被认为与思想相似，在本质上都是符号的操纵者，但这些符号仅仅对于理解他们的人才有意义。塔利斯说我们将计算机人格化，是通过将它们描述为"做计算"或"检测信号"，而之后我们将同样的

语言不恰当地使用在了脑的神经生物学过程中。"计算机仅仅是一个补充，他们和时钟指示时间一样，只能进行运算。"塔利斯在 2008 年发表的论文中说，"时钟能够指示时间，但计算机自己还做不到这一点。"[167]

这些对于计算机比喻的批评，从哲学本质上来说都是可以争辩的。另外一些评论家指出在脑和计算机之间有着一些重要的技术上的区别。克里斯·查塔姆（Chris Chatham）在他著名的智力发展博客上[168]列出了 10 条重要的不同，包括计算机是模拟的，计算机是二进制的。这是说，计算机晶体管的状态只能是开或关，而脑中的神经元可以调节它们的接触程度以及基于它们从其他神经元接收到的信息进行筛选。

查塔姆同样指出脑有实体，而计算机没有。这对于体验认知这一新的领域开辟了道路，体验认知所反映的是我们的身体如何影响思维。例如，洗手可以反映我们的道德判断；感受到温暖可以影响一个人的性格；一本书的重量可以影响我们对于其重要性的判断（见误区 No.26）；手势辅助甚至可以帮助孩子们学习新的数学策略。在每一个案例中，很难想象这些现象能够在计算机上出现。

记忆也可以提供另外一个人脑区别于电脑的有用的例子，虽然二者有相似之处。人类与计算机都会储存和读取记忆，但是我们与计算机的做法是不同的。用心理学家加里·马库斯（Gary Marcus）的话来说，我们的计算机朋友使用的是"邮政编码"系统——每一个储存的信息都有一个独特的地址，这样在取出时可以完全地依靠这一地址。相比而言，我们对自己记忆的精确位置并没有什么了解。我们精神上的仓库更多地依赖于来龙去脉或可利用性来管理。我们常常记不起具体的姓名和日期，但可以有模糊的概念，例如，虽然我们不一定能记得准一个人的名字，但是却能记得他大概的模样和职业。

谣言：心智计算理论没有任何好处

所以，计算机和人脑有着重要的不同，但是这些不同能够解释为什么人工智能研究人员对于我们人类能轻而易举做到的事情，却常常很难在机器人上实现，例如进行面部识别或是接飞盘。但是，并不能因为我们的脑和计算机并不完全一样，就意味着心智计算学的方法对于思维的研究来说就是无用的。实际上，当计算机程序没能成功地模仿人类的认知时，说明我们的脑一定使用了与计算机编程完全不同的方法。

有些观点也较为笼统，在我们研究记忆时，脑中经常会联想出远多于计算机程序的内容，而且脑经常是高度灵活的，可以对缺失和较为模糊的信息进行处理。不断地尝试模拟人类的认知，来确认在"神经网络"（由脑中神经元的相互连接来实现）中是如何实现的，可以根据他们之前尝试对或错的这种反馈来学习。

帕德里克·莫纳亨（Padraic Monaghan）及其同事在《心理学家》杂志发表的文章中写道，对于计算机向我们展示了思维的什么内容，他们提供了很多例子，都来自于他们在计算机模型中模拟人类认知的实验。[169]在阅读的案例中，例如计算机模型在进行一个单词的发音时如果在模拟中遇到不规则，基于一个单词发音方式的数据统计而进行发音时，要比基于固定的发音规则要好得多。在运行类似的统计策略时故意破坏计算机模型，会导致计算机的表现如同难语症一样，这就给研究人类情况带来了新的线索。

在尝试利用计算机建立人类认知模型时，其他一些洞见也涌现出来，包括：我们识别抽象的面孔，是基于对面部不同角度、不同条件的认识；随着年龄的增长，孩子在进行物品分类时，是如何改变对细节的关注点的；以及事实性的知识在脑中是如何储存的，即通过在神经元系统中的分布方式。这就解释了语义性痴呆（一种神经退行性疾病）病人的发生规律，这种神经退行性疾病会导致病人在寻找词语和进行物品分类时遇到问题。最初是遗忘一些生僻字（例如一些稀有鸟类的名字），之后几乎很难区分指定类别的词汇（例如他们最终只能简单地说出某种鸟是鸟类，而无法区分它们的物种），似乎患者的认知在不断的模糊化。

不可否认，利用计算机建立人类的认知模型，为心理学和神经科学提供了大量启发性思考。同莫纳亨及其合著者总结的一样："计算机模型……已经为了解人类思维做出了巨大的贡献。"但是，关于这个比喻的可利用性，以及能够延伸到何处在学者之间还存在争论。哲学家丹尼尔·丹尼特也很好地总结了这种境遇。"人脑是一台计算机，"他最近写道，[170]"但是它与你使用过的计算机有很大区别，和你的台式机或笔记本电脑都不同。"

我们能够利用计算机模拟人脑吗

"我们能够模拟人脑，而且能够在10年内实现。"南非神经科学家亨利·马克拉姆（Henry Markram）在2009年TED演讲中提到。过去几年，马克拉姆雄伟的10年人脑计划成功赢得了欧盟超过十亿欧元的资助。研究的目的就是，从根本上建立起人脑的计算机模型，从微观的离子通道水平作为建立的起点。

这个项目是由马克拉姆的"蓝脑计划"（Blue Brain Project）所衍生出来的，由洛桑联邦理工学院的脑科学与思维研究学院所主导，早在2006年就已建立起由大约10 000个神经元所构成的老鼠的脑皮层模型（见图20）。人脑计划旨在利用从世界范围内收集的大量数据，并利用最新的超级计算机来做同样的事，但是这次需要搭建的是整个人脑。一个最实际的希望就是，这个模型能够无尽地模仿人脑的失序状态，进而能够发现新的阻断方法和治疗方法。在科幻领域，马克拉姆还推测，他的模型的最终版本能够达到有意识的状态。

专家们对于人脑计划目的的可靠性产生了分歧。在持怀疑态度者中，以色列巴伊兰大学的神经科学家摩西·阿贝勒斯（Moshe Abeles）是其中一员。他对《连线》杂志说：[171] "我们知道想完全了解人脑的全部细节接近于不可能。所以，声称能够通过积累大量的数据来了解脑是如何运行的几乎没有任何希望。"但是，其他一些科学家相对乐观，虽然他们对于十年的时间范围持有怀疑态度。同样，《连线》杂志也引用了英国计算机工程师斯蒂夫·弗博（Steve Furber）的话。"对于亨利的观点，我认为没有任何问题，"他说，"可能除了他的野心确实太过可怕，但这也是必需的。"■

误区 NO.19　思维可以存在于头脑之外

哲学家们对于脑是如何与思维联系的这个问题的研究，已经进行了近千年（见图 21）。从现代的观点来说，神经科学的主流认为思维是脑所形成的财富。如果没有脑（和身体，见误区 No.26），就不会存在思维，所有的精神经历都有着潜在的神经生理学关系。

但是很多思想家都对这一解释表示不满。他们指出，仅仅依靠单纯的神经生物学描述无法解释，比如看到红色的感觉，尝了一块士力架的感受，或其他一些现象学经验即哲学家所说的感受性质。他们将这个当成一个较为棘手的问题，因为很难将客观和主观方面的感受协调一致。但是，很多神经科学家还是很乐观地相信，随着我们对脑发展的深入了解，这虽然是个"棘手的问题"，但也会随着我们的进一步研究逐渐解决。

我们在这里无法解决这个自古以来就存在的争论，但是我们所能做的是可以研究一下关于思维存在于头脑外之类的观点，或是思维不依赖身体存在而由其自身支配的观点。为了推翻神经科学的基本教义——思维产生于并依赖于脑，证据必须是强势且压倒性的。但是，我们所讨论的每一个案例，所展示出来的证据往往都是非常贫乏的，最有力的也是不可靠且前后矛盾的。因此，认为思维能够脱离脑而产生功能的观点，就现在来说是一个谣言。

在反驳具体言论之前，我们要提醒自己几条最基本的事实，表明思维是无法从生理上脱离脑的。一方面，对你的大脑施加作用会影响你的思维。例如，用酒精等化学品来灌醉自己的脑，我们都知道，会对精神产生副作用。更根本的是，如果你将接受神经手术，医生会用一个电极来刺激你的大脑皮层，你可能会产生一些心理感受，比如产生回忆，这取决于脑所接受刺激的位置，位置不同，产生的感受不同。

另一方面，如果用思维做事，也会对脑产生相应的作用。例如，伦敦的计程车司机，需要记下城市复杂的交通地图，会有较大的海马体（对于空间记忆的关键结构）。伊丽莎白·马奎尔（Elizabeth Maguire）是这个领域的专家，她长期跟踪研究经过训练的计程车司机，发现他们的海马体与刚开始受训时相比，在接受训练的最后有所增大，这提供了更有说服力的证据，证明这确实是由于记忆路线的精神作用引起了脑的变化（没有通过执照考试的人，或其他不是受训者的人并没有表现出海马体的增长）。[172]

再来了解一下神经疗法对于神经影响的研究。我们常常认为谈话疗法会具有"心理学的"作用，相比之下，药物疗法会对脑产生神经生物学作用。但像现代神经科学所主张的，如果思维是属于脑的，那么神经疗法自然也会对脑产生影响。这也正是研究所发现的。[173]例如，脑成像显示从抑郁中恢复，是与腹侧额叶皮层区新陈代谢的降低相关的，在服用帕罗西汀的患者和接受成功的认知行为治疗（CBT）的患者中都存在这种现象。成功的认知行为治疗还使得脑发生一些变化，而这些变化并没有体现在服用帕罗西汀的患者身上，包括激发扣带区、前额和海马体区域的活性，可能反映出动作机制皮质区的"严密控制"（例如，由期望或信仰所驱

动）。另外一个脑成像研究，对患有强迫症的患者进行了研究，发现症状的康复与右侧尾状核（一个与运动、记忆和情绪相关的基底核结构）的新陈代谢比率有关，不论患者接受的治疗是行为治疗还是服用药物百忧解（氟苯氧丙胺）。

谣言：濒死经验证明思维可以脱离脑和身体

显然无法避免地要谈论到，在思维和脑的双向关系之间，我所描述的受到了来自濒死经验（NDEs）的挑战。即使脑已经丧失了行为能力，其实，一个人的思维——意识，好似仍在进行着相关的功能。至少在19世纪，心脏病患者以及其他一些外伤患者，讲述了他们漂浮于自己的身体之上，看到了生命末尾来自天堂的欢迎之光，看到了他们复活后的故事，甚至看到了去世的亲属。

最近，这个现象由于一个神经外科医生的著作而引起了新的关注，书名为《天堂存在的证明—— 一名神经外科医生的濒死体验》（*Proof of Heaven，A Neurosurgeon's Journey Into The Afterlife*），由西蒙与舒斯特公司于2012年出版。这本书被《新闻周刊》的一篇头版文章所推荐：天堂真的存在，一个医生的濒死体验。在杂志中，埃本·亚历山大（Eben Alexander）博士描述了他在2008年时因为严重的脑部感染而进入了昏迷状态，大脑皮层"进入了完全休眠"的状态。

他描述自己在那个状态下，漫游在"大大的，松软的、粉白色的"云朵中，有"一群透明、闪光的生物"，他与一位美丽的金发女子一同坐在蝴蝶的翅膀上，女子有着"高颧骨和深蓝色的眼睛"。

在受伤前，他就是一名虔诚的基督教徒，亚历山大博士相信他所经历的一切可以证明死后生活的存在以及（对我们的目的更关键地）意识并不植根于脑。亚历山大用一个保证作为总结："我将用我的余生来研究意识的真实本质，以及研究脑的生理学状况，让我们能够越来越清楚，以及为了我们志同道合的科学家和广大的普通民众。"

很快，博士的解释就受到了怀疑。杰出的神经科学家科林·布雷克莫（Colin Blakemore）是《每日电讯》的撰稿人，他认为很多的濒死经验似乎都是甜蜜和可靠的。[174] "基督教徒的濒死经验似乎都充斥着圣经的隐喻，这一点是否重要？"他写道，"这是对他们特殊信仰的确认，还是说濒死体验像是日常的印象和记忆，以及对文化的体验、个人偏见和过去的经验。"

在神经科学家和无神论者萨姆·哈里斯（Sam Harris）的博客上，他对于神经外科医生对于脑科学基本知识的无视表达了自己的疑惑（同布雷克莫一样）。[175] 亚历山大博士引用了一份 CT 扫描结果作为证据，证明他大脑皮层的休眠状态，但所有的神经科学基础课程都会告诉你，CT 扫描结果

仅仅只是证明脑的结构信息，而非功能信息。"所有，绝对所有，亚历山大的论证都基于在他的大脑皮层'关闭''休眠''完全停止''完全不在线'和'进入完全休眠状态'时，他对天堂的反复描述。"哈里斯写道，"他为自己的观点所提供的证据不仅不充分，还表明他对相关的脑科学知识一无所知。"

那么关于濒死体验的科学论述是怎样的？令人震惊的是，这一现象很普遍，例如，据推测大约有 12% ～ 18% 的有过心脏骤停的人群中，都会经历濒死体验。就像"骑着蝴蝶飞舞"的神经外科医生一样，该领域的一些研究人员从一个纯粹唯物主义的观点出发，往往会被在脑休眠期间类似的经验所挑战。

弗吉尼亚大学的一位专家布鲁斯·格雷森（Bruce Greyson）就是如此。他在 2010 年发表的论文中写道"后物质主义心理学的濒死体验暗示"[176]，格雷森对濒死体验的原因更为关注，人们在脑部休眠的状态下能够看到和听到，诸如看到正在对他们进行手术。更有甚者，一些盲人能够在他们的濒死体验中"看到"。格雷森认为"在脑 - 思维的唯物主义模型和在昏迷及心脏骤停的情况下产生的濒死体验，是丰富而不可避免的"。

毫无疑问，对于濒死体验的报道非常吸人眼球。如果这些人非常清楚地经历了一段非常有力的、精神紧张的生理

学过程，那么这是非常值得深入研究的。当中的很多人被他们所看到和感受到的内容永远地改变了。但是难道我们就应该放弃自然法则中最基本的认识，而因此摒弃思维是植根于脑的这种说法吗？这个责任当然应该由那些摒弃了更符合常识的原因而追求用"超自然"的原因来解释濒死经验的人来承担。

正如事情所展示出来的那样，濒死经验并不是能够割裂思维与脑之间联系的很好理由。首先，我们没有理由相信某些特定的脑休眠时，很多濒死经验的特征都发生在某些特定情况下。例如，脱离身体的经验，通常发生在睡眠瘫痪时（见误区 No.17），而且通常由对于右颞顶交界处某些特定的直接刺激所导致（在治疗顽固癫痫的手术中）。飞行员常暴露在高重力值的环境中，由于眼部常处于缺血缺氧的状态下，会导致视野中出现隧道效应。在组织缺氧和毒品的作用下，例如氯胺酮和二甲基色胺使用者的迷幻体验，也类似于濒死体验。这些例子表明，极有可能头脑内部的变化，可能导致了类似于濒死体验的感觉。二甲基色胺实际上在脑中有少量的存在，它可能是造成濒死体验感觉的因素之一。

也许将二甲基色胺作为重要因素的最大的问题是它们的必要性往往被质疑，这使得这个结论相对于记忆的欺骗性和偏见来说，看起来不堪一击。格雷森及其他一些人，认为濒

死体验挑战了思维的唯物主义因素，通常只强调濒死体验在脑缺乏活性时发生（濒死体验是思维的一种状态），此时脑中的联结是断裂的。但是，我们无法得知其真实性如何，通常在脑活跃状态下的剂量也无从得知，而且，极有可能，濒死体验本身可能会导致脑不活跃，或创伤后恢复。众所周知，意识状态的改变通常会损害人对时间的感知，所以其实可能只是发生在一瞬间的事情，他们却感觉持续了很长时间，这种现象通常发生在患者大脑休眠之前或之后。

最引人注目的，应该是一些有过濒死体验的患者，能够得到只有真的漂浮在房间顶端时才能看到的景象，而在手术过程中"完全清醒"。但是证明这个存在的证据，往往都纯粹是传言，也可能是患者在麻醉状态下听到了手术的进展情况，或者将他们在手术前后听到的碎片化信息结合在了一起。

一篇发表于 2001 年的论文，对 63 名心脏骤停幸存者进行了研究，研究人员将木板挂在紧贴天花板的位置，并贴上了只能从天花板上看到的图片。[177] 这个实验的出发点，是想测试声称灵魂能够脱离身体存在的患者是否能够回忆起这些图片，但不幸的是，在这些濒死体验者中，并没有人出现灵魂出窍的情况。格雷森还声称，一些患者说在濒死体验的过程中遇到了已经去世的人，而他们事先并不知道这些人已经去世。但是这些论述听起来都太过离奇。

心理学家迪恩·莫布斯（Dean Mobbs）和卡洛琳·瓦特（Caroline Watt），在其发表于 2011 年的《认知科学趋势学刊》（*Trends in Cognitive Sciences*）的一篇综述中总结道，至今仍没有任何理由让人相信濒死体验是超自然现象。[178]"反而，"他们写道，"濒死体验是对正常的脑功能进行了歪曲的描述。"与此同时，对于濒死体验的研究仍在继续。2012 年，邓普顿奖向多学科交叉的生命延续项目提供了 500 万美元的拨款，该项目就包含对于濒死体验的多文化研究。

谣言：能够感知被人注视表明思维超越了脑和身体

你是否有想要赶紧回身看看，因为感觉被人紧紧地盯着？调查显示，大约有 80% ~ 90% 的人有过此类经验，根据这个数据，一些边缘科学家就将此作为一个证据，认为在我们盯着看别人时，即使他们在看其他地方，我们的视觉体系也会被他通过"第六感"察觉到。如果这是真的，那么这将是思维能够超越脑而存在的又一个例子。

今日，力挺这一观点的英国研究人员鲁珀特·谢德瑞克（Rupert Sheldradke，一名训练有素的生物学家），在 2005 年时，就认为视觉信息并不仅仅存在于我们的思维中，而是存在于广阔的世界中。"我自己假设"，他说，"视觉体系存在

于知觉领域，从我们的大脑延伸出来，将看到和被看的内容联结在一起。"[179]（见本节末尾专栏内容：向外看）

对人类能感觉到自己被盯着这一观点的研究，至少从 19 世纪末就开始进行了，以心理学家爱德华·蒂奇纳（Edward Titchener）为奠基人，他得出结论认为，没有任何证据能够证明这一观点的真实性。他解释说，这一现象是一种记忆偏差，如果我们有这种感觉，转身发现并没有人在盯着我们看，那我们就会趋向于忘记这个经历。相比之下，如果我们转身发现有人在我们后面盯着看，那么这个记忆就会留存下来。另一个极有可能的情况是，当我们转身，刚好发现有人的注意力集中在我们身后，然后在我们回头时刚好与我们对视，就会给我们造成错觉，认为他们一直在盯着我们。

在更近代的研究中，谢德瑞克对这一现象进行了很多调研，包括与《新科学家》杂志和探索频道合作进行了大量的研究，有数以千计的志愿者参与其中，在家进行测试并反馈了测试结果。谢德瑞克及其他一些研究人员开展的类似实验通常有两种形式。一种是所谓的"直接观察法"，在同一房间内设置一组人员；在试验中有时要求其中一人注视另一人的后背，但有时不进行注视，而被注视的人在每次实验后报告是否有被人盯着的感觉。另一种是"远程注视法"，要求一个人通过监控系统注视另一个人，两人并不在同一个房

095

间。在这种情况下，被注视的人全身都感觉被监测起来，来看他们被注视时是否会出现出汗的现象。

回顾 2005 年的证据，谢德瑞克说从很多研究中可以得到，有很小但是非常显著的（统计学意义上）的积极影响。他说，从整体上看，人们能够对 55% 被注视的情况有所察觉，而我们通常预测仅有 50% 的概率来判断是否有人在注视着我们。相似的是，在 2004 年，斯蒂芬·施密特（Stefan Schmidt）的团队也进行了两个元分析，结合了 36 个利用直接观察和 7 个利用远程监控方法的研究结果的数据。[180] 对于这两种研究类型，它们总结道："它们之间有着微小而显著的影响。"但是，与谢德瑞克将这种微小的影响写入他激进的视觉理论中不同的是，施密特的团队这样写道："迄今没有任何具体的理论能够与这一现象匹配，并融入现有的科学知识体系。"

对被人注视的感觉的这一研究，被怀疑者从各个层级进行了批判。他们指出，例如看上去设计很差的研究报告往往都得出很重要的结论。也有质疑提出，在注视 / 不注视的实验之间的顺序，增加了被试可以感觉出并不是一个随机的过程的可能性。持续提供被试是否感到害怕的反馈，对这些研究来说是一个较为特殊的风险。到了 2000 年，戴维·马克斯（David Marks）与约翰·科威尔（John Colwell）发表了一篇文章，关于使用随机实验进行注视实验的研究，他们并没

有发现证据证明人们能够察觉到被注视。[181]

另外一点，是关于如何为被试成功察觉到是否被注视进行评分。怀疑者强调，很多人表现出有偏见的反映，通常会说他们被注视着而非不是。这些专家提醒到，这一点非常重要，这会提高假警报的概率，被试可能会说他感觉到被注视着，即使在他们并没有感觉如此时。特里尔大学的托马斯·维尔（Thomas Wehr）在 2009 年发表的一篇论文中使用了一种评分系统，将有偏见的反映进行识别排除，进而发现没有证据表明人们能够对被注视着有所察觉。[182]

最后，还有人认为他们所收集的结果也受到了影响。可以清楚地看出数据的统计存在一定的模式，对"相信者"来说，他们所收集的数据往往会显示较为显著的结果，而怀疑者却从中一无所获。相信者玛丽莲·斯切里茨（Marilyn Schlitz）与怀疑者理查德·怀斯曼（Richard Wiseman）曾共同工作过，希望能够得出真实的情况。在一个实验中，在斯切里茨对被试进行问候和注视时能够被察觉，而在怀斯曼进行问候和注视时并没有任何效果。[183] 之后，在发表于 2006 年的论文中，[184] 他们将实验进行混合，有时斯切里茨进行问候，而怀斯曼则注视实验，反之亦然。这个方法将实验过程部分独立起来，排除了研究人员的影响。事实上在这个远程注视形式的实验中，无论由谁来进行实验的那一部分，均没有发现任何积极的证据。

综上所述，虽然很多显示人们能够感觉到被注视的结果非常吸引人，但是仍然有许多方法论的问题和矛盾，我们并不能简单地依据这些结论就推翻现有的一切关于视觉体系的知识。如托马斯·季洛维奇（Thomas Gilovich）曾写过的："将一系列相似的有瑕疵的研究结果放在一起，并不能得出一个实际而准确的评价。"除谢德瑞克外，甚至很多持开放性态度的研究人员，对于注视的相关论述，对视觉体系存在于脑部之外的世界中的观点仍持有怀疑的态度。

就在即将结束本书的写作时，我了解到，2013 年，《怀疑者论》杂志发表了另一个关于测试被注视时感觉的实验，该实现是由杰弗瑞·洛尔（Jeffrey Lohr）及其同事开展的。[185] 他们展示了自称为有史以来对此现象进行的"最严格的实证调查"。洛尔的团队将 134 名被试分为几组：一些人通过单向镜子被注视，其他一些通过远程监控被注视；一些人被要求阅读谢德瑞克的理论，而其他一些则阅读传统的视觉理论知识。研究人员甚至还雇用了一批学生扮演实验者，以降低实验者偏见对结果的干扰。研究中最关键的发现是，阅读了谢德瑞克理论的人对于他们能够察觉到是否被注视的自信大大提高，而并没有使得他们的实际能力有所提高。事实上，这个研究并没有为感知被注视的能力提供任何证据。洛尔及其同事总结道，今后的研究不应该关注这一现象的有效性（他们认为自己的研究明确显示并没有任何作用），而应关注为什么人们会在最初相信这一现象。

谣言：心灵感应表明思维能够超越脑及身体

另一个现象如果得到证实，将会极大的挑战脑－思维之间的联系，那就是心灵感应（也被称为心灵致动）——能够不通过身体，而仅通过思想，即可操控物体。正是这个"技巧"，使得自称灵媒的尤里·盖勒（Uri Geller）凭借戏剧性的用意念弯曲勺子、调速手表的表演，在 20 世纪 70 年代成为超级巨星，观众们都被表演所震惊，但是怀疑者们确信盖勒只是使用了一些魔术的技巧来达到他所描述的思维力量。1973 年，主要的怀疑者詹姆斯·兰迪（James Randi）受邀帮助美国《今夜秀》栏目为盖勒的表演做准备，他建议栏目均使用自己的道具，并禁止盖勒的团队在演出前接近这些道具。当晚，盖勒没能展现出心灵感应的力量，但他将失败归因于暂时性的力量缺失。[186]

科学家对在极其严苛控制条件下的心灵感应进行研究，较为受欢迎的方法是看人们是否能够仅仅使用精神力量去控制一个电子随机数字的产生。如果产生的数字模式在某人精神力量的影响下，与未受到人为影响的数字有所差别，就将此作为心灵感应的证据。弗莱堡大学医学院的霍尔格·博施（Holger Bosch）及其同事在 2006 年得出令人兴奋又具有很

097

大争议的结论，他们将 300 多个类似的实验结果结合起来，认为人的想法对于随机数字的产生在统计学上有着微小而显著的影响。[187]

但是，数据仍然存在问题。三个大型研究的数据显示异常，数据显示与被试的意图相反，另一个小型研究报告结论显示出较为积极的结果（显示消极结果的研究并未发表），使得博施及其同事宣称心灵感应的存在"未被证实"。尽管他们争辩道，如果他们未能揭示的内容被证实，那么将会是"最重要的基础"。

怀疑者们却不这么认为，如果将足够多的研究结合起来，统计学上也能够发现无意义区别的显著性，最重要的应该是这些影响到底有多大。在新的元分析中，他们认为平均影响效果是很小的，可以当作无意义。两个持怀疑态度的评论家，戴维·威尔森（David Wilson）和威廉·沙迪什（William Shadish），利用抛硬币游戏的类比法来表明博施通过研究所认为的心灵感应存在的微弱的显著性。如果玩家抛到正面赢一美元，而抛到反面则输掉一美元，威尔森和沙迪什解释道，他们在超过两个月的时间不停地进行了成百上千

次的实验，结果利用心灵感应玩家最终仅仅赢得了 48 美元的成果。"这种微小的差异没有任何意义。"他们写道。

但是另一名来自思维科学协会的评论家迪恩·雷丁（Dean Radin）对元分析进行了不同的评论，认为威尔森和沙迪什犯了一个常见的错误，就是将不显著的影响与实际用途的重要性联系起来。"电子之间的电压是相当微小的，但是在对如此之小的电压了解了之后，我们最终使得全世界都有了电。如果确实在思维与物质之间存在相互作用，"他补充道，"那么它最终产生的结果可能要比电力或原子能更加巨大。"[188]

我在这里写到的现象都令人感到新奇，并得到了很多研究。但是其中，并没有出现对脑产生思维这一传统观点的新挑战。对于被注视的感觉或心灵感应等效应，统计学上显著性很小，而且当一个并不相信的人在严格的条件下尝试复制这一结果时，常常不能获得任何结论。如果发现了积极作用之处，即使十分微小，也会引发关于这一结果是否具有意义还是仅仅作为统计事实的争论。我们应该保持开放的心态，但是现在思维仍旧仅仅植根于脑。

向 外 看

鲁珀特·谢德瑞克确信，当我们看东西时会从眼睛中释放出某种物质，这与科学上对视觉的理解有着直接的冲突。至少阿尔哈曾（965—1040）认为，视觉是由于光线进入眼睛并且（更现代的研究表明）刺激位于眼睛后部的视网膜细胞而产生的。相反并错误的观点认为视觉是由眼睛向外辐射光线，这种观点可以追溯到公元前 5 世纪的阿尔克米翁（在本书误区 No.1 中也曾提及此人）。柏拉图也是支持者，而这个观点也一直贯穿整个历史和恶魔之眼（能够通过注视而诅咒）的传说，还有爱神之箭的神话（例如，在莎士比亚的《爱的徒劳》中："情人的目光能够使得翔鹰失明。"）。

但是，简单的几个实验就能够暴露所谓理论的荒唐。想想看，如果一个灯泡的亮光太刺眼甚至会引起眼睛疼痛，盯着太阳看则会损伤眼睛！按照该理论，如果观察一颗星星需要光线从眼睛中发出，那么射出的光线必须要比光速还要快。

但是谢德瑞克在关于视觉是由眼睛发射某种物质而产生的这个观点的道路上，并不是孤单的。杰拉德·维纳（Gerald Winer）以及简·科特雷尔（Jane Cottrell）在 1990 ～ 2000 年早期所做的一系列研究表明，近 60% 的在校学生以及约三分之一的大学生同意视觉是由眼睛散发某种物质而产生的这种观点。[189] 在对本科毕业生的进一步调查中，他们甚至发现这些观点仍旧与关于视觉的科学基础课程相违背。[190] 维纳和科特雷尔也曾坦白地说被顽固的谣言所困扰，虽然他们说这可能与视觉的主观感受有关——图像总是"在外面"。能够感觉到被人注视着的这种广为流传的想法，也对视觉是向外的这一观点有很深的影响。■

误区 NO·20 神经科学正在改变人类对自我的理解

本书中的大部分内容都在强调一般人对脑的认知与科学事实之间存在哪些偏差。然而不论大众与媒体对神经科学是否有着准确的理解，我们都会面临这样一个独特的问题，那就是神经科学的崛起是否正在改变人类看待自我的方式，包括我们如何思考人类感兴趣的主题，比如艺术、法律、创造性和领导力。

脑科学的发展有目共睹。我在本书的简介中提到过，大西洋两岸宣布要对猛犸象进行神经科学研究。粗略地浏览一下这门学科的历史就可以发现，它在过去几十年中成绩斐然。神经科学学会（SFN）1969 年才成立。在 1979 年召开第一次年会时，只有区区 1300 人左右参加。后来乔治 H. W. 布什将 20 世纪 90 年代指定为"脑科学的十年"，引发了一系列广大公众参与其中的神经科学相关事件和一大批相关出版物的出版。自此，人们对这一领域的兴趣和投资都大幅增加。到 2005 年，SFN 的会员人数呈爆发式增长，最高达到了将近 35 000 人。就成果产出而言，增长也十分可观。1958 年，全世界的神经科学领域大约发表了 650 篇论文；到了 2008 年，论文数量达到了 26 500 篇，分别发表在 400 多种期刊上。[191]

许多评论家认为，这场神经科学的海啸已经对人类的日常生活和自我理解产生了深刻的影响。扎克·林奇（Zack Lynch）在其 2009 年出版的《第四次革命：看神经科技如何改变我们的未来》(The Neuro Revolution：How Brain Science is Changing Our World) 中宣称，神经科学领域的研究成果正在"强力影响着一切对人类的存在发挥重要作用的领域，包括人类的生活、家庭、社会、文化、政府、经济、艺术、休闲、宗教"。事实真的如此吗？又或者这是另一个正在编造中的谣言呢？

支持这一观点的例子

本书中列举了很多人们努力利用脑科学来理解或影响其他人的例子，然而这些做法常常都是以被扭曲或误解的科学为基础。比如人们试图根据脑的两半球性质来解释西方世界中的难题（见误区 No.12），以及认为人类之所以具备独特的共情能力是因为存在镜像神经元，而特别具有讽刺意味的是这种神经元最先是在猴子身上发现的（见误区 No.25）。

还有一些评论家指出了"脑品牌营销"的例子[192]，这是指越来越多的人在销售自己的观点、推广自我提升技术和治疗方法时会提到脑的概念，让这些内容看起来更科学、更先进，比如广为流传的"神经语言程序学"（见专栏）、神经营销（见误区 No.27）以及头脑健身房（见误区 No.29）。与这种趋势相似，2007 年神经领导力学院[193]成立，旨在"发扬、创造和分享那些转变人们思维、发展和行为方式的神经科学研究成果"。

最近几年，在位于伦敦和加利福尼亚州伯克利市的伦敦大学学院（UCL）内成立了世界上第一所神经美学学院[194]。

该学院的创始人泽米儿·泽基（Semir Zeki）认为：[195]"只有通过理解人类在所有领域内活动时受何种神经规律支配，我们才有希望对人类的本性有更适当的了解。这些领域包括法律、道德、宗教，甚至经济与政治，当然还有艺术。"此外，关于法律与神经科学的麦克阿瑟基金会研究网络也已成立，神经神学、神经刑事学、神经伦理学如雨后春笋般竞相出现。2013 年，伦敦的 RSA 公布了其关于"灵性背后的脑基础"的研究项目。[196]

不止于此。2009 年，[197]马可·罗斯（Marco Roth）在文章中宣称"神经小说"正在兴起，伊恩·麦克尤恩（Ian McEwan）、乔纳森·莱瑟姆（Jonathan Lethem）、马克·哈顿（Mark Haddon）、理查德·鲍尔斯（Richard Powers）以及其他许多作家都出版过相关作品，内容分别涵盖德·克莱拉鲍特综合征、图雷特综合征、自闭症和替身综合征，这些作品均出版于 1997 年之后。"这一趋势源于一种文化上的……转变，从人格的环境和关系理论回到了对脑本身的研究，将其作为我们是谁的根源来看待。"罗斯说道。

另外一些人把这一现象称为"脑中心论"或"神经中心论"，这是一种当代的思潮，把人类的情绪、创造性和责任感都归结为脑的因素。马里诺·佩雷斯·阿尔瓦雷斯（Marino Perez Alvarez）在 2011 年写道：[198]"个体不再是用自我而是用脑来定义，于是作家们诉诸神经人或突出自我之

101

类的意象，而不再提及自我是脑创造出的幻象之类的概念。"

还有一些迹象表明神经科学的优势地位正在改变我们谈论自己的方式。2013 年 7 月下旬，我在 Twitter 上快速搜索了一下关键字"脑"，结果发现了几百条和下面这些相似的推文："正在去伦敦的路上，今天很令人激动……已经感觉到我的脑在嗖嗖地运行了。"另一位推主写道："我想学习，但我的脑在说'没戏，二货'……""什么破脑子：为什么所有我讨厌的人都出现在同一个梦里。"又一条不幸的推文。

2006 年 [199]，保罗·罗德里格斯（Paul Rodriguez）在加利福尼亚大学对于人们在日常生活和写作中普遍会提到的脑的现象进行了一次系统性分析。他注意到了一些有趣的现象，比如在"头脑风暴""洗脑"和"头脑的产物"这些词汇中，人们用"脑"来代表"想法"；还有人们时常会把脑和自我分开叙述，比如"这份菜单把我的脑子都搞晕了"，又或者与此相反，把脑描述成是自我的关键组成部分，比如"我觉得自己脑死亡了"。

2013 年，临床神经心理学家沃恩·贝尔（Vaughan Bell）在《观察家报》的一篇专栏中论述了这一主题。[200] 他写道："我过去从来没有在公共汽车上谈论过神经科学，但上个月这种情况发生过两次。"一次是一个和他一起乘车的人告诉他说他们脑子那天都不太好使，还有一次是一个外国留学生

告诉他在国外留学会让你的头脑变得更高效。"神经科学已经渗透到了日常生活之中，这件事本身就很了不起。"贝尔说道。

↓ 反驳这一观点的例子

有一种观点几乎没什么人会反对，那就是脑以及关于脑的科学研究已经空前占据了公众的意识。神经科学正在快速进入人们的谈话和新的探索领域，而这些领域在过去都被归为人文科学的研究范畴。但这种进步真的正在转变我们看待自我的方式吗？神经科学真的正在让它所入侵的领域发生革命性变化吗？迄今为止的证据表明，情况并非如此。

我们来看一下神经领导力这一新领域。像德克·林德鲍姆（Dirk Lindebaum）和迈克·曾德尔（Mike Zundel）这样的管理学家对这一新领域的诸多方面都心存疑虑，其中包括这样一种理念，那就是关注与优秀领导力相关的神经领域会让人们以相反的方式来设计高效领导所具备的素质。[201] 林德鲍姆和曾德尔认为这一观点假定脑是人类行为的"终极原因"，而事实很清楚，脑会很容易受到身体状况、过去的经验以及思维的影响。他们在 2013 年写道："我们认为迈向正确方向的第一步就是要摒弃这样一种期望，认为组织神经学可以凭一己之力就使我们对领导力的理解发生革命性

变化。"

Trusted Advisor 的创始人、管理咨询师查尔斯·格林（Charles Green）也持怀疑观点。他在 2013 年的博客中[202]提出了几个知名学者和管理学大师援引神经科学的例子，包括丹尼尔·戈尔曼（Daniel Goleman）论述"改变习惯的神经科学"和斯里尼瓦桑·皮莱（Srinivasan Pillay）论述脑科学可以"在管理环境中增强理解"的方式。

在每一个例子中，格林都指出这些专家提到了影响神经系统的化学物质以及脑的组成部分，之后又把神经科学提炼成可以实际操作的建议。然而他又说道，这些建议就是一些"不合理的逻辑推论以及经过绚丽包装的常识"。举例而言，戈尔曼建议帮助他人打破坏习惯，而给出的技巧却是"提建议之前先共情"以及"做出关怀的姿势"之类的。在皮莱的观点中包含这样一条理念，用神经科学的术语重新构建旧的理念可以使之被更多的人接受。格林表示，在每一个例子中他都发现，这些人的结论"要么与神经科学本身完全无关"，要么"就是没营养的过时理念"。

神经美学这一新兴学科又如何呢？到目前为止，这一学科主要关注的是如何识别发现艺术之美的脑活动模式。诚然，其研究成果可以帮助人们科学地理解愉悦感，也揭示出一些艺术家利用人类视觉机制的方式。但并没有什么迹象可以表明这一学科正在改变我们欣赏或谈论艺术的方式。

科学作家菲利普·鲍尔（Philip Ball）在《自然》（*Nature*）杂志中写道[203]，他担心用还原论的方式解析艺术甚至会产生一些人们不愿意接受的理念，那就是艺术创作也分对错。这是一个错误的观点，因为美学关注的是文化和环境，而不仅仅是脑的一项基本属性。不过最重要的是，他也并没有对这一领域能有何建树抱太多期望。他说："目前的迹象表明，这一学科可能只是会朝这样的一些方向发展，比如'听音乐会激活脑区中的奖励和愉悦回路，像伏核、腹侧被盖区和杏仁核'。谢谢你们的贡献，但并不需要，谢谢。"

那么神经科学在一般大众对自我的理解方面又有何影响呢？我们看到了一些迹象表明人们在日常生活言语中比以往更常提到脑，但这能说明我们对自我的理解正在发生变化吗？伦敦大学学院（UCL）的克里奥德娜·奥康纳（Cliodhna O'Connor）和海琳·杰弗（Helene Joffe）于 2013 年发表了一篇关于这一问题的综述，两位作者在文中提出，所谓自我理解方面的神经革命有些言过其实。她们援引了一份 2012 年发表的调查问卷和女性青少年焦点小组讨论[204]。结果表明，许多人都知道"青春期的脑"这一概念，并且认为这是一个很重要的主题，然而在提出关于自我理解的问题时，没有人觉得这一概念有什么帮助，倒是有很多人觉得它很无聊。研究者称："我们的调研对象中，没有一个人把'关于神经的言论'或关于脑可塑性的描述（他们在研究过程中阅读了这些内容）纳入他们对自己行为的理解中。"

另一份 2012 年发表的研究[205]探索的是患有注意力缺陷多动障碍（ADHD）的成年人如何理解自己的疾病。他们完全没有一边倒地偏向神经科学，而是提出了包括生物、心理和社会问题等众多因素。研究者观察到，"神经生物学在患有注意力缺陷多动障碍的成年人中会引起共鸣，但并没有支配他们的思维"。

在关于个体自由意志的信念和对犯罪的解释方面又是什么情况呢？一些评论家认为，我们对与行为相关的神经机制了解得越多，就越难维持对个人选择和责任的信念。《经济学人》（Economist）2006 年刊登的一篇头版文章[206]中写道："当代神经科学正在侵蚀自由意志的理念。"这是这一论调中的典型观点。

事实上，支持各种观点的证据都存在。一份 2008 年的论文[207]显示，人们认为做了错事的人就应该对自己的行为负责，无论犯错者是否存在心理或神经方面的疾病。然而，后来的一项关于美国法官的研究[208]却发现，对于被诊断为精神病患者的罪犯，如果证词中指出他的疾病是由神经生物学方面的因素造成的，那么法官们就会倾向于对罪犯更加宽容。

2013 年，劳伦斯·斯坦伯格（Laurence Steinberg）研究

了在四次美国最高法院关于青少年罪犯是否应该考虑像成年人一样定罪的重大决策中，神经科学具有何种影响。他的分析表明，神经科学在法院的决策过程中所产生的影响不断增加，具体表现为青少年的脑尚未完全发展，还没有成熟的少年将来也有可能发展成更具责任感的成年人。然而，这也并不能清楚地表明这就是扎克·林奇等人所预言的神经革命。劳伦斯总结道："神经科学方面的证据对法院来说更具说服力，很可能并不是因为它们揭示出了什么新内容，而完全是因为它们与常识和行为科学相符。"

神经科学的研究成果很有可能对人们的道德行为产生不良影响。有一连串的研究都宣称，如果为研究对象提供人类行为和决策的神经生物学解释，会导致他们以更不道德的方式行事。举例而言，2008 年的一项研究[209]发现如果让学生阅读弗朗西斯·克里克（Francis Crick）描写的一段暗示自由意志是一种幻觉的文字，与那些没有阅读这段话的学生相比，他们在测验中会因为答题正确而给自己更多的奖励。这不太可能是因为他们真的答对了更多的题，他们很有可能作弊了。论文作者凯思琳·福斯（Kathleen Vohs）和乔纳森·斯库勒（Jonathan Schooler）很重视自己的研究结果。他们总结道："如果阅读决定论方面的信息会增加不道德行为的可能性，那么找到方法让公众远离这种危险就变得十分紧迫了。"尽管如此，我们很可能也没有必要这样担忧。2013

年，鹿特丹伊拉斯谟大学的罗尔夫·兹万（Rolf Zwaan）报告称，自己无法验证关于接触决定论的神经生物学信息对作弊会产生影响的研究成果。[210]

我在简介中说过，今天的谣言明天可能就会变成事实。我们正在经历由神经科学激起的对自我理解的重大变革，这一理念很可能就会从谬误转变为事实。脑科学的思潮正在涌向众多关于人类的研究领域以及人们的日常生活中。它甚至还有可能会如洪水般冲击那些已经成形的学科和信念。但目前，这种观点仍旧只是一种谣言，夸大其词而已。

奥康纳和杰弗在 2013 年的一篇综述中总结道："宣称神经科学将会使人们与自我、与他人以及与世界的关系发生重大变化，这有些言过其实。"他们还补充说："在许多情况下，神经科学的理念是通过渗透的方式同化到了既有的理解模式中，而并没有对其形成挑战。"

尼古拉斯·罗斯（Nikolas Rose）和乔尔·阿比 – 拉希德（Joelle Abi-Rached）在他们 2013 年出版的著作《神经：新脑科学与思维管理》（*Neuro：The New Brain Sciences and the Management of the Mind*）中写道："尽管神经企业家们创造出了辉煌的前景与期望，但我们仍然无法确定是否会有持久的新型专业知识出现，也不能预测神经生物学在未来几十年中对行为管理会有怎样的影响。"权衡了各种证据之后，我们似乎已经能清楚地看到神经科学还没有使我们看待自我的方式发生变革，也没有对艺术和人文学科产生重大影响。但是，未来仍需继续关注！

谣言：神经语言程序学是一种
有效的心理学技术

现在要是有什么人想借着神经科学的热潮和声望来赚钱，只要在他们的产品或者心理治疗技术前面加上"神经"二字即可。无疑，这个方法帮助美国励志自助大师理查德·班德勒（Richard Bandler）和约翰·格林德（John Grinder）实现了自己的梦想。他们在 20 世纪 70 年代发起了神经语言程序学（NLP）。这一系统的基础理念是观察那些疗效最好的心理治疗师的行为，并推断出他们背后的成功机制。班德勒和格林德发展出的一个关键理念就是我们每个人都有一个"自己所偏好的具象系统"来思考世界，这一系统受假定的五个人类感官之一所输入的信息支配。他们提出的另一条相关的断言就是模仿一个人所偏好的系统有助于你与他们建立融洽的关系。

基于这样一些教学理念，NLP 发展为一项极为成功的国际自助和培训运动，并且在商业和运动领域都保持着让人难以置信的受欢迎程度。任何人只要经过一个简短的培训就可以成为 NLP 从业者，这一点就使得这项运动持续繁荣发展，新的信众不断为其宣传，他们都在 NLP 有效这一谣言中有所收获。宣传网站上写着令人印象深刻的信息，宣称 NLP 技术可以帮助任何人达成几乎任何目标。[211] 如今有许多公司会花大价钱让员工参加 NLP 工作坊。作为回报，员工们会得到花哨的教学材料，相信自己已经学到了人类心理的奥秘，以及他们如果幸运的话，甚至可以获得听起来很唬人的"大师级从业者"头衔。

然而如今，NLP 已经被主流心理学和神经科学驱逐。这是因为 NLP 所引用的计算机和神经学方面的文献大多没什么根据，而它的中心原则也经不起仔细推敲。人们很难不质疑这个系统，因为它的方法和断言都不固定、不一致、不明确。尽管如此，多年来还是有很多人试图证实其中的关键主张，尤其是受偏好的具象系统这一理念。2009 年，托马什·维特科夫斯基（Tomasz Witkowski）对到当时为止 NLP 发表的受控实证结果进行了全面的分析。在 33 项相关研究中，只有 18.2% 的研究结果支持 NLP 的理念，54.5% 不支持，27.3% 的结果意义模糊。维特科夫斯基在《波兰心理学公报》（*Polish Psychological Bulletin*）[212] 中所写的结论很清楚：

"我的分析得出了一个无可争辩的结果，那就是 NLP 是一个伪科学的垃圾，应该被永久封存。"

有些人争辩说 NLP 一定有其合理的地方，既然它这么受欢迎，就应该允许它蓬勃发展。在开放的市集中，没有人会因为受到强迫而去参加它的工作坊。然而，把中层经理送去学习可疑的心理学技术是一回事，用一张 NLP 疗法的表格来治疗战争中受过创伤的老兵就完全是另一回事了。2013年年末，威尔士的一个为老兵提供服务的英国国民健康保险机构（NHS）因为一个当地的慈善团体用 NLP 疗法治疗受到创伤的士兵而对其进行了批评，并通知他们停止这种做法。NHS 全威尔士老兵健康与福利服务机构的首席临床医师尼尔·基辛那（Neil Kitchiner）对英国广播公司说：[213] "有些人因为在那里（接受 NLP 治疗）而变得情况非常不好，并且需要 NHS 和老兵慈善团体提供大量支持。"这件事已经被记录在案，当前人们认为 NLP 疗法并不是辅助治疗创伤的科学方法。■

第 5 章

关于脑物质
结构的谣言

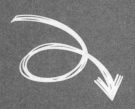

　　电视台的工作者、作家以及许多科学家在接触人脑的题材时都会不禁产生阵阵兴奋。他们对脑的复杂性感到惊奇，对我们体积庞大的脑、几十亿个神经元和它们之间无数的联结夸夸其谈。在微观水平，有各种牵强附会的推断，认为特定类型的脑细胞可以解释我们之所以为人的所有方面。本章会以客观的视角来看一看这些谣言，并且会更关注脑的物质结构。本章结尾会提醒读者，与脑相连的还有一个由骨架支撑、装满了各种组织的口袋也非常重要，那就是我们的身体！我们将会看到，这可不仅仅是一个用来运送强大头脑的肢体交通工具，它同样也在影响着我们的思维和感受。

NO.21　脑的设计很精妙

"人脑是自然界最精妙、最令人兴奋的创作。"这句话出自《泰晤士报》(*The Times*)旗下的解疑科学杂志于 2010 年出版的一期关于脑的特刊。对于我们这个三磅重的海绵状肉脑袋,这种崇敬之情非常普遍。"在每一个头盖骨中都存放着一个比最快的超级计算机还要强大的器官。"这是《脑部导览》(*The Rough Guide to the Brain*)封底宣传语中的惊叹。

有时,作家们好像在互相竞争,看谁能把脑赞美得更了不起。神经学家戴维·伊格尔曼(David Eagleman)在《发现》(*Discover*)杂志中宣称:"在宇宙里的所有客体中,人脑是最复杂的。人脑中神经元的数量就和银河系里的星星一样多。"人们所偏爱的另一个对比对象是互联网。显然,拥有 100 万亿神经元联结的人脑轻轻松松就可以超越拥有 1 万亿网页链接的全球互联网。

脑听起来确实令人惊奇。倒不是故作谦虚,但是其复杂性、运行速度和精妙的联结确实令人叹为观止。然而,几十年来,一些心理学家和神经科学家开始越来越担心,这种敬畏可能正在为一个新的误区提供养料,那就是:脑代表着生物学上的完美巅峰。

感到担忧的学者中有一位神经科学家名叫戴维·林登(David Linden)。他在自己的著作《意外的思维》(*The Accidental Mind*)[1]的封皮上写道:"你以前很可能看到过:一个打着侧光的人脑,摄像机像直升机环绕巨石阵一样盘旋其上,一个颇具魅力的男中音以敬畏的口吻赞美着脑的优美设计……这些内容,在本书里被称为'纯粹胡扯'。"另一个诋毁这种论调的人是加里·马库斯(Gary Marcus),他是《异机种系统:偶然建构出的人类思维》(*Kluge, The Haphazard Construction of the Human Mind*)[2]一书的作者。"异机种系统"(Kluge)是一个工程学上的术语,用来描述一种粗糙拼凑的设计却不知怎么可以运行良好。林登和马库斯都认为，脑应该被看作一个异机种系统，而不应该被吹嘘成生物工程学中堪称典范的杰作。

↓ 扭转不平衡

为了扭转大众不平衡的看法，传播更为实际的脑科学认知，林登、马库斯和其他一些人特别指出了脑这一器官的缺陷。一般而言，他们的观点主要集中在三个主要方面：脑的整体构造以及它如何发展成现在的样子，脑的物理限制，以及与此相关的一些例子证明我们的思维方式有缺陷或者不可靠。让我们按顺序来简单看一看这些方面。

脑是通过自然选择进化的产物。因此它并不是按照设计图有目的地建造出来的，任何的调整或添加都是在之前的基础上完成的。林登把脑的建构过程比喻成一个冰淇淋甜筒，"经过一段时间的进化，更高级的功能被添加进来，就像甜筒上又添了一勺新的冰淇淋，但下面的几勺冰淇淋却在很大程度上保持着原样"。笼统地说，这表示脑中那些相对低级的结构，包括脑干和中脑的一些部分，和那些我们通常认为不如我们高级的动物的脑中相对应的结构差不多，比如蜥蜴和青蛙。扩充出来的体积庞大的人类大脑皮层就是最顶端的那勺冰淇淋。

这种说法必定会抹杀关于脑部设计的光辉。但也有很重要的一点需要指出，那就是冰淇淋模型也受到了批评。[3] 像蜥蜴这样的动物并不只有一勺冰淇淋，它们同样也有前脑，只是远远没有我们的前脑那么大，发展程度也没那么高。一些专家还指出，人脑的脑干和中脑也在持续进化。我们并不是真的认为像许多人所暗示的那样，在我们的头盖骨里有一个"蜥蜴脑"，比如著名的减肥教练亚力杭德拉·鲁阿尼（Alejandra Ruani）（"当你在购物或者看电视的时候……你的蜥蜴脑就像圣诞树一样被点亮了"）[4] 以及美国作家赛斯·戈丁（Seth Godin）（"蜥蜴脑不仅仅是一个概念。它是真实存在的，并且就位于你的脊柱上方。"）[5] 尽管如此，林登的基本主张还是对的：进化是在原有形态的基础上不断前行的，这个过程会限制和牺牲一些人脑的运作方式。

那么，人脑到底有哪些具体的生理缺陷和弱点呢？其中最严重的局限之一就是它运行缓慢。这与神经元之间以一种可悲的低效方式传输电流有关。它之所以关系重大，是因为这是信息在脑部流动的基础之一。简而言之，当一个神经元受到超过其特定阈限的刺激时，就会激发一个"动作电位"，于是一股电流流过，激发它释放化学物质（神经递质），这些物质会穿过一小段空隙抵达相邻的一个或多个神经元。这就是神经元之间的沟通方式。

通过这种方式，神经元之间的传导速度最高只有每小时 400 英里（约 644 千米）（对于最慢的神经元这一速度只有每小时 1 英里），而就算只用铜线，传导速度也能达到每小时 6.69 亿英里（约 11 亿千米）。这种情况在很大程度上和下面所描述的事实有关，那就是电荷沿神经突触（从细胞体上分叉出来的长纤维）流动是通过突触墙中通道的开合使带电原子进入或离开来完成的。林登把这一过程比喻成用一根很细的橡胶软管来传输水，而整条软管上都带有小孔。脑细胞还受限于它们能以多快的速度重复激活一个动作电位，每秒 400 次已经是上限了，而且在一段时间的密集激活后，它们还需要休息一下。

脑部的信息加工通路中还混有分布广泛的噪音（此处所说的"噪音"是工程学意义上所指的无意义信号），所有这些情况所造成的缓慢速度对我们如何探索周围正在发生的事情以及我们如何穿行于世界具有重要的意义，我会在第 7 章详细论述这一点。

在神经元的沟通过程中还有其他许多低效和不协调的情况，其中大部分都在奥尔多·费萨尔（Aldo Faisal）和他的同事 2008 年发表的论文综述《神经系统中的噪音》（Noise in the Nervous System）里进行了列举[6]。举例而言，细胞壁上允许动作电位在轴突上传导的那些通道有时会随机开启，这有可能会对信号造成干扰。一旦动作电位到达了轴突的末端，催促着释放神经递质时，还有更多可变因素在等待着：

用来运输神经递质的口袋形介质在可以运送的分子数量方面会发生变化；它们在神经元的间隙（突触）中如何扩散在某种程度上是无法预测的；另一端，正在等待接收神经递质的受体数量变化也很大（见图 6）。

脑试图通过把信号平均分配和预期某段时间内世界很有可能是什么样子来补偿这些延迟和噪音问题所造成的影响。之后它会比较自己的预期和流入的信号，这也是抵消噪音的另一个机会。卡尔·齐默（Carl Zimmer）在为《连线》（Wired）杂志[7]撰写这些过程时说道："所有这些复杂的计算都是为了一个看似矛盾的目的，那就是：补偿我们生物结构中所内嵌的错误。"

脑部还有一些明显的生物缺陷是关于它容易受伤和罹患神经方面疾病的问题。比如在多发性硬化中神经元的绝缘性受损（见误区 No.3），又比如在中风之后，由于脑缺氧而产生的大量附带损伤（见误区 No.35）。我们会在本书的最后一章讨论疾病问题；现在我们先来看一些具体的脑部易受损伤的状况。

乔治亚理工学院的约翰·麦克唐纳（John McDonald）最近提出了一种理论，认为人类之所以有很高的风险罹患癌症是因为一些进化上的改变，而正是这些改变使得我们发展出这个相对于身体如此庞大的脑。具体来说，他发现了一些证据证明人类细胞周亡（技术术语，指按设定好的程序进行的细胞死亡过程）的过程相对于其他灵长类动物有所简化，这使得癌症的风险提高了。麦克唐纳对《新科学家》（*New Scientist*）杂志[8]说道："通过自然选择而使细胞周亡功能降低，这只有在增加脑尺寸方面才有意义。"如果他说的是对的，那么这一点就可以作为案例来证明脑的进化其实很凌乱。也许我们最终能拥有惊人的智能，但这是需要付出代价的。

另一种理念认为脑是某种无与伦比的超级计算机，不过心理学家们已经记录了许多人类的思维和感知缺陷，并不支持这种观点。相关的例子完全足够用来写一本书，实际上有很多书里都已经举出了这种例子，比如迪恩·博南诺（Dean Buonomano）所著的《脑的程式错误》（*Brain Bugs*）、丹·艾瑞里（Dan Ariely）的《可预测的非理性》（*Predictably Irrational*）以及大卫·麦克雷尼的《你并没有那么聪明》（*You Are Not So Smart*）。这里，我们来重点看一下在记忆和语言这两个思维中最重要的领域里，学者们提出过什么缺陷。

和计算机不一样，我们的记忆倾向于通过联想来运作，也就是说回想起一件事会在一个扩展网络中自动激活和它相关的一些事。这个系统有无数的弱点，包括搞不清楚事情是什么时候发生的，想不起别人的名字，恍惚（即忘记将来要去做某件事），以及我们倾向于建构错误的记忆。心理学家

丹尼尔·夏科特（Daniel Schacter）在一篇具有重要影响的论文《记忆的七宗罪》（*The Seven Sins of Memory*）[9]中总结出，所有这些小故障都可以归纳为七类：健忘、分心、空白、错认、暗示、偏颇和纠缠。正是因为这些缺陷，心理学家们才会主张全世界的法庭对待目击证人的证词都应该比现在持更高的怀疑态度。

加里·马库斯在他的书中权衡了人类记忆的利与弊，并且坦白承认自己更愿意拥有一套与计算机更相似的记忆系统，在这样的系统中，每一个记忆条目都会分配一个独特的查询编码（见误区 No.18）。马库斯写道："考虑到我们皮层记忆的可靠性，人们很自然就会询问，它的收益（比如速度）是否超过了它的成本。我想没有。"

马库斯还发现了我们在使用语言时的一些缺陷，用他的话说就是"充满了小错误、瑕疵和个人癖好"。他指出我们的语言意义模糊，原因有很多，其中一条就是我们有许多多义词，而不是一个概念分配一个词语。语法规则也有可能产生歧义，所以我们并不是总能搞清楚谁在对谁做些什么。总之，马库斯认为世上的语言并不是最优选择，因为它们这种随性的进化在一定程度上是我们思维的性质所造成的。他说如果我们可以从一开始就对语言进行设计，那么情况会完全不同，它会和路德维克·柴门霍夫（Ludovic Zamenhof）在 19 世纪晚期所创立的世界语更相似，这种语言的目标是让

112

人可以很快理解和学会，它只有一些简单的规则，并且也不会有那么多歧义。

马库斯认为计算机语言，比如 Pascal 和 C 语言，在很多方面都比我们的语言要好，它们没有任何的不规则形式，也没有任何模糊的意义。他说："没有一台计算机会为接下来应该做什么而犹豫。"（对于那些和马库斯一样崇拜计算机编码的人来说）很不幸，计算机语言和世界语都没能成功变成人与人之间沟通的方式。这很有可能是因为这些语言并不适合人类的脑，我们更喜欢更加多样和模糊的系统。

人类的语言是不完美的。马库斯提出，这是因为人类语言的运行系统，也就是人类的思维，本身就存在着深刻的缺陷和不精确性。我们的言语系统（舌头和嘴唇影响声带发声的方式）也发挥着一定的作用。马库斯说："这并不是说语言很糟糕，只不过如果当初设计时能想得更长远一些，它本来可以变得更好。"不论是记忆故障，还是语言模糊，马库斯想传达的是语言有缺点，有些情况下它表现得不错，但远不是什么完美的思维机器。

我们确实需要提防自己用太崇拜的眼光来看待脑，也不应该被人愚弄，认为脑的设计很优雅。我希望这段简要的综述能帮读者认清一些现实。即便如此，我们还是要小心不要矫枉过正。

詹姆斯·利德尔（James Liddle）和陶德·沙克尔福德（Todd Shackelford）在《进化心理学期刊》（Evolution Psychology）中批评了马库斯的进化理论，包括各种各样的生物学问题存在最优解，或者说进化最终可以解决这些问题的理念。[10]心理学家汤姆·斯塔福德（Tom Stafford）在《BBC 聚焦》（BBC Focus）杂志中发表了相似的忧虑看法，他写道："我对于现在这个生物风格的记忆感到很满意，它有时会搞错，但从来不需要重启。"[11]还有一些人[12]对林登关于脑部设计很差的看法做出了回应："如果设计这么差，那为什么全世界的人工智能实验室都在想各种办法试图把计算机设计成像人脑一样工作呢？"

平衡似乎是当今世界运行的法则。我们应该承认客观存在的瑕疵，但也不要忘记，我们的脑也是很厉害的。

113

误区 NO·22　脑越大越好

　　漫威漫画中的一个邪恶人物叫"大头目"，他和不可思议的浩克一样在一次事故中接触了伽马射线。但大头目（本名塞缪尔·史登）并没有因此获得超人的力量，而是变成了一个超级天才。你一看到他就会觉得他是个天才，因为他顶着一个球形的头盖骨，里面盛放着一个巨大的脑。我们都知道，脑越大越好，对吗？

　　事实上，真相要比这复杂得多。首先我们需要搞清楚，我们正在谈论的是一般意义上所有动物的脑，还是特指人类的脑。让我们先来看看人类的脑。要解决的第一个简单问题是：是不是脑越大的人智力水平越高？

 人脑

　　在人类这一物种中，整体的脑体积与智力相关，相关值

为 0.3 ～ 0.4（1 是完美匹配）。专家们把这种相关程度描述为"中等"。重要的是，我们很难直接理解脑体积与智力的关系，有许多问题有待解答。[13]

　　情况有可能是只有特定脑区的体积比较大，或者特定类型的脑物质比较多，才和较高的智力相关。研究者探索过人类各种脑区（包括额叶和颞叶）的大小与智力之间的关系，相关值通常在 0.25 左右。他们也研究过灰质（由细胞体构成）或白质（构成细胞之间的连接），灰质与智力的相关程度略高一些，但也只有 0.3。[14]

　　还有另一个与脑的总重量同等重要，甚至可以说更重要的智力相关因素是神经元之间的连接效率。加利福尼亚大学的保罗·汤普森（Paul Thompson）做过一项研究，他对 92 对同卵和异卵双胞胎的脑进行弥散张量成像。[15] 人们用这项技术来绘制脑中发挥连接作用的白质通路。汤普森的团队发

现在智力测验中得分较高的被试倾向于拥有更快、更高效的神经通路。那时汤普森说道："当你说一个人思维敏捷的时候，这种描述是正确的。他们的脉冲速度更快，在信息加工时以及以此为依据进行决策时更高效。"

雷克斯·荣格（Rex Jung）和理查德·海尔（Richard Haier）曾试图证明智力的脑基础，这可能是最具雄心的一项研究。他们分析了 37 篇脑成像论文的结果，并在 2007 年总结出智力与脑中的 14 个具体区域相关，这些区域跨越前额和后脑以及它们之间的联结，两位研究者将其称为 P-FIT 网络（顶 – 前额整合理论）。[16] 世界领先的人类智能领域权威之一伊恩·德利（Ian Deary）以及他的同事们在 2010 年发表的一篇文献综述[17] 中称："对于智力存在于脑的什么位置这个问题，P-FIT 可以说提供了最好的答案。"

所以对人脑来说，并不是体积越大功能就越强大，正确但听上去却没那么让人信服的规律是："有时在脑的某些区域，体积越大意味着性能越好，而快捷、高效的联结也有很大帮助。"在我们结束这一话题之前，再来看最后一个脑的特征，即神经元细胞与神经胶质细胞之间的精确比例（见误区 No.24），它也和更高的智能相关。尽管如此，我们在讨论这一特征之前还是应该持适当的怀疑态度，因为相关的研究证据很粗略，大部分都是靠检查阿尔伯特·爱因斯坦的脑（碰巧比脑的平均尺寸要小）而得出的。

把这位伟大的物理学家的脑与 11 个"普通人"的脑进行对比后，玛丽安·戴尔蒙德（Marian Diamond）和她的同事发现，在一个特殊的脑区——顶叶，爱因斯坦每一个神经元所对应的神经胶质细胞都要比一般人多。[18] 这个团队在 1985 年发表他们的研究结果时总结道："这些数据表明，在爱因斯坦的脑中，特定区域的神经元细胞与神经胶质细胞的比例可能反映出与控制组的脑相比，爱因斯坦在表达自己不一般的概念力量时会大量使用这种组织。"这听上去非常简单，但这项研究以及爱因斯坦的脑比较小这一事实，都强化了一种观点，那就是智力与部分脑区的关系很有可能等同于甚至强过与脑整体尺寸的关系。2013 年，有人根据新发现的照片对这位物理学家的脑进行了另一项分析，[19] 结果显示他的额叶皮层有较大的关联区，比他左脑中躯体感觉皮层和运动皮层的正常区域都要大。此外他还有比正常值厚的胼胝体，以及和正常解剖结构不太一样的顶叶，而这一切都存在于一个尺寸并不出众的整脑中。这与我们之前所说的研究结果是一致的。

动物的脑

当我们转而关注整个动物界的脑时，就更难支持越大越聪明的观点了。人类通常认为自己是整个地球上最聪明的动物，然而有很多动物的脑都比我们的大。大象和鲸的脑的尺寸远远超过人类，有我们的六倍那么大（见图22）！它们的神经元也比我们的多。20磅（9公斤）重的鲸脑中有超过2000亿个神经元，而人类的脑通常重3磅（1.3公斤），其中包含约850亿个神经元。

脑的大小通常和身体的尺寸关系更大，而不是和智力。原因之一就是简单的解剖和计算保障。体型更大的动物通常需要更大的感觉器官，这意味着会有更多的信息输入，并且需要更多的脑物质来加工它们。举例而言，更多的皮肤就会有更多的皮肤受体以及更大的躯体感觉皮层（脑中用来加工身体触觉信号的区域），用于加工相应的信息。与此类似，更大的肌肉就需要更多的运动神经元，它们与更大的运动皮层相关联。关键之处在于，与动物大小相关的额外的神经能力都是"更多相同"类型的加工，而不是额外的脑力转移给更复杂的思维形式。

人们越来越认可这样一种观点，对动物来说，与脑的绝对大小相比，脑与身体的相对大小与智力的关系更紧密，这种相对大小被称为脑化商数（EQ）。这种衡量方式更加能够满足我们人类的虚荣心，因为我们的商数遥遥领先，达到7.6（与此相比，海豚为5.3，黑猩猩为2.4，而猫为1）。实际上，人类的脑与我们最近的近亲黑猩猩相比，有它们的三倍那么大。此外，1999年发表的一篇脑成像研究论文[20]对比了11种灵长类动物，结果发现相对于身体的大小，人类的脑所包含的新皮层（位于脑的前部，负责很多复杂的思维功能）异乎寻常的大，脑回比你预期的多（这是指皮层表面的褶皱，而更多的褶皱就意味着更大的表面积以及更强的加工能力），以及更多的白质联结。

尽管如此，脑化商数也受到过一些批评。里约热内卢联邦大学的神经科学家苏珊娜·埃尔库拉诺–乌泽尔（Suzana Herulano-Houzel）指出[21]，我们所提出的商数取决于我们选择把哪些动物归为一类。她还指出了一些不规则的情况，比如在美洲中部和南部发现的卷尾猴体型娇小，它的EQ比体型更大的大猩猩要高，然而根据它们的行为和问题解决能力，科学家们发现大猩猩的智力水平反而更高。

埃尔库拉诺–乌泽尔还进一步指出，不同动物的脑按比例增大的方式也不一样。换句话说，对于不同的动物物种，脑的尺寸与脑细胞数量之间的关系是不一样的。举例而言，如果啮齿类动物体型越大，神经元的尺寸也会越大，这表示与人们的预期不同，大型啮齿类动物的脑中所包含的神经元数量反而相对较少。与此相反，对灵长类动物来说，无论大小，它们的神经元尺寸都一样大，这表示与其他动物物种相比，相对于我们身体的尺寸而言，大型灵长类动物的脑和我们的脑一样，包含着大量的神经元。

这对我们测量智力有什么意义呢？埃尔库拉诺–乌泽尔

说，这又一次表明为什么在整个动物界中用脑尺寸来代表智力是一个糟糕的选择。对某些动物来说，脑的尺寸大并不一定表示神经元数量也会相应比较多。因此，用神经元的绝对数量来标记智力比用脑尺寸效度更高。

要反驳"越大等于越好"这一误区，最后一项重要的论据就是有些脑很小的动物却完成了一些惊人的智力任务。比如大黄蜂，它的脑体积只有人脑的百万分之一。然而虽然脑小，它的行为却非常复杂。在 2009 年发表的一篇综述中，拉尔斯·奇卡（Lars Chittka）和杰里米·尼文（Jeremy Niven）识别出了 59 个独立的行为，包括不同类型的舞蹈（用来向其他蜂传递不同的信息）、搜寻花蜜（包括记住若干平方公里或英里范围内花朵的位置）、修整、警戒和采集水分。[22]

人们对这些蜂的学习能力进行了一些严格控制的测验，结果令人印象非常深刻。比如，它们可以学会"相同 - 不同规则"，也就是可以意识到和上一个视觉图形相同的图形可以带来奖励，而不同的图形则没有奖励……而且之后还能意识到规则发生了变化，这回要变成与上一个不同的图形才会有奖励。

借此机会我也想纠正一个与动物智力相关的误区。人们常用"脑子和鸟一样"来嘲讽别人，就好像这是一件很丢脸的事。事实上，有许多鸟类的脑尽管比我们的小得多，它们却非常聪明。乌鸦家族（鸦科）尤为典型，它们的一些行为流露出了复杂的社会智力迹象（值得注意的是它们拥有很高的 EQ，脑的前额部分也相对较大）。

灌丛鸦隐藏食物的行为就是范例之一。[23] 如果，并且只有当灌丛鸦在第一次隐藏食物时周围有潜藏的小偷，它们才会费心去重新隐藏食物。当周围有别的动物时它们还会利用阴影来遮蔽自己的动作，但如果只有它们自己就不会。潜在的盗贼也很狡猾。比如想要偷盗的乌鸦会在错误的地方啄食，以此迷惑正在掩埋食物的鸟，让它觉得自己并不知道食物藏在哪里，而实际上它是知道的。

很明显，当我们在人与人之间进行比较以及放眼整个动物界时，脑物质与智力之间的关系还有很多秘密有待揭示。我们可以确定的是并不是所有脑物质都以同样的方式影响着复杂的思维能力，还有神经元联结的健康状况和效率很可能与原始尺寸一样重要。与此同时，昆虫的智力行为也能很好地证明相对较小的神经部件能够具备很强的认知能力。

▼ 谣言：已经灭绝的博斯科普人比我们聪明，脑也比我们大

人类很聪明，脑也很大，我们认为自己代表着进化金字塔的顶端。但如果我们有一个祖先比我们还聪明，脑还要大

117

呢？让我来给你们介绍一下"博斯科普人"，他有着巨大的头颅，是1913年在南非被发现的。

据《大型的脑：人类智力的起源和未来》（*Big Brain, the Origins and Future of Human Intelligence*）的作者、神经科学家加里·林奇（Gary Lynch）和理查德·格兰杰（Richard Granger）称，这颗颅骨曾经盛装的脑很有可能比我们的脑大25%。他们还宣称不久之后在同一区域又发现了一些类似的大型颅骨，而且这一种族的成员还有另一个共同的特征，那就是具有一张孩童般的脸。

林奇和格兰杰在2009年的《发现》（*Discover*）杂志中写道：[24] "我们一直被这样一种理念所吸引：人类是进化的终点，不仅位于人科的顶端，而且是所有动物的顶端。博斯科普人却与此理念相左。他们可以证明顶着大型的脑，而且很有可能拥有强大智力的人类在不远的过去曾占据过南非很大一片区域。"这两个人后来还继续对这些遗失很久的聪明祖先所拥有的卓越智力进行了推测："他们应该比我们看得更远：更多潜在的结果，更多可能存在的下游成本和收益。"

这就产生了一个很明显的问题，如果博斯科普人这么聪明，为什么他们灭绝了，我们却存活到现在？原因有可能是他们从来没有存在过。约翰·霍克斯（John Hawks）可能不算是神经科学家，但他是威斯康星大学的人类学教授，还是人类化石遗迹方面的专家。2010年他在自己的博客上批评了林奇和格兰杰的观点，认为他们忽视了近40年来的人类学研究成果。他写道："我不知道有任何生物人类学家或考古学家可以确认（林奇和格兰杰）关于'博斯科普人'的描述，这只是人类学历史上一条已经过时的分支而已。"事实上，早在20世纪50年代，开普敦大学的罗纳德·辛格（Ronald Singer）就已经揭穿了关于博斯科普种族的理念。他总结道，与当地所收集的大量颅骨相比，博斯科普人的颅骨完全就是在正常范围内。辛格写道[25]："现在情况很清楚，1923年（由于缺乏数据）而看似正确的推论，虽然在1947年也被认为是正确的，但并没有理由在1958年还维持这种信念。"

误区 NO.23　你有一个祖母细胞

这个理念是说在你的脑中有一个或多个细胞专门用来表征你的祖母的概念，并且只表征你的祖母。想到她，看到她以及听到人们提起她都会激活这类特殊的细胞，但不会激活其他细胞。事实上，祖母细胞理论还要更深入一些，认为同样的原则适用于所有概念，每一个概念在脑中都有其专门对应的细胞。你不仅仅只有一个祖母细胞，根据这一理念，你还有一个只对你的母亲这一概念有反应的母亲细胞，一个代表妻子（如果你有的话）的妻子细胞，还有帝国大厦细胞，以此类推。

大众传媒非常喜欢这个理念，尤其是当人们讨论的概念是一位漂亮的女明星时。为了回应 2008 年发表的新发现，英国的《每日邮报》宣布科学家发现了"珍妮弗·安妮斯顿脑细胞"，用来解释该研究结果："当我们看到自己最喜欢的名人时，会激活单个的神经元。"[26] 早在 2005 年，《纽约时报》（*The New York Times*）也报道了一则类似的故事，[27] 标题是《一个刻有哈莉·贝瑞名字的神经元》。《科学美国人》（*Scientific American*）报道同一研究的标题则更低调一些，为《一张面孔，一个神经元》。[28]

祖母细胞的起源

祖母细胞这一术语背后有一段奇怪的历史。它起源于一个虚构的故事，这是已故的认知科学家杰里·莱特文（Jerry Lettvin）于 1969 年在麻省理工学院给他的学生们所讲的故事，帮助他们理解脑是如何表征概念的。这个故事的主角是一个虚构的人物，出自菲利普·罗斯（Philip Roth）的小说《波特诺的怨诉》（*Portnoy's Complaint*）。主人公很迷恋自己的母亲，并因此向一位神经外科医生寻求帮助。这位医生相信，具体的细胞会表征具体的概念，于是他着手破坏了波特诺脑中的"母亲细胞"。手术后，波特诺可以明白一般意义上母亲的概念，但不明白他的妈妈这个具体的概念。故事中的医生后来又着手寻找"祖母细胞"，而出于某种原因，这个标签在心理学家和神经科学家们争论脑如何表征概念时，在他们的想象中留下了深刻的印象。

视觉科学家和历史学家查尔斯·格罗斯[29] 称，尽管祖母细胞这一具体术语可以追溯到莱特文所讲的故事，但细胞表征概念这一理念的起源其实要更早一些。格罗斯强调，波兰神经生理学家杰泽·科诺尔斯基（Jerzy Konorski）于1967年提出了"认知细胞"（会对不同知觉经验做出反应的单独细胞），还有他自己（格罗斯）与同事在猴子的颞下皮层也发现了一些细胞，这些细胞似乎会对手和面庞做出选择性反应。还有在更早的1953年，据英国神经科学家贺拉斯·巴罗（Horace Barlow）描述，在青蛙的视网膜中有一些具有高度选择性的细胞，他称之为"虫子探测器"。

它们真的存在吗？

如果有研究者发现了祖母细胞，那么他们的科研成果一定借鉴了英国莱斯特大学罗德里戈·基安·基罗加（Rodrigo Quian Quiroga）所做的工作。基罗加和他的同事们曾经用电极来记录接受神经探查手术病人内侧颞叶（MTL）脑区的个体细胞。在这项工作中，人们发现了一些细胞，基罗加称之

为"概念细胞"，它们显示出了极为独特的反应模式。

比如据2005年发表的一篇论文称，[30] 人们在一位病人（颞叶中）右侧海马的前部发现了一个神经元，它只对哈莉·贝瑞的照片有反应，甚至当照片中的哈莉·贝瑞穿着猫一样的外套时，这个神经元也会做出反应，而其他人穿着猫咪外套却无法激活它。此外，"哈莉·贝瑞"这几个字也能激活此神经元，说明这个细胞会对"哈莉·贝瑞"的概念做出反应，不论这一概念是通过何种方式进入脑中的。相邻的另一个神经元会在看到特蕾莎修女时做出反应，但是对哈莉·贝瑞没有反应。研究者认为，概念细胞在位置构造方面并没有什么规律，换句话说，表征相似概念的细胞并非彼此邻近。据这些研究者称，这种安排对于学习新的联想是最优化的安排。

还有一些证据也表明这些细胞真的会对理念有所反应，比如有一位病人分不清悉尼歌剧院的照片和印度巴哈依寺院的照片。与他这种主观混淆相一致，研究者在他的MTL中识别出了一个细胞，它会有选择性地对这两个建筑都做出反应，就好像在这位病人的脑中表征的都是同一个概念。这一系列研究显示，神经元可以对具体的概念迅速做出反应。基罗加还观察到，有些病人有这样一个神经元，它会对他自己（也就是基罗加）或者他的同事的照片做出反应，尽管这些病人才刚刚认识他们一两天。

在2010年[31] 发表的另一个有趣的研究中，基罗加的团队指出，概念细胞不仅仅会在呈现名人的照片或名字时做出

反应，而且在人们想起这些名人时也会有反应。事实上，病人主动的想法能够超越视觉上的刺激。在一个案例中，当一位病人看着一张由 70% 的玛丽莲·梦露和 30% 的乔什·布洛林合成的照片时，如果他集中注意力去想乔什·布洛林，那么对乔什·布洛林敏感的细胞激活程度甚至会更高。更令人惊讶的是，在 2009 年发表的一篇论文中，基罗加实验室甚至可以仅仅根据观察相关概念细胞的激活程度而准确地指出病人所看的是哪张照片。[32]

哈莉·贝瑞神经元是祖母神经元的范例之一吗？根据对祖母神经元最严格的定义，也就是对于某个概念只有一个神经元有反应，而且这个神经元只对这个概念有反应，我们并不能认为哈莉·贝瑞神经元是其范例之一。开始时，基罗加的团队只测试了一小组图片的效应，而且只记录了相对较少的一组神经元样本。这表示他们无法确定"哈莉·贝瑞"神经元是否会对其他刺激做出反应，也无法知道是否存在其他没有被记录到的细胞类型，它们也会对哈莉·贝瑞及其他概念有反应。值得深思的是，基罗加发现的那些具有选择性的细胞同样也对其他相关概念敏感，只不过程度较弱。举例而言，人们曾在一位病人的海马中发现了一个细胞，它会对《老友记》(Friends) 中的女演员珍妮弗·安妮斯顿的照片做出强烈的反应（因此才会有我早前提到的《每日邮报》(Daily Mail) 的新闻标题）。然而，同样是这个细胞，它也会在看到《老友记》中的另一个明星丽莎·库卓时做出微弱的反应。

人们还发现了另一个细胞会对卢克·天行者和尤达做出反应，而这两位都是《星球大战》(Star Wars) 中的角色。

那么，祖母细胞的概念完全是一种谬论吗？有些专家是这样认为的。在回答 2014 年的 Edge 年度问题"哪个科学概念应该退休了？"时，索尔克研究所的计算机神经科学家特伦斯·谢诺沃斯基（Terrence Sejnowski）提出应该和祖母细胞道别了。[33] 然而还有一些人仍在继续捍卫这类细胞存在的可能性。比如布里斯托大学的杰弗里·鲍尔斯（Jeffrey Bowers）2009 年发表了一篇论文《关于祖母细胞的生物学合理性：对心理学与神经科学中的神经网络理论有何意义》(On the Biological Plausibility of Grandmother Cell：Implications for Neural Network Theories in Psychology and Neuroscience)[34]。他在文章中提出祖母细胞理论仍然有可能是真的，只不过这一系统中很可能存在着大规模的冗余，许多细胞都会对相同的概念做出反应（这实际上与莱特文的原创故事相一致，在那个故事中，神经外科医生这一虚构的人物需要为他的那个病人切除几千个"母亲细胞"）。

基罗加与其他一些研究者所持的主流观点认为抽象的概念并不是由单一（祖母）细胞表征的，也并非像其他人所说，由广泛分布的神经元整体所表征，而是由少量神经元所构成的所谓"稀疏网络"来表征。在一个稀疏网络中，任何一个神经元都可以被相关概念所激活，因此这可以帮助我们学习联想以及解释从一个想法到另一个想法的意识流动过程。

误区 NO.24　神经胶质细胞只不过是脑中的胶水

"神经科学"这个词本身就说明了一切。曾经有几十年的时间，研究脑中细胞的科学家几乎都只专注于神经元，它们的数量达几十亿。但其实还存在着数量相似的非神经元脑细胞，它们被统称为神经胶质细胞。

传统而言，神经元已经被宣布为脑中的主要信息加工单元。与此相对，在很长一段时间内，人们都认为神经胶质细胞无法交流信息，它们只是家政细胞，为重要的神经元提供服务而已。在人们心目中，它们还有一项功能就是帮助建构和稳固头脑。神经胶质细胞这个名称源自"gliok"一词，在希腊语中的意思是"胶水"。其实它也可以翻译成"黏液"，只是从传统上来说，这些细胞在科学家们的心目中地位极低，因此"黏液"可能反而与他们的本意相差更远。

神经胶质细胞有许多不同的类型。在中枢神经系统中有一些非常重要的类型，包括：少突细胞，它可以隔绝神经元的轴突，让信号可以更快传递；小胶质细胞，它是免疫系统的组成部分，参与突触的增加和减少；还有星形胶质细胞，之所以如此命名是因为当使用特定技术对它染色时，它会呈明显的星形（也有人说它们更像刷子，而不是星星）。在外周神经系统中，最重要的神经胶质细胞是施旺细胞，它可以隔绝外周神经中的轴突。

据我们所知，在过去的十年左右，人们特别对星形胶质细胞的功能进行了重大修改。在20世纪90年代后期，权威的神经生物学教科书还仍然宣称星形胶质细胞没有传递信号的能力，它们最主要的功能是支持神经元。尽管星形胶质细胞的确提供了许多支持功能，比如清理多余的神经递质以及保障神经元能够获得它们所需的血液和能量供给，但现在我们已经知道这些细胞实际上也具备信号传输功能。星形胶质细胞之间会进行交流，它们也会直接与神经元沟通，只不过它们沟通的方式与神经元之间的交流方式不同而已。

神经元与神经元之间的沟通是通过电传递和化学传递共同完成的。我在简介中提到过这一点（见前言），但是对那些不太熟悉神经生理学的人来说，还需要再对它们的概况做一点扩展。细胞壁上有一些微型的泵，多亏了这些泵，神经元内部与外部环境相比，才得以维持正常的负电荷状态。这种状态取决于细胞膜两侧带有正负电荷的原子（即"离子"）比例，其中带有正电荷的钠离子和钾离子尤为重要。每进入两个钾离子，细胞壁上的泵会泵出三个钠离子，以此来保证细胞内部相对带负电的状态。当电荷存在差异时会寻求平衡，这是物理学的基本法则，因此你可以把这种"负静息电位"比作是用大坝拦住的水。

因此，如果激发一个神经元导致细胞膜上的通道开放，那么就会引发一波正离子进入细胞，降低它的负电性。如果刺激的程度足够大，那么就会触发一次"动作电位"以及一波电流流过神经元。最终的结果通常是在神经元的末端区域，也就是突触前末梢，释放一波化学物质。这些神经递质会经过一小段间隙，即突触，之后与另一侧的接收神经元结合，从而使得这些神经元发起它们自己的动作电位。

除了极少发生的一些情况，神经胶质细胞都不会通过这种电的方式来与彼此或与神经元沟通。神经胶质细胞彼此之间是通过改变与旁边细胞间钙的水平来沟通的（钙，与钠和钾一样，带有正电荷）。神经胶质细胞还会参与神经元之间的突触，它们会向其释放刺激神经组织的物质，包括谷氨酸盐和腺苷（这一过程被称为"胶质传递"）。此外，它们还具有接收神经递质的受体，这表示它们的活动会受到神经元所释放的化学信号的影响。这就在人们所称的"三方突触"（它的特点是突触前末梢属于一个神经元，突触后末梢属于另一个神经元，而这两个末梢都被包裹在一个星型胶质细胞的投射范围内）中建立了一个复杂的反馈回路。简而言之，神经胶质细胞可以影响神经元，而神经元也可以影响神经胶质细胞。

今天，越来越多的神经科学家认为，星型胶质细胞与神经元之间以三方突触的方式进行沟通，使得那些星形胶质细胞可以影响神经元之间的信号传输，从而直接影响信息加工过程。梅肯·内德歌德（Maiken Nedergaard）和他的同事在2003 年 [35] 写过一篇很有前瞻性的综述，他们解释道："简单而言，星形胶质细胞会告诉神经元要做什么，并且会清理它们留下的烂摊子。"

三方突触的发现让人们想到，神经元还有可能通过神经

123

胶质细胞来影响彼此。记住，三方突触中的神经元可以向参与其中的星形胶质细胞发送信号；这转而又可以影响与它相邻的其他神经胶质细胞，于是就可以影响其他任何与这些受影响的星形胶质细胞进行三方突触的神经元。

为什么所有这些过程听上去很复杂？因为它就是这么复杂。克里·史密斯（Kerri Smith）在 2010 年[36] 为《自然》（Nature）杂志撰写过文章，他以另一种方式转述了神经胶质细胞研究者安德里亚·沃尔泰拉（Andrea Volterra）的观点："如果（事实确实如此）神经胶质细胞参与了信号传输过程，那么脑中信息加工过程的复杂程度就比我们以往所预期的要高出一个数量级。"

目前可以归属于神经胶质细胞的其他一些重要功能包括帮助建立神经元之间的新突触，以及有选择地消除已经存在的突触。换句话说，它们在神经网络的建构和管理中发挥着建筑师一样的作用。神经胶质细胞还会与血管细胞进行沟通，以确保血液可以流到所需的地方。

进一步扩展我们对神经胶质细的理解至关重要，因为它们在许多神经疾病以及脑和神经系统对外伤的反应方式中都发挥着重要作用。这里有一些例子可供参考：

- 如果脑和脊髓受到损伤，神经胶质细胞的数量就会激增（被称为"胶质细胞增生"），形成某种疤痕，使得神经轴突无法修复。

- 多发性硬化症，这是最常见的神经系统疾病，它的特征是由少突细胞为神经轴突提供的脂肪绝缘层丧失。

- 最常见的原发性脑肿瘤是恶性胶质瘤，它源自病态的神经胶质细胞。

- 癫痫会影响星形胶质细胞的信号传输。

- 星形胶质细胞参与减少一种蛋白质，这种蛋白质会在阿尔茨海默病症患者体内呈病态积累。

- 肌萎缩侧索硬化是一种致命、致瘫疾病（也称为运动神经元疾病或卢伽雷病，卢伽雷是一位著名的美国棒球运动员，他就是死于这种疾病），它与神经胶质细胞的缺陷有关。

- 神经胶质细胞还与艾滋病病毒（HIV）感染、抑郁症、精神分裂症和其他一些疾病存在关联。

关于神经胶质细胞的工作方式还有许多尚未解答的问题，同时也存在很多争议。也许最重要的是，尽管很多人都承认神经胶质细胞的信号传输具有很重要的功能，但也有一些持怀疑论的专家对研究这些细胞的技术手段心存疑问，比如现在依靠的都是细胞培养和组织切片，而非研究动物活体内的神经胶质细胞运作方式（即"活体"研究）。

2010 年，由肯·麦卡锡（Ken McCarthy）和他的同事在北卡罗来纳大学查珀尔希尔分校发表的一篇论文[37] 让意气风发的神经胶质细胞研究者们有些灰心。他们报告说，在经遗传工程处理过的老鼠身上，消除星形胶质细胞内部与各自之间的钙信号传输，对于老鼠海马中的神经元功能完全没有任何影响，这让人们对神经胶质细胞沟通是否具有功能性意义产生了疑问，至少在这一部分脑区是这样。然而，很快就有人对这一研究中所使用的粗糙方法提出批评。这些专家指出，在其他一些研究中，人们使用了"钙钳"来阻止某些具体的星形胶质细胞活动，结果发现这对神经元功能是有影响的。[38]

这些矛盾当然只有通过进一步研究钙信号究竟如何控制神经胶质细胞与神经元之间的沟通才能解决。与此同时，还有一点我们可以确定，那就是神经胶质细胞只是家政服务员这一理念在今天看来不过是一种误解而已。我们不应该把神经胶质细胞看作是神经元的仆人，梅肯·内德歌德和他的团队在他们的综述中写道"而应看作是它们的父母"。慢慢地，似乎有越来越多的专家认为我们忽略神经胶质细胞的时间已经太长了。举例而言，马里兰州贝塞斯达市美国国立卫生研究院的道格拉斯·菲尔兹（Douglas Fields）在 2013 年为《自然》（Nature）撰稿时，督促奥巴马政府的"脑计划"不要忘记这些重要的细胞。他写道：[39]"在脑计划的任何公告中，以及一些著名期刊在 2012 年和 2013 年发表'白皮书'概述宏伟的计划时，都没有提到'神经胶质细胞'这个词，这在很大程度上说明这项事业背后的神经科学家们需要扩展自己的思维。"此外，他还补充说："在任何重大的地图绘制旅程中，首要任务都应该是调查那些尚未被标注的区域。"

谣言：神经胶质细胞与神经元的数量比达到 10：1

这是一个非常模糊但特别神秘的脑误区。曾经有几十年的时间，最权威的教科书都信心十足地声称神经胶质细胞的数量远远超过神经元。举例而言，在由诺贝尔奖获得者埃里克·坎德尔（Eric Kandel）、詹姆斯·施瓦茨（James Schwartz）和托马斯·杰塞尔（Thomas Jessell）撰写、1981 年出版的权威教科书《神经科学原理》（Principles of Neural Science）中就有这样的陈述："神经胶质细胞数量远远大于神经元，在脊椎动物的中枢神经系统中，神经胶质细胞的数量要比神经元多 10 ～ 50 倍。"

然而，最新的证据完全否定了这一主张，并且表明在脑中神经元与神经胶质细胞的数量相当。新的数据源自一项创新技术，它是由里约热内卢的神经生理学家苏珊娜·埃尔库拉诺 – 乌泽尔的实验室所开发的（误区No.11 也曾提到过她）。她将脑磨成液态，并用一种可以使神经元 DNA 显色的特殊标记物区分神经元和神经胶质细胞。2009 年，她与同事们将这种技术应用于四个人脑，得出的结论是神经元与神经胶质细胞的比例约为 1：1。[40]

神经胶质细胞的数量远大于神经元这种说法缘何而来已经成了一个谜。2012 年，有人让神经科学作家黛西·尤哈斯（Daisy Yuhas）和费里斯·贾布尔（Ferris Jabr）在他们颇受欢迎的《科学美国人》(Scientific American) "Brainwaves" 博客上传播 10：1 的谣言，于是这二人变成了侦探，开始调查事实的真相。[41] 他们发现一些比较旧的研究使用的是在显微镜下给脑切片中的细胞计数这一传统技术，得出的比例是 0.5：1 到 2：1，但没找到任何文献声称 10：1 或 50：1 的比例。他们写道："在调查了研究文献之后，我们没有找到一篇发表过的研究报告直接支持在整个人脑中神经胶质细胞与神经元的比例为 10：1。"

在理想情况下，我们还需要其他人可以重复埃尔库拉诺 – 乌泽尔的研究发现。还有一点也值得注意，那就是在脑的不同部位以及不同的物种之间，神经元与神经胶质细胞的比例也并不一致。因此实际情况远比给出一个简单的比例要复杂得多。然而就眼前的问题而言，神经胶质细胞数量比神经元多 10 ～ 50 倍似乎只是关于脑的另一个误区而已。■

误区 NO.25　镜像神经元为人类所特有（镜像神经元损伤导致自闭症）

回溯到 20 世纪 90 年代，意大利神经科学家在猴子的脑中发现了一些具有不同寻常反应模式的细胞。当猴子在做某个特定的动作，并且像照镜子一样，看到另一只猴子也在做同样的动作时，运动前皮层中的这些神经元就会被激活。这是一次意外的发现。帕尔马大学的贾科莫·里佐拉蒂（Giacomo Rizzolatti）和他的同事们当时正在用电极棒记录恒河猴的前脑中这些个体细胞的活动。他们想研究的是这些猴子如何利用有关客体的视觉信息来指导自己的动作。有一天，正巧在研究团队中的一员莱昂纳多·福加塞（Leonardo Fogassi）伸手去拿猴子的葡萄干时，镜像神经元的活动被记录了下来。当猴子看到福加塞伸手去拿的动作，而它们自己也在伸手去拿时，这些细胞就被激活了。自此，这些神经元的精确功能及其影响力就成了神经科学领域大为追捧的主题。

讹传

维莱亚努尔·拉马钱德兰（Vilayanur Ramachandran）是加利福尼亚大学圣迭戈分校一位具有非凡魅力的神经科学家，他在 2000 年时做出了一项大胆的预测：[42] "它们将会提供一个统一的框架，帮助人们解释许多至今为止仍旧保持神秘状态、也无法通过实验探索的心理能力。"

在镜像神经元被发现之后兴起了一番疯狂的热潮，而拉马钱德兰就游走在这股浪潮的前端。在很多人眼中，正是因为这些细胞我们才之所以为人（考虑到这些细胞是在猴子身上发现的，还真是讽刺）。最重要的是，许多人认为它们是人类共情能力的神经要素，是人类文化的神经生物学表达。

作为科学传播者，拉马钱德兰的魅力之一就在于他对神经科学的激情具有感染力。也许，他只不过是在刚发现镜像细胞不久的那几年有些激动过头了而已？情况并非如此。2011 年，拉马钱德兰出版了一本面向普通大众的书 [43]《讲故事的脑》（The Tell-Tale Brain）。在这本书中，他把镜像神经元扯得更远了。在题为"影响文明的神经元"一章中，他声称镜像神经元是共情的基础；它们可以帮助解释一种名为疾病失认症（这种病的患者否认自己瘫痪或有其他残疾）的神经心理疾病；它们还有助于解释语言的起源；以及最令人印象深刻的是，它们促进了 6 万年前人类文化的巨大进步，包括出现复杂的艺术以及工具的使用。他总结道："我们可以说，镜像神经元在原始人类进化过程中的作用就像今天的互联网、维基百科和博客一样。瀑布一旦倾泻而下，通往人性的道路就无法回头了。"2006 年 [44]，在他和林赛·奥伯曼（Lindsay Oberman）一起撰写的文章中，他以更简洁的方式发表了相似的言论："镜像神经元让人类可以去探索星空，而非只是闷头种地。"

并不是只有拉马钱德兰一个人对这些细胞的评价如此之高。2009 年，一位杰出的哲学家 A. C. 格雷林为《泰晤士报》（伦敦）撰写了一篇文章，主题是我们对名人生活的兴趣。在文章中，他把这种兴趣也完全归结于那些镜像神经元。他写道："共情是我们的一种伟大的天赋。这是通过生物学进化而来的能力，是'镜像神经元'的功能。"2012 年，同样是在《泰晤士报》中，伊娃·辛普森（Eva Simpson）撰写了一篇文章，分析为什么在网球冠军安迪·穆雷失控落泪时人们会如此感动。她说："哭泣就和打哈欠一样，这都得怪镜像神经元，这种脑细胞迫使我们在看到他人时会以同样的方式做出反应。"《纽约时报》2007 年的一篇文章主题是一个人英勇地救了另一个摔倒在火车铁轨上的人。在这篇文章中，镜像神经元又成了主角："人们拥有'镜像神经元'。"卡拉·巴克利（Cara Buckley）写道："这使得他们能体会到其他人的感受，无论是欢乐还是悲伤。"

关于镜像神经元的科学故事常常会起一个深刻的标题，这些标题也支持着拉马钱德兰的主张：[45]2006 年《纽约时报》一篇文章的标题是《能读心的细胞》；2005 年美国心理学会的一份月刊杂志中，一篇文章的标题是《思维的镜子》。[46]但最劲爆的还是那些市井小报。试试在《每日邮报》的网站上搜索"镜像神经元"。举一个例子，2013 年的一篇报纸文章声称最受欢迎的爱情电影之所以如此出众，是因为它们激活了镜像神经元。还有一篇文章称，多亏了镜像神经元，医院的病人才会有人探望。事实上，没有任何科学研究直接支持这些言论，它们完全是失去了理性的还原论。

在 Twitter 上简单搜索一下就可以看出，强大的镜像神经元让人们拥有共情能力，这种理念在大众的意识里传播得多么广泛。"镜像神经元负责让我们在看到他人受伤时自己流泪。"@WoWFactz 在 2013 年满怀信心地误导了他的 398 000 位粉丝。自助类图书作者卡罗琳·利夫（Caroline Leaf）在同一年也发表了这样的推文："镜像神经元极为强大，我们甚至能够反射或回应彼此的意图。"

如果镜像神经元赋予了我们对他人产生共情的能力，那么接下来的结果就必然是我们应该关注这些细胞，用它们来解释为什么有些人很难理解别人的观点，比如自闭症患者。来看一眼"破镜假说"。丽塔·卡特（Rita Carter）是一位高产的神经科学作者，2009 年她在《每日邮报》中写道：[47]"自闭症患者缺乏共情能力，而他们的镜像神经元活动也较少。"这是拉马钱德兰所赞同的一个理论。在把人类文化的巨大进步归功于这些细胞之后，她又在 2011 年的书中声称："自闭症的主要原因就是镜像神经系统失常。"你应该不会感到惊讶，基于这些主张出现了一些令人质疑的自闭症干预手段，包括同步舞蹈疗法以及与宠物机器人玩耍。

有些研究者还用镜像神经元来解释吸烟者的强迫行为（他们的镜像神经元因为看到其他吸烟相关行为而被过度激活了），同性恋的生物学原因之一（同性恋者的镜像神经元在看到同性别的人生殖器官呈唤起状态时被激活），此外还有许多其他人类行为。《新科学家》（New Scientist）的文章称，[48]这些聪明的细胞甚至可以"控制看到色情影片时的勃起反应"！

↓ 真实情况

毫无疑问，镜像神经元的确有一些令人着迷的属性，但关于它的许多主张实际上都是天马行空的吹嘘和推测。在了解具体细节之前，首先值得指出的就是镜像神经元这个名称颇具迷惑性。我们之前已经说过，这个标签最开始是用于猴脑中运动区域的细胞，它们显示出了如镜像般的感觉属性。自那时起，人们在脑的其他部分中也发现了具有这种反应模式的细胞，包括脑后部的顶叶皮层。如今，专家们谈论的都是"分布式镜像神经系统"。

"镜像神经元"这一术语还隐瞒了背后多种复杂的细胞组合类型。[49]有些运动细胞只有在猴子（大部分这类研究都是用猴子完成的）看见眼前有一个活的表演者时才会出现镜像反应，还有一些细胞在看录像的时候也会有所反应。有些镜像神经元比较挑剔，它们只对非常具体的某种动作有反应；另一些则没那么具体，会对观察到的众多行为都有反应；还有一些镜像神经元甚至会对某个特殊动作的声音做出反应；有些神经元则会出现镜像抑制，也就是当它们观察到动作时，自身的活动会减少。另外一项研究在猴子身上发现了触觉敏感神经元，这些神经元在看到另一个动物的同一部位被触摸时就会有反应（拉马钱德兰把这些细胞称为"甘地细胞"，他说因为这些细胞消解了人类之间的壁垒）。

此外，还有报告指出整个脑系统都有镜像属性。举例而言，脑中所谓的疼痛矩阵会加工我们自身的疼痛信息，但是当我们看到其他人疼痛的时候，这一区域同样也会被激活。在这种情况下，专家们常常会提到"镜像机制"，而非镜像神经元本身，尽管这二者之间的区别并不总是很明显。

因此，不仅仅在脑的运动区域内存在不同类型的镜像神经元（它们各自之间镜像属性的程度和方式有所不同），在整个脑中还存在着各种非运动神经元网络，它们之间的镜像属性也程度各异。因此用镜像神经元来解释共情未免太过模糊，这简直和用脑解释共情无异。

让我们再来具体看一种普遍存在的理念，即镜像神经元"导致"我们能够感受到他人的情绪。这可以追溯到镜像神经元最开始被发现时的背景，也就是猴脑前部的运动细胞在看到另一个人做动作时会做出反应。有人据此提出，镜像神经元与我们理解他人行为的目的之间是因果关系，而这一理念还受到了许多专家的支持，包括维托里奥·加莱塞（Vittorio Gallesse）和马科·亚科博奈（Marco Iacoboni）。按照这种推理，通过在我们自己脑中的运动路径上表征他人的

动作，这些细胞对他人的意图进行了瞬时的模仿，这对共情而言是非常有效的基础。

这是一个简单而又吸引人的理念。而新闻记者（还有像拉马钱德兰这样热情过头的神经科学家）不会告诉你，这种理念存在多少争议。[50] 对于我们理解他人行为的能力，镜像神经元发挥着至关重要的作用，对支持这一理念的人来说，最大也是最明显的问题就是，显然我们能够理解一些行为，但自己却做不到。

一个甚至从来没有拿过球拍的网球迷并不会在罗杰·费德勒攻取另一次胜利时坐在那里一脸困惑。他们完全可以理解费德勒的目标是什么，尽管他们自己的挥拍动作细胞并不能模仿费德勒的动作。与此相似，我们可以理解飞行、滑动、盘绕以及其他生物的所有动作，尽管我们并不具备必要的飞行或其他细胞来模仿这些动作。医学文献中也有大量记载，在运动网络遭到破坏之后，理解能力仍然存在，有的人虽然说不出话，但却可以听懂演讲；有的人虽然面部运动能力受损，但能理解他人的表情。也许最尴尬的是，当我们看到自己并不熟悉的行为时，比如与看到带有文化意义的手势（如胜利的手势）相比，看到无意义的手势时镜像神经元的活动水平反而更高。

镜像神经元的鼓吹者通常可以接受，即使没有相应的镜像神经元活动，人们也有可能理解他人的行为。但他们

说，镜像神经元使我们可以更深入地理解这些行为。2011年，在发表于《心理科学透视》(Perspective in Psychological Science) 的一篇期刊辩论文章中，[51] 马科·亚科博奈坚称镜像神经元对于理解行为至关重要，而且他还支持这样一种理念，即这些神经元以某种方式使得我们可以"从内部理解"，虽然我们也并不知道他这些话是什么意思。这一领域中的批评者却并不这样认为，加利福尼亚大学尔湾分校的格雷戈里·希科克 (Gregory Hickok) 认为，[52] 镜像神经元的功能并不是理解他人的行为本身（很明显没有镜像神经元我们也能做到这一点），而是帮助我们在决定选择什么行为时参考他人的行为。从这个角度来看，镜像神经元的活动既有可能是理解他人行为的原因，也有可能是其结果。

　　另一项宏伟的主张是镜像神经元在加速人类社会和文化进步的过程中发挥着核心的作用，因为它促使我们可以从情感上理解彼此。这种理念又是否正确呢？研究中的麻烦之处集中在这样一个事实上，那就是镜像神经元似乎是通过经验后天获得的属性。塞西莉亚·海斯 (Cecelia Heyes) 和其他一些人的研究表明习得的经验可以在运动细胞中逆转、消除或者建立镜像属性。在一项相关的研究中，[53] 海斯和她的同事让被试在看到另一个人的食指动作后用自己的小指做出反应。这种训练会改变他们平常的镜像活动。24 小时之后，当被试看到另一个人的食指动作时，他们自己的小指肌肉兴奋活动比食指肌肉要多。这与训练之前的结果相反，也显示出脑中的镜像活动是多么容易受到经验的影响。

　　对于那些关于镜像神经元的大胆主张，这些研究发现之所以令人尴尬是因为它们暗示了经验对镜像神经元活动的影响力与镜像神经元的活动影响我们加工世界的方式程度一样。换句话说，如果我们所选择的行为会对镜像神经元的工作方式产生决定性影响，那么宣称镜像神经元促使我们彼此模仿和共情，这显然是不合理的。关于镜像神经元在文化发展中的作用，海斯认为像舞蹈和音乐这类文化活动对镜像神经元的影响力与镜像神经元对它们的影响力程度相当，前者甚至更大一些。与拉马钱德兰和其他一些人的意见相反，她在 2011 年写道：[54] "镜像机制并不是生物学与文化之间用来标注因果关系的箭头，它与文化加工二者之间以同样的力度互相影响。"

　　还有更多证据表明镜像神经元并不总是位于因果关系箭头的起始端，比如有研究表明，这些细胞的活动会受到诸多因素影响，包括猴子的视角、所观察到动作的奖励价值以及所看到动作的整体目标（是要抓住某个物体还是要把它放进嘴里）。[55] 这些研究结果意义重大，因为它们揭示出并非只有外部输入的感觉信息可以激活镜像神经元，脑内其他部位对其观察到的现象所构想出的意义也能激活这些细胞。当然，这些研究结果并不能减损镜像神经元的魅力，但它们的

131

确可以说明这些细胞是镶嵌在一个复杂的脑活动网络中的。它对知觉和理解力的影响与后者对它的影响一样多。

最后，我们来看一看镜像神经元对自闭症有何意义。这一领域中对镜像神经元的吹捧恐怕是最不合理的。正如莫顿·安·格恩斯巴彻（Morton Ann Gernsbacher）在 2011 年所说的：[56]"恐怕没有哪个关于镜像神经元的假说像它与自闭症之间的关系那样充满了臆测。"格恩斯巴彻回顾了相关的文献，其中一些研究结果发现大多数自闭症患者在理解他人行为方面没有问题（这与破镜假说相反），而且他们表现出了正常的模仿能力和反射动作。此外，在 2013 年发表的一篇文献综述中[57]，诺丁汉大学的安东尼娅·汉密尔顿（Antonia Hamilton）评价了 25 项相关研究的结果，这些研究所使用的方法包括功能性磁共振成像（fMRI）、脑电波扫描（EEG）和眼动追踪技术，研究的是自闭症患者的镜像神经元功能。她总结道："几乎没有什么证据可以表明自闭症患者的镜像系统存在普遍的功能障碍。"她还补充说："以这种理论为基础的干预方法不太可能有帮助。"

在看到他人移动时会做出反应的运动细胞的确很吸引人，这毋庸置疑。它们很有可能在重要的社会认知方面发挥着一定作用，比如共情和理解他人的意图。但声称它们促使我们共情，并且把它们捧为神经科学中的圣器，看作人性脑基础的终极根源，那就太过天花乱坠了。我承认，上面所提

到的那些证据在一定程度上是经过选择的。我已经尽力消除了夸张的部分，只展示出关于这些细胞的本质和功能存在哪些争议和疑问。事实上，在这一部分的结尾，仍然值得一提的就是人类脑中存在镜像神经元这件事也只是暂时确定而已。

证明镜像神经元存在的第一项直接证据来自于 2010 年发表的一篇论文，[58]其中记录了癫痫患者脑中的个体细胞。罗伊·穆卡梅尔（Roy Mukamel）和他的同事们在脑的前部发现了一组细胞，它们在看到各种面部表情和头部姿势的图像时会做出反应，在看到人们实际做这些动作时也会有反应（但是在看到描述这些动作的文字时没有反应）。然而，就在这之前的一年，在另一项利用功能性磁共振成像技术完成的人类研究中，[59]并没有证据显示在学界所公认的镜像神经元区域内出现适应性反应的迹象。也就是说，在先执行动作后看见动作（或者反过来）的刺激不断呈现的情况下，如果这些神经元具有镜像属性，那么它们的活动应该会减少，但实际情况却并非如此。哈佛大学的第一作者阿方索·卡拉马扎（Alfonso Caramazza）那时告诉我说："并不存在有意义的证据可以表明……人类拥有镜像神经系统。"他的评论提醒了我们目前正处于这类研究的何种位置。我们尚在试图确认它们是否存在于人脑，如果存在，位置是哪里，它们又具有什么功能。镜像神经元十分迷人，但是，至少到目前为止，它们并非为何为人性这一问题的答案。

误区 NO.26　脱离身体的脑

尽管民间有这样一些说法，比如"我从骨子里感觉到了它"或者"我要遵从自己的心"，但如今人们脱离肉体来看待自己的精神生活，其实也颇为平常。他们仅仅把身体看作是感觉信息的来源，将来自皮肤、眼睛、耳朵和其他渠道的信息送入头脑进行加工。作为回应，头脑向身体发出命令，告诉它自己想要如何移动。根据这种以神经为中心的观点，脑 – 身联结不过就是感觉 – 动作关系，至于道德、审美、决策以及其他人类所考量的事全都交给大脑来处理了。

关于这些对脑的偏见，我们主要应该纠正三点。首先，我们不要忘了身体除了脑和脊髓，其他部位也有神经元。实际上，内脏中就广泛存在着神经元，因此有些专家把这些神经元统称为"第二个脑"（与此类似，还有一些人提出"心脏上的小型脑"，因为这一部位存在大量像神经元一样的细胞，

不过这种说法争议比较大）。第二，身体状态对情绪有着深刻的影响。第三，来自身体的信息会影响我们的思维方式，反过来，想法也会影响身体。第四，心理健康影响着身体健康，反之亦然。让我们来逐一说明。

内脏中的脑

据估计，在人的肠壁上镶嵌着一亿个神经元，这比一只猫整个脑中的神经元还要多。它的学名叫作"肠神经系统"，可以让复杂的食物消化程序完全就地解决，不需要头上的脑进行持续的监督。有超过 30 种神经递质参与了这一过程。事实上，《第二个脑》（*The Second Brain*）[60] 一书的作者、神经生物学家迈克尔·格申（Michael Gershon）在接受各类杂志采访时称，身体中 95% 的五羟色胺都是在肠胃中发现

的。[61] 我无法找到这一说法最开始的杂志来源，但是鉴于格申的资历，似乎可以相信肠道中确实会产生大量五羟色胺。你可能还记得，五羟色胺是一种与情绪有关的神经递质，许多抗抑郁药都是以调节五羟色胺水平为目标的（见误区No.41）。

肠道与脑的交流是通过所谓的迷走神经（实际上是在脑与内脏之间传递信号的一组神经）来完成的，而格申称，这些神经纤维中的90%都是把信号从肠道传送到脑，而非相反。与此相关，由鲁汶大学的卢卡斯·凡·奥登霍夫（Lukas Van Oudenhove）所领导的团队最近发现直接向被试的胃中灌注脂肪酸，会让他们在听到悲伤的音乐或者看到悲伤的面孔时受到的影响较小。[62] 这一结果与这样一种理念相符，那就是除去食物心理效应、文化意义和个人意义，肠道活动可以直接影响脑。

这些从肠道传递到脑部的信号会对日常生活产生深刻的影响。2010年发表的一项研究[63]发现，在用餐一小时后，人们在赌博中的决策会更保守一些。研究者们认为这是因为酰基–胃饥饿素这种增强食欲的激素受到了抑制。当这种激素的水平升高时，我们会感觉更饿，并且更倾向于冒一定的风险来获得我们想要的东西。2011年发表的另一项研究[64]结果则十分令人担忧，以色列的法官在刚刚进食之后所做的有条件释放的决策，比在一次审判快要结束时（此时他们已经工作了几个小时而没有进食了）所做的决策宽容得多。

还有一些证据表明，我们的心境和情绪还会受到肠道中的微杆菌影响[65]。这些证据中的大部分都来自于动物研究，然而在过去几年中，有些研究得出了一些试验性的结果，表明促进肠道细菌生长的益生菌制剂对人们的情绪有积极影响，而且可以改变脑功能以降低对压力的反应。举例而言，2011年发表的一项双盲安慰剂控制的研究发现，与控制组相比，服用了30天益生菌的健康被试的心理痛苦程度较低。[66] 对老鼠的研究表明，折中效应可能是通过影响免疫系统而产生的，也可能和微生物释放的短链脂肪酸有关。

身体对情绪的影响

在19世纪末，伟大的美国心理学家威廉·詹姆斯提出情绪起始于身体的变化，随后才出现情绪的感觉部分，它是身体对心理产生了影响的结果。他举了一个人在树林中躲避一只熊的例子。一个人在树林中奔跑，他断言说，是奔跑导致这个人害怕。尽管现在人们已经知道情绪体验在很大程度上取决于人们对情境如何评价以及对身体的感觉如何解释，但关于身体反馈的重要性，詹姆斯还是有一定道理的。

再来看一下面部表情与情绪感受之间的关系。我们通常认为是先出现情绪，然后面部才会产生相应的表情。但实际上有证据表明这种因果关系反过来也可以成立。强颜欢笑[67]可以让一些人感觉更高兴，也更倾向于回想起一些积极的事件。在一项有关的研究中，[68] 被试被要求用牙齿咬住一支笔，这会让他们被迫出现微笑的表情，此时让他们观看动画片。在对动画片进行评价时，与那些用嘴唇叼住笔的人（这种姿势会阻碍他们微笑）相比，面部保持微笑姿势的人认为动画片更好笑。甚至还有证据表明，化妆行业所使用的肉毒杆菌可以影响人们的情绪体验，这有可能是因为它们无法拉伸自己的面部形成适当的表情，于是就缺乏从面部传向脑部的反馈。[69]

雨果·克里奇利（Hugo Gritchley）和他的同事也做过相关的研究，结果表明心脏活动会影响我们对疼痛的情绪反应。在 2010 年发表的一篇论文中，[70] 研究者们第一次证明了当被试注意电击时，脑部对电击的反应活动会增强。这一突破性发现表明，注意疼痛会让疼痛的效应加剧。我要说的是，这一研究结果会因为心脏活动的电击时机而有所变化。

具体而言，如果当心脏刚刚泵出血液之后实施电击，那么脑对疼痛的反应就完全不会增加。如果在心脏两次跳动之间实施电击，情况则完全相反。这种效应有可能是因为受到

大动脉中受体（压力感受器）活动的影响，它会告诉脑干血压水平较高。反过来，脑会利用这一信息来控制血管扩张，从而降低血压。

这种"压力感受器对脑"的信息传达会以某种方式影响我们对疼痛的反应（一项相关的研究[71]表明，较多的压力感受器活动会减少人们在看到带有情绪的面部表情时所产生的反应）。克里奇利和他的同事们在 2012 年发表的一篇综述中写道：[72]"我们对突出环境刺激的处理会随着心脏跳动的间隔而有所波动。"这是一个很醒目的例子，可以表明身体活动如何影响心理生活。与此相关，2006 年发表的一个小规模研究[73] 也发现（通过像起搏器一样的植入物）直接刺激迷走神经对治疗抑郁症患者的情绪有益。

另外身体的位置甚至可以影响对疼痛的体验。瓦内莎·伯恩斯（Vanessa Bohns）和斯科特·维尔特鲁斯（Scott Wilteruth）于 2011 年发表的一项研究[74]发现，与中性或消极的姿势相比，当人们采用一种"有力量的姿势"，比如呈大字形站立，能够忍受更强的疼痛（勒紧在手臂上的止血带）。研究者称，他们认为之所以会产生这种效果是因为扩张的身体姿势会让人产生一种控制感。

还有一些研究表明动作的性质（向上或向下）也会影响我们的情绪。马克斯 - 普朗克研究所心理语言所的丹尼尔·卡萨山都（Daniel Casasanto）发现，当学生们把大理石

135

从低层的架子挪到高层的架子时（与从高到低相比），能更快讲出生活中的积极事件，[75] 这可能是因为向上的动作会让我们联想到好的事物，比如天堂或"登高远眺"，而向下的动作会让我们联想起消极的事物，如"跌入谷底"。后来于2011 年发表的一篇论文[76] 发现，当要求人们对描述情绪的词语做出动作反应时，如果动作的方向与情绪的意义一致，比如看到高兴就做向上的动作，那么人们的反应就会更快。总而言之，心脏方面的研究以及身体动作和位置的研究都表明，我们的情绪思维和感觉不仅会受到脑的影响，也会受到身体的影响。

身体对思维和品行的影响

上述两个涉及大理石和向上动作的研究都来自于心理学的一个新兴领域，那就是"具身认知"（embodied cognition，有时也被称为"脚踏实地的认知"（grounded cognition））。在这一领域中，研究者探索的是身体感觉与思维和知觉的方式之间的关系。在这类研究的一个分支中，心理学家已经证明像温暖这样的身体感觉可以影响我们对他人的评判。劳伦斯·威廉斯（Lawrence Williams）和约翰·巴奇（John Bargh）发现，拿着热咖啡的被试与拿冰咖啡的被试相比，对一个陌生人的判断会更"温暖"，比如会把他描述成一个

和蔼、慷慨的人。[77]

尽管在这一领域中，有些研究因太过复杂而难以重复，但仍有许多专家认为其背后的机制是真实的，那就是语言中所使用的物理隐喻反映出了我们表述抽象概念的方式，比如我们会用"温暖"这种描述身体状态的语言来代表"善良"。汉斯·伊泽尔曼（Hans Ijzerman）和冈·肖明（Gun Semin）进行过另一项与此相关的研究，结果发现如果被试与实验人员在一个温暖的房间里进行测试，与温度较低的房间相比，被试会感觉实验人员更亲近。[78] 房间的温度甚至会影响被试对屏幕上简单形状的感知。温暖房间里的被试倾向于关注各个形状彼此之间是如何排列的，而在凉爽房间里的被试则更关注单个图形的形状。

这一领域中还有一条分支研究的是严冬如何影响我们的数字思维。在 2010 年，由墨尔本大学的托拜厄斯·罗切尔（Tobias Loetscher）所领导的研究团队让被试随机写出一串数字。[79] 研究人员发现它们可以根据被试的眼动方向来预测下一个数字的相对大小。向上或向右瞟一眼会倾向于写出一个较大的数字，而向下或向左瞟则会写出较小的数字。这一发现与这样一种理念相符，那就是人们在思索数字的时候会在思维中把数字排列起来。"仔细研究眼睛或许不仅能揭示一个人在想什么，"研究人员总结道，"而且还可以表明抽象思维如何着陆于基本的感觉运动过程。"

安妮塔·伊尔兰德（Anita Eerland）和她的同事在 2011 年发表了一项有趣的研究，其结果支持了这种解释。[80] 他们让被试站在一个 Wii 平衡板上判断各种数字的大小，比如迈克尔·杰克逊在荷兰的网页点击量，或者埃菲尔铁塔的高度。当研究者用 Wii 平衡板让被试略微向左倾斜时（被试并不知情），他们倾向于做出较小的猜测。比如平均而言，向左倾斜的被试所估计的埃菲尔铁塔高度比向右倾斜的被试者所猜测的高度矮 12 米。这又一次证明，身体动作会影响我们对数字大小的判断。此外，研究者还凭借这项成果获得了 2012 年的诺贝尔奖，因为这项研究"先令你发笑，又让你思考"。

注意，具身认知领域所研究的不仅仅是身体对思维有何影响。思维同样也可以影响感知觉。举例而言，一项研究表明如果人们认为某本书是一部重要的著作，他们就会倾向于认为这本书较厚重。[81] 脑中想一个朋友或者亲戚，会影响人们对山坡陡峭程度的判断，[82] 脑中想一个同盟会让那座山看上去更容易征服。另一方面，想起一个秘密会让我们感觉身体受到阻碍 [83]（不过 2013 年发表的一篇论文表示无法重复这一效果）。[84] 还有其他研究发现，花了一些时间怀念故乡的被试者把手放在冰水桶里的时间可以更长。[85]

最后，让我们来看一下身体可以通过哪些方式影响道德判断，以及道德判断可以如何影响身体感觉。我最喜欢的例子之一是发表于 2012 年的一项研究，[86] 研究者在被试身上装上心肺监测装置，这样被试就以为他们可以听见自己的心跳。表面上是让被试测试这些设备，但实际意图是让其中一些被试认为自己的心跳速度超快。

那些认为自己心跳剧烈的被试更有可能愿意贡献时间参加另一项研究（这被看作是利他的表现），而他们在参与金融游戏时也表现得更公正。研究者顾俊（Jun Gu）和他的同事称，感觉到自己心跳快会让我们觉得自己有压力，于是就会促使我们以更道德的方式行事，从而帮助减轻压力。

另一个例子是所谓的"麦克白效应"，也就是人们在违反规则后似乎会感觉肮脏。钟晨波（Chen-Bo Zhong）和凯蒂·李简奎斯特（Katie Liljenquist）用一个例子证明了这种情况会对人的行为产生什么影响。[87] 研究人员让一部分被试回想一件自己曾经做过的不道德行为，而另一些被试需要回想自己做到过的道德行为，在研究结束时，前者比后者更有可能选择消毒纸巾作为免费的礼物。2014 年发表的一篇论文 [88] 显示，作者没能复制钟晨波和李简奎斯特的研究结果，但另外一些研究则支持物理清洁与善良道德之间存在联系。比如 2011 年，埃里克·黑尔策（Erick Helzer）和戴维·皮萨罗（David Pizarro）发现，当提醒人们注意物理清洁度后，他们在之后的道德判断中会表现得更严厉。[89] 另外在 2012 年，马里奥·戈尔维策（Mario Gollwitzer）和安德烈·梅尔泽（Andre Melzer）邀请了一些电脑游戏的新手玩家来玩一个暴力游戏。[90] 之后这些新手玩家比有经验的玩家（他们对暴力感到习惯）感受到了更多的道德压力，因此也更愿意选择清洁用品作礼物，而不是巧克力或者茶。

身体和心理健康

我们已经看到身体是如何影响情绪、思维和道德的，但是要展示心理和身体之间的深切联系，最引人注目的领域还是身体和心理健康。这方面的首要证据就是安慰剂效应（placebo effect），也就是没有任何效用的糖丸或者其他无效的治疗手段却能使身体恢复健康。医生兼作家本·戈尔达莱（Ben Goldacre）称这种效应为"医学界最酷也最奇怪的事"。当病人相信某种特殊的治疗手段有效时，身体和神经系统真的会发生变化，从而产生健康益处（而且奇怪的是，最近的一项研究[91]发现，当被试被告知治疗手段只是安慰剂时，这种效果仍然存在）。

我最喜欢的是治疗帕金森症的一个例子。帕金森症是一种神经疾病，它会导致患者震颤、僵直，而且行动缓慢。有一项实验[92]是要测试手术植入多巴胺神经元胚胎的益处（这种疾病的特征就是制造多巴胺的神经元减少）。在实验中，控制组的病人也接受了植入手术，但并没有真的植入神经

元，他们本人并不知情。令人惊奇的是，治疗组和控制组的病人在手术后的一年中都表现出了受益的迹象，这可能是因为控制组有充分的理由相信自己也接受了具有革命性意义的新治疗手段。

安慰剂效应也有黑暗的一面，人们称之为反安慰剂效应（nocebo effect）。仅仅因为病人相信干预手段对他们是有害的，即使治疗技术或药物无害也会产生不利的影响。如果你骗一个人说他的睡眠质量差，就可以看到这种效应发挥作用。在一项研究中，[93]睡眠实验室中的病人如果被告知自己睡得并不安稳，就会表现出各种失眠症的症状，就好像他们真的被剥夺了睡眠一样。

心理状态如何影响身体，还有一个关于皮肤伤口愈合的生动例子。研究者将被试的皮肤轻微刺伤，同时测量他们的压力水平。压力大的病人伤口愈合的速度要比压力小的慢两倍[94]（这很有可能是压力对免疫过程的影响，而不是被试的预期产生的影响）。另一方面，减压心理干预能够促进伤口愈合。

还有一点也值得注意，就是心理疾病和高躯体疾病率相关。被诊断为精神分裂症的患者中大约有三分之一肥胖（有一部分原因是抗精神病药物会促进体重增加）。与普通人群相比，患有精神分裂症和抑郁症的人也面临更高的患心脏病和糖尿病的风险。2006年的一项研究发现，患有重度心理

疾病的人与心理健康的人相比，平均早死 25 年，[95] 尽管这在很大程度上是因为吸烟和健康护理条件差之类的间接因素造成的。

显然，一个人的心理状态、信念和压力应对策略对其身体有重要影响，但我们也不应该过分强调它们之间的联系。得了癌症的人如果拥有正确积极的态度就能让自己好起来，这种想法是有害的。它会给病人制造一些没有必要也并不公平的压力，让他们觉得自己必须振作起来。更糟糕的是，会让病人觉得自己之所以会得癌症是因为以前的低落情绪或消极态度。心理学家詹姆斯·科因（James Coyne）和他的同事们在 2007 年发表了一项研究，[96] 他们在 9 年的时间里追踪了 1000 多名癌症患者，发现这些病人的情绪状态对他们的寿命并没有影响。即使比较了最积极的乐观病人和最害怕的悲观病人，也没有发现心理状态与存活结果之间存在关联。

到目前为止，我所给出的大部分例子都是关于心理状态影响身体健康的。但二者的关系反过来也是成立的。举例而言，刚刚心脏病发作过的病人特别有可能抑郁。据估计 8 个人中有一个会遭受创伤后应激障碍。2012 年发表的一项英国研究 [97] 表明接受过重症监护而存活下来的病人在之后的几个月中有一半以上都会产生心理问题，只不过好在大部分人随着时间的流逝都会渐渐恢复。美国心理健康基金会（Mental Health Foundation）在同一年发表了一次政策声明，其中总结了心理和脑之间的关系是不可分割的："越来越多的证据支持（这样一个事实），心理健康与身体健康之间的关系十分紧密，二者相互依赖，甚至不可分割。"

139

谣言：意识徘徊在斩下的头颅中

关于脑的谣言中，最可怕的也许就是被斩下的头颅在与身体分离后的30秒内还会继续眨眼和做出苦相。这就引发出一种恐怖的可能性，那就是被斩首了的人仍有意识，至少在短时间内具有一种无实体的意识。

这一谣言很有可能源自于和法国断头台有关的故事。其中一个故事是由医学历史学家林德赛·斐兹哈里斯（Lindsey Fitzharris）讲述的，[98] 时间是1793年，夏绿蒂·科黛（Charlotte Corday）被斩首后，刽子手提起了斩落的头颅并掌掴其两颊，这让她因为耻辱而羞红了脸。

1905年也有一篇描述断头台上发生的事情的文章，[99] 法国医生加布里埃尔·布里约（Cabriel Beaurieux）记述了他所看到的杀人犯亨利·郎贵（Henri Languille）被斩下的头颅。布里约称，在看到头颅的眼皮和嘴唇抽搐了几秒之后，他叫了一声郎贵的名字，接着"（他的）眼睛很清楚地盯着我的眼睛，瞳孔自己对焦了……我所看到的毫无疑问是一双活人

的眼睛，它们正在看着我"。布里约又说道，在眼睛闭上之后我又叫了一声他的名字，于是再一次"毫无疑问就是活人的眼睛盯着我的眼睛，这次甚至比上次更具穿透力"。第三次再呼唤他的名字后没再有回应，据这位医生估计，整个意识过程持续了"二十五到三十秒"。

1939年，[100]《美国医学协会杂志》（*Journal of the American Medical Association*）从几个角度质疑了布里约的描述。他们说，其他医学方面的见证人估计意识过程最多不超过十秒，而且斩首瞬间的力量，再加上氧气和血液供给的缺失，都表明"可以确定那个人脑中的意识过程几乎是在身首分离的同时就终止了"。

显然，这并不是一个现代研究可以轻松解决的问题，尤其是使用斩首作为惩罚手段已经变得很不受欢迎了。如果要做一个随机实验，你肯定希望自己被分配到控制组！关于这一谣言，我能找到的最近的循证研究是2011年发表的一项关于给老鼠斩首的研究。[101] 克莱门蒂娜·范·赖恩（Clementina Van Rijn）和他的同事们在老鼠丢掉自己的脑袋前后记录了它们脑部表面的电活动。他们观察到了"迅速而普遍的活动消失"，四秒之后，脑波的信号强度就只有起始

值的一半了。

以此为基础，研究者们总结道："意识很有可能在斩首后几秒钟之内就消失了。"这很有可能已经长到足以让被斩首的人意识到自己的悲惨命运了，因此这条谣言中可能也有一些真实的成分！让研究者们惊讶的是，他们同样也观察到最后一波脑电活动在斩首后最长可以持续 80 秒，这有可能是因为"神经元的膜电位同时大量消失"，代表的是"生存与死亡之间的终极界限"。■

第 **6** 章

与技术和食物
有关的误区

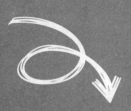

　　有相当一部分神经科学出版物集中于关注脑成像研究所揭露的真相，并常常声称神经影像学能够改变从测谎到市场营销之类的所有事物。还有一些误区是关于以互联网为首的现代科技对脑部所造成的潜在危害。与此相矛盾的是，另一些传言认为在提升脑部功能方面，计算机训练和神经反馈练习效果远远好于传统训练。

　　本章将从一种客观的角度来审视这些与科技相关的狂热或恐惧。结尾部分会再看一看：围绕可以提升智商或延缓痴呆的"健脑食品"这一概念，又衍生出哪些谣言。

GREAT MYTHS OF THE BRAIN

误区 NO·27　脑部扫描可以读取你的思维

为了探寻大脑思维内部的运行机制，人们曾经尝试过很多方法，比如内省法、对脑损伤病人的研究，还曾设计出非常精巧的实验方案，如通过测试认知和记忆的限制来反映脑内工作机制。但即便如此，人类的思维仍然像是个黑匣子，它与外部世界相隔离且很难被探知。直到 20 世纪 90 年代功能性磁共振成像技术（fMRI）出现，自此之后，人类思维这个黑匣子终于被徐徐开启（见前言）。

还有另外一种脑扫描技术叫作正电子发射断层扫描（PET），PET 大约在 20 世纪 60 年代晚期就出现了，但通过PET 成像需要向人体内注射放射性同位素。因此，直到无损伤的 fMRI 技术被发明出来，心理学家才真正能够较为容易地招募到被试者来参与研究完成认知任务，以及进一步发现不同任务条件下有哪些特定脑区的活动水平会增加。受益于

fMRI 技术的使用，迄今为止已有 130 000 篇相关研究成果得以发表，[1] 这是一个令人震惊的庞大数目。

这项技术仍在持续吸引着相当大规模的社会资金以及大众媒体的关注。使用这些新技术来进行研究的心理学家，收获了这个学科渴求已久的科学公信力。如今，他们终于像那些能够通过庞大高新望远镜凝望星空的天文学家一样，通过科学技术手段来探索人类意识深处了。此外，心理学的研究也终于可以通过鲜明切实的图片来呈现脑部的运行状况。因为 fMRI 是通过血液流量的变化来描述脑部活动的，因此它仍然是一种间接的方式。但不管怎样，这个曾经极度私密的神秘主观世界，终于开始变得能够为人所知并且逐渐客观化。在 2013 年发表于相关杂志的一篇文章中，[2] 心理学家玛拉·马瑟（Mara Mather）与她的同事们

写道："对科学家们而言，最令他们兴奋的就是新工具的出现，因为这能够帮助他们对以往所不了解的那些领域进行探索。"

对报纸和杂志编辑而言，新技术的出现同样像是一场美梦成真的盛宴。因为每一篇新的脑成像研究都会同时刊登大量色彩斑斓的解剖学图片，它们看起来既高级又带有"科技感"。这些一团团的色彩还会让人产生一种直观性的感受，好像这些图片在呐喊着："看这里！这里就是脑部正在快速运转的地方！"

许许多多关于脑成像研究的头条新闻先后被发表出来，它们的火爆程度就像脑中奔流的血液。2007 年，一篇发表在《金融时报》（*Financial Times*）的文章[3]这样写道："这是历史上的第一次！人类能够通过科技的力量来了解他人的思想与意识，而不是通过直觉猜测或者是传统迷信来了解。"当然，在大众媒体的报道中，还有另外一种夸张的论调。2009 年，《星期日泰晤士报》发表的一篇文章[4]称："他们知道你在想什么！这就是脑成像所带来的进步。"的确，在一些记者的笔下，脑成像仪器已经变成了一台无所不知的意识探测器，它可以摄取到人类内心最深处的那些想法和欲望。这种理念并非没有依据。当下已经有一些技术公司开始声称，他们的技术手段能够用来测谎、预测消费者行为等。

关于读心术的大肆宣传

媒体在报道脑成像研究时，经常会过分夸大它的能量。2005 年，埃里克·拉辛（Eric Racine）和他的同事对此进行了一项回顾梳理，结果发现 67% 的报道没有对脑成像技术本身的使用限制进行说明，另外只有 5% 的文章提出了批判性的见解。[5]在最近几年里，《纽约时报》至少发布了两期专栏对脑成像的研究结果进行了热情洋溢的赞美。但另一方面，这些专栏文章却同时引发了很多认知神经科学家与心理学家的不适感。2006 年，马尔科·亚科波尼（Marco Iacoboni）带领研究团队发表了一篇的文章，[6]名为《你在思考政治时脑部的样子》（*This Is Your Brain On Politics*）。在研究中，他们向那些摇摆不定的投票者呈现候选人的照片及视频，并使用 fMRI 来探索投票者进行观察时的脑部活动。

通过观测全脑的激活情况，以及收集记录一些特定脑区的活动记录，亚科波尼和他的同事们做出了一些令人惊讶的推测。例如，研究者声称投票者在观看共和党总统候选人米特·罗姆尼（Mitt Romney）时产生了焦虑感，这是因为他们观测到米特·罗姆尼的图像诱发了观看者脑部杏仁核的显著活动，而人们通常认为杏仁核与情绪紧密相关。与此同时，约翰·爱德华兹（John Edwards）的图像则诱发了那些不支持他的投票者的脑岛部位的大量激活，这也许说明了他们的抵触情绪"非常强烈"。奥巴马同样有他的问题，他的图像几乎没有诱发全脑活动。亚科波尼等人写道："我们的研究结果似乎可以说明，奥巴马还没有在选民中获得足够的影响力。"

在这篇专栏文章发表不久后，一批美国和欧洲最杰出的神经影像学家发言了，其中包括伦敦大学学院的克里斯·弗里思（Chris Frith）和纽约大学的利兹·菲尔普斯（Liz Phelps）。学者们联合向《纽约时报》发出了声明，试图纠正这篇专栏文章带来的错误影响。因为该文章声称："我们可以直接了解到投票者的想法和意识，方法是通过观测他们在观看总统候选人影像时脑部的激活情况。"[7]

专家们指出，根据某些脑区的活动来直接推测特定的心理或精神状态是不可能的。比如杏仁核，它不仅仅与焦虑相关，也与唤醒状态或积极情绪联系在一起（关于这一点，之后还会有详细的介绍）。正如我们所知，该专栏认为奥巴马不具有影响力，但他在不久之后却当选了美国第一任非裔美籍总统，现实轻而易举地推翻了这篇专栏所持有的观点。

在 2011 年的一篇脑成像研究专栏文章里，也出现了类似的歪曲现象。研究者对与苹果手机有关的任务进行了研究和解读。[8] 马丁·林斯特龙（Martin Lindstrom）自称是一位消费者行为学方面的大师，他在自己撰写的一篇脑成像研究中声称，人们在看到他们所使用的苹果手机外观或者听到铃声时，岛叶皮层出现了显著的激活。林斯特龙将这种激活解读为人们喜爱自己手机的表现。他写道，参与研究的被试在听到自己的手机铃声时的脑部活动与他们在家人、女友、男友出现时的反应一样。

这些文章都简单地将脑成像工具视为一种心理阅读仪器，面对这种粗暴的解读，主流的神经影像学研究者再一次感到愤怒与沮丧。这一次，由得克萨斯大学奥斯汀分校的拉塞尔·波特拉克（Russell Poldrack）所带领的众多专家再次发声，40 多位国际知名神经影像学专家共同向报社声明："在苹果手机研究专栏中，作者认为与爱和激情相关的岛叶皮层，其实是一个经常活动的脑区，几乎三分之一的脑成像研究中都会发现岛叶被激活。"[9]

毫无疑问，并非只有《纽约时报》一家媒体沉迷于这些伪造的"读心"报道。事实上，类似的报道和文章层出不穷，它们对脑成像的研究结果夸夸其谈，并且将这些技术描述为精准的读心机器。2012 年情人节，生命科学（Live Science）网站上发布了一篇名为《脑部扫描能够揭示你的亲密关系是否能长久》（*Brain Scans Could Reveal If Your Relationship Will Last*）的文章。[10] 文章中解释道，通过使用 fMRI，"科学家们能够在你看到爱人的影像时，找到那些散发着喜悦光芒的

145

区域，这些区域就可以泄露你的秘密"。2007 年，《福布斯》（Forbes）杂志上发表了另一篇文章，题为《这就是你的脑部在消费时的样子》（This Is Your Brain on Shopping），作者在文章中写道："科学家已经可以准确地预测参与研究的被试是否将做出购买的选择。" [11]

大众媒体还会通过其他一些方式来解读（误读）脑成像研究结果。其中有一种方式被拉辛和他的同事命名为"神经 – 现实论"（neuro-realism），比如通过测量脑部活动状况，认定针灸对疼痛的缓解是"真实存在"的，而非被试的想象；还有"神经 – 本质论"，研究者通过脑成像测量的结果来认定脑就是人，人的能力就是脑的能力，比如他们会说"脑可以做某事"或者"脑是如何存储语言的？"有些评论家指出，类似的讨论都是具有误导性的，因为脑部作为单独的一个部分当然不能独立完成任何事情。就像彼得·汉金斯（Peter Hankins）在他的"意识与存在"博客上所言："只有每个人自身才是一个完整的个体，才能够去思考或者信仰。" [12]

尽管有这么多极力鼓吹脑成像效果的狂热观点，但2011 年的一项调查 [13] 显示，最起码英国的大部分民众没有这么容易被蒙骗。约翰·沃德洛（John Wardlaw）调查了660 位英国公众，仅有 34% 的人认为脑功能成像技术可以在一定程度上探查人的所思所想（而有 61% 的人都认为这"根本不可能"）。

复杂的现实

你无法从大众媒体所宣传的故事中得知，对神经学家来说，当前最主要的问题恰恰是怎样才能解释 fMRI 所显示的复杂脑部活（记者们想要的只是故事）。脑部的神经活动一直都很活跃。无论是否在执行实验任务，整个脑区始终弥散着无休无止的神经波动起伏。即便人们看到了显著激活的信号，但是它们所反映的意义却模糊不清。这有可能是源于脑部神经抑制的情况增加，而非兴奋水平的提高。与此同时，每一天甚至每一分钟，脑的行为模式都不尽相同。在某种情景下，认知与脑部活动之间存在着某种关系，而这种关系在另一种情景下可能就不复存在了。此外，每一个人的脑都是独一无二的，人与人之间的脑部活动方式都不尽相同。因此要设计出具有严格控制条件的实验方法，并且知道如何进一步分析解释，对研究人员来说都是极大的挑战。

所以大家可能并不感到意外，近年来这一领域已经面临重重困境。2009 年，麻省理工学院的埃德·伍尔（Ed Vul）与他的同事分析整理了一批发表在著名社会神经科学杂志上的文章。他们发现，这些研究中有很多都出现了严重的统计学错误，这些错误甚至会对结论的正确与否造成影响。因此也爆发了一场学术丑闻事件。这篇文章一开始是在网络上发布的，当时的标题是《巫术，论社会神经科学中的相关关系》（ *Voodoo Correlations in Social Neuroscience* ）。后来为了平息那些已经开始酝酿的激烈争议，作者们很快就在这篇文章正式发表之前将其标题改成了一些更为圆滑的术语。[14]

伍尔与他的同事提出的主要观点是：许多脑成像研究者在方法论上所犯的最大错误是对数据的"重复利用"。他们首先会进行一项全脑分析，从而找到某个会对特定刺激条件（比如遭到社会排斥）做出反应的脑区，然后他们又通过收集这一脑区的数据来验证自己的假说。在这一过程中他们所犯的核心错误就是在两个阶段都通常会使用相同的数据。伍尔的团队指出，通过这样的步骤，研究者几乎必然会发现在脑活动与行为之间存在着显著的相关关系。尽管有一些受到批判的作者也进行过强有力的反驳，但这一研究领域的名誉还是遭受了损失。

在极少数质量不高的脑成像研究中还有更低级的错误。例如，2009 年有一篇极具争议性的论文发布，[15] 该研究自称在一条死亡的鲑鱼身上发现了显著的有意义的脑部活动（这篇文章后来在 2012 年获得了搞笑诺贝尔奖）。之后在 2013 年，著名的《自然·神经学评论》（ *Nature Reviews Neuroscience* ）杂志发表了一篇具有重大意义的综述性文章。[16] 该文章提出，非常不幸，在神经科学领域中，包括结构性脑成像在内的大多数研究公信力都较低（功能性脑

成像的情况很可能也差不多）。这些研究的被试数量都太少，难以检测到真正的效果，因此很有可能出现虚假的研究结果。

那么，还记得报纸上曾提到的读心术吗？例如声称研究可以发现我们对配偶的爱或是判断我们将要决定去购买的小玩意儿。关于这些问题，还有两点值得详细阐述。

首先是专家们写给《纽约时报》的文章中所提到的一个问题，人们称之为"反向推理"。在很多情况下，记者（以及一些科学家）总是急于根据以往曾发现过的一些特定脑区功能，推断新的脑成像研究结果。比如人们曾多次发现，当被试处于焦虑状态时，杏仁核会显著激活。于是在之后的研究中，作者总是会匆匆将杏仁核的活动解释为焦虑的表现，即使他们的任务操作内容可能与以往的研究完全不同。

但是正如波特拉克与同事们在给《纽约时报》的信中所说，这种推断的逻辑是有问题的。除了焦虑外，杏仁核的活跃还与很多其他的情绪或者意识状态有关；同样，焦虑也有可能通过其他脑区的活动体现出来，其中可能并不包括杏仁核。这番解释适用于很多其他的脑区，如脑岛、前扣带回以及额叶的很多次级皮层，这些脑区也常常会出现在报纸上关于读心术的新闻报道中。

在面对那些关于读心术的新闻报道时，还有另一个关

147

键点我们也应该记在心中：脑成像研究的结果往往是以若干个被试脑部的平均活动情况为基础的。例如，将若干被试的脑激活数据平均后，结果可能显示当他们在看到爱人的影像时，某一特定的脑区有激活表现，但是这种激活情况却未必会在每一个被试的脑部都明显出现。心情、疲劳程度、人格、饥饿状态、当下的时间、任务指导语、个体经验等无数的随机因素都可能会产生干扰，导致每个人的脑区激活状态都尤为独特。通过将多个个体的数据平均，就能够抵消这些噪音。但至关重要的是，由于存在这个平均的过程，因此新闻报道中声称科学家能够看到你的脑部的深处并且判定出你在想什么其实是一派胡言。

保护新生的神经影像学

我们已经看到大众媒体在对待脑成像科学时出现了过度夸张与简化的趋向。但是重要的是我们不能因噎废食，不要低估这个令人兴奋的领域能够带来的改变和贡献。首先要明确一点，事实上所有的专家学者都认为脑功能成像是非常有价值的工具，因为它为我们打开了观测思维意识的一扇窗。当脑部的某一个区域开始活动，更多的血流会汇集到这一区域来，为它提供富含氧气的血液。神经影像仪器能够探测到这些血流的变化，所以当意识开始活动时，我们能够看到这

段时间脑部的变化。这在上一代人看来简直可以说是奇迹。神经影像学能够用于测试、补充和完善关于人类意识过程的心理学模型。此外它还能让我们更好地认识脑部的功能性解剖以及脑中网络的动态交互作用。

《心理科学展望》（*Perspectives on Psychological Science*）杂志在 2013 年发布了一辑特刊，集中阐述了脑功能成像技术对于心理学理论的贡献。[17] 在特刊中，德妮丝·派克（Denise Park）与伊恩·麦克多诺（Ian McDonough）[18] 指出脑功能成像技术为关于衰老的传统观点带来了重要改变。它让我们认识到老化并非是纯粹的被动衰退过程，脑部能够发现功能逐渐丧失，并且会对此做出适应性变化。迈克尔·拉格（Michael Rugg）与莎伦·汤普森-希尔（Sharon Thompson-Schill）[19] 的文章则指出，人们在观察一个物体和回忆它时，脑区成像颜色既有重叠也有差异，这是非常重要的研究成果，它能帮助我们更好地区分认知与回忆两个心理过程。

的确也存在一些令人兴奋的实验研究，它们破解了一些脑扫描数据，从而估计出人们的思维和感受。例如，在2011 年的一篇研究加州大学伯克利分校的研究者表示，他们在被试观看电影时通过 fMRI 记录了其脑部的视觉皮层活动，在对这些信号进行解扰后，他们就能够推测出在记录脑活动的时间里被试看到的是电影中的哪个片段。[20] 另外一篇

在 2013 年发表的文章中，卡内基梅隆大学的研究者指出，通过与个体之前经历某种情绪时的脑部活动模式进行对比，他们可以判断出此人当下正在感受的情绪体验。[21]

毫无疑问，这些研究结果令人感到惊奇。但这并不表示只要将你置于一部脑扫描仪下，神经学家就能够马上解读出你的所思所想。正如加州电影研究院中的首席研究员在接受 PBS《新闻时刻》（NewsHour）的采访时所说："我们所做的并不是看透他人的思维。我们无法通过窥视你的头脑活动就看到你脑中的影像片段。我们只是记录你的脑部活动，然后根据这些记录结果去重新构建你所观看到的东西。这是两个非常不同的过程。"的确，我们应当反复重申，研究者并不能够直接看到电影观看者的意识内容，他们只是能够从一些脑部活动中分析判断出观看者在那个时间面前展示的是什么。

至于卡内基梅隆大学的情绪研究，则是通过演员对于情绪的模仿来实现的。解码仪器也需要提前进行相应的训练，根据训练所创造的数据才能通过脑活动解读之后的情绪。这是一项伟大的科技，它值得人们庆祝和分享。但这根本不是什么能够看穿情绪的读心术。我们应当去寻找到一种平衡，让我们既能正确认识这一领域的成果，又不至于过度地夸大它所取得的成就。正如博客"神经怀疑者"（Neuroskeptic）最近在 Twitter 上的发文："在炒作与谎言之间，神经科学

的真正道路其实非常狭窄，在这条路上你不会找到简单的答案。"

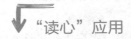

"读心"应用

要把这些令人振奋的实验室结果推广到真实世界进行应用，其实还有些操之过急，关于脑的误区很容易掩盖真实情况。尽管有太多需要注意和小心的地方，但仍有越来越多的企业家、投机者 / 梦想家（取决于你怎么看）已经开始探索如何将 fMRI 扫描仪作为读心的工具应用于现实世界中。让我们来依次了解以下三种发现，看看是否能将事实与虚构的谎言区分开。

测谎

关于对脑成像技术的吹捧，最具争议的领域有二，一是法律范畴，二是将 fMRI 扫描仪作为测谎仪器。在这些领域中主流媒体很有可能比一般大众更容易受骗。在我之前提到的那个英国社会民意调查中，62% 的受访者表示他们认为 fMRI "在某种程度上"能够用于检测谎言，这应该算是一种合理的评估（尽管有 5.6% 的参与者认为 fMRI "非常"适合用于测谎，这种评估过于夸张）。

最早进入这一领域的公司是位于加利福尼亚州的 No Lie

149

MRI 公司，它在 2006 年开始提供商业性服务。这家公司在它自己的网站（www.noliemri.com）上鼓吹自己使用的科技是"历史上第一次也是唯一能够直接测定谎言和核查真相的手段"。

这种宣传非常吸引人，不难相信已经有很多人被其所吸引，并通过这家公司的服务来解决私人纠纷。据《纽约客》在 2007 年发布的一篇报道，[22] 这项服务需要花费 10 000 美元。在第一批顾客中，有一位是南卡罗来纳州的熟食店老板，他想要通过这项技术来证明自己没有撒谎，他从未在自己的店里纵火。据说，还有一些彼此猜疑的夫妻和部分政府部门也对这项技术很感兴趣。

当然，直至本文成书，以 fMRI 为基础的测谎应用还没有得到刑事法庭的认可。2012 年夏天，蒙哥马利县进行过一次重要的测试。2006 年，加里·史密斯（Gary Smith）被指控枪杀了他的室友，史密斯声称他的朋友是自杀的，并且求助于 No Lie MRI 公司来试图证明自己的清白。扫描结果显示他说的是真话，法官埃里克 M. 约翰逊（Eric M. Johnson）同意了控辩双方就扫描结果是否应该得到法庭认可而进行辩论。有趣的是，双方都引用了同一篇学术文章 [23]（后文可见）来为己方辩护。在法庭上，精神病学家弗兰克·海斯特（Frank Haist）演示了"No Lie"核磁成像仪。控方则传召了纽约大学的利兹·菲尔普斯（Liz Phelps）。

最终，法官裁定这一证据不被承认。他在后来公布出来的评论 [24] 中写道，辩方提出了关于 fMRI 测谎技术的 25 篇研究，没有一篇认定这一技术是无效的。然而法官注意到，"这 25 篇文章只体现出了少数学者温暾的认同态度，并不足以说服法庭脑成像确实已经得到认可。"另一方面，控方也表明 fMRI 测谎技术的有效性尚未得到主流的学界的认可。此外，在辩方所引用的那些研究中，仅有 9% 真正使用了 fMRI。最后法官总结道："控辩双方的动议、专家的证词以及上呈到法庭的文章都表明，科学界目前尚未达成共识。这项科学技术仍处于发展的早期阶段，还没有完全得到验证。"

那篇控辩双方都引用来支持自己的文章是乔治·甘尼斯（Giorgio Ganis）的研究，研究中共有 26 名被试。在脑部扫描的过程中，研究人员要求被试观看扫描仪内屏幕上连续出现的 6 个日期，他们的任务是通过按键来判断出现的日期是否是自己的生日。在真话条件下，没有一个日期是被试的生日，所以他们每次只需简单地按"否"键进行判断。而在需要说谎的条件下，出现的日期中有一个是他们的生日，但他们的任务是假装那不是自己的生日并自始至终做出"否"的反应。这一实验过程重复多次。这样的实验设定是为了模拟真实生活中的类似情境。例如，嫌疑人被要求从一堆刀具中选择是否有一把是属于自己的。

研究结果倾向于支持 No LieMRI 测谎公司。研究者发现，谎言条件下的参与者在撒谎时，他们的额叶皮层出现了显著的增强活动。一个简单的计算机算法就能处理脑部扫描所获取的数据，并且根据增强的脑区活动线索，对哪些是撒谎者做出 100% 准确的判断。

但在蒙哥马利案中，这一研究结果却摇身一变，成了一项有利于控方的研究。同样引用了这项研究，而控方的目的是证明 fMRI 不能作为呈堂证供。在甘尼斯后续的追踪研究中，他与同事们给谎言条件下的被试提供了一个简单的欺骗技巧，每当屏幕上呈现出三个无关日期时，就以极其细微的幅度来晃动自己的足尖或手指。这个动作彻底搅浑了结果，使得撒谎者再也不会从讲真话的人中被识别出来。

欺骗策略之所以能够起效，是因为关注特定的日期并为其摆动手指这一行为，使得这个日期变得突出，就像真实的生日一样具有独特的意义。专家们表明这种欺骗的策略还可以进一步简化，不需要移动足尖或者手指。比如在特定的无关日期出现时，只要在脑海中召唤某一特定的想法或记忆就可以。甘尼斯和他的同事总结道：在脑成像技术真正成为有效的测谎工具前，应该有更多的研究来对这种类似的"对策"进行控制和关注。顺便说一句，正是这类问题使得人们很难建立标准的测谎程序。

一篇于 2013 年发表的论文[25]表明，模拟犯罪情境下的被试，只要通过简单地抑制自己对犯罪的记忆，就可以击败以脑电波为基础（使用 EEG 记录头皮电流变化）的测谎方法。这篇文章的共同作者，来自剑桥大学的乔恩·西蒙斯（Jon Simons）说："我们的研究结果表明，在法律环境下，大多数根据脑活动进行犯罪测试的技术价值有限。"他进一步补充道："这并不是说所有的测试都有缺陷，只是测试结果不一定像一些人声称的那样好。"

关于在法律环境下应用脑扫描技术的可靠性，神经科学界应该整理好相关的事实，因为值得注意的是已经有试验性的证据表明，以脑部活动为基础的证据特别容易说服法官和陪审员。在 2011 年的一项研究[26]中，戴维·麦凯布（David McCabe）和他的同事们发现，与传统的测谎器或测量面部热模式技术的类似证据相比，如果有脑扫描证据暗示一个谋杀嫌疑人在说谎，那么模拟陪审员更有可能被说服。好消息是，只要传达一个简单的信息，告诉判断者关于脑扫描技术的局限性，就足以减少这一技术对人们的诱惑力。

值得注意的是，无论在法庭上是否允许使用脑扫描技术进行谎言检测，已经有迹象表明神经科学证据正变得越来越普遍。2011 年皇家学会（Royal Society）的一项分析表明，在 2008 年和 2009 年，美国法院的案件中分别有 199 起和 205 起案件已经提交了神经学或行为遗传学的辩护证据，而这一数字在 2005 年为 101 起，2006 年仅为 105 起，我们可以看到明显的上升趋势。[27]

152

2011 年，一起突破性的意大利案件让我们更进一步地了解了事情的发展方向。在那起案件中，法官首次允许辩方提交脑成像和遗传学的证据。辩方提交这一证据是为了证明一个已被定罪的女凶手脑部有异常表现，其中包括与行为抑制相关的额叶区域灰质减少，以及与攻击性相关的脑岛灰质减少（还记得这个脑区吗？马丁·林斯特龙（Martin Lindstrom）在《纽约时报》中的文章指出这个脑区与爱有关）。一名生物学家还声称，该女子可能带有 MAOA "战士基因"（也叫暴力基因）。如果这一情况属实，那就意味着她身体中产生的能够调节神经递质水平的酶含量较低，这可能导致她有攻击倾向。但最近的研究驳斥了所谓的战士基因概念，人们已经发现 MAOA 的变体与许多行为和心理结果相关联，很多都与暴力无关。尽管如此，基于上述专家所提供的神经生物学证据，法官还是将这名女子的刑期从 30 年减到了 20 年。

最近，在 2013 年年底的一起案件中，美国的一个联邦陪审团未能就凶手约翰·麦克拉斯基（John McCluskey）是否应当被判处死刑达成一致。发生这样的结果，可能是因为辩方提出了脑成像和其他证据来表明麦克拉斯基身具多种神经系统的异常，其中包括额叶皮层较小，这一脑区有可能会影响个体对 "意图" 的判断。案件最终的结果使得《连线》（Wired）杂志提出了疑问：[28] "脑扫描技术刚刚将一名已经定罪的凶手从死刑中拯救出来了吗？"

同样在 2013 年，一项新的研究[29]甚至释放了一种令人恐惧的信息：他们发现脑成像的结果可以用于预测一个人在将来犯罪的可能性。在位于新墨西哥州的心理研究网络（Mind Research Network）中心，由肯特·基尔（Kent Kiehl）领导的一个研究小组对 96 名即将释放的男性囚犯进行了脑部扫描。在扫描过程中，研究人员让这些男囚完成一项关于抑制控制和冲动性的测试。基尔的团队想知道四年后这些囚犯会变成什么样子。他们的主要发现是，那些脑部前扣带回皮层（ACC）活动程度较低的囚犯，在接下来的几年中再次犯罪的可能性是其他人的两倍。

基尔告诉记者，研究的结果表明 "这些发现将使我们在如何对待刑事司法和罪犯的问题上产生重大分歧"。然而，"神经批判者"（Neurocritic）博客[30]发文指出，如果根据脑部扫描结果对犯人进行处置，那么在前扣带回皮层（ACC）活动较少的人中，有 40% 会被错误地归类为再次犯罪者，而那些真的会再次犯罪的人中有 46% 将被释放。该博客称："这种研究结果并没有那么神奇，完全不能用来作为决策的依据。"

神经营销学

在市场营销和消费者行为领域，所谓的 fMRI 读心功能也正在不断引起人们的兴奋。《每日电讯报》在 2013 年发表的一篇文章 31 称："正如人们所知，神经网络营销已经彻底改变了广告和营销的世界。"但也有一些研究者所持的观点与之相反。2010 年，丹·艾瑞里（Dan Ariely）和格雷戈里·伯恩斯（Gregory Berns）在著名评论期刊《自然综述·神经科学》（*Nature Review Neuroscience*）上发表了一篇神经网络营销综述 32，他们在文章中写道："目前还不清楚，与其他营销方式相比，神经影像技术是否能提供更好的数据。"

神经营销狂热者所持的一个具体论调就是：他们可以通过脑部扫描来寻找消费者的喜好及预测未来行为，这是以往那些传统营销测试方法所无法实现的，比如焦点小组、受众筛选、品尝试验或产品测试等。前文中提到的那篇《每日电讯报》的文章是以史蒂夫·桑兹（Steve Sands）的研究工作为基础撰写的。桑兹是桑兹调研（Sands Research）神经营销公司的主席，他提出："只要在受试者的头上放置一个 EEG 电极帽……桑兹公司就可以判别他们是不是真正喜欢所看到的事物。"

但是，就不能直接询问他们吗？或者不能后续跟进一下，看看他们是否会购买相关的产品吗？这也是神经营销所面临的一个大问题：很多时候它所提供的信息只要通过成本更低廉的传统手段就能获得。让我们来看看《每月电讯报》所引用的例子。桑兹的研究表明，参与者在观看最近非常火热的大众汽车公司的帕萨特广告（广告中有一个年轻的男孩装扮得像《星球大战》中的达斯·维德一样）时，他们的脑扫描结果（不好意思，应该叫"神经参与度得分"）突破了打分表格的峰值。事实证明，在"超级碗"比赛上播出后，这个广告非常受欢迎。神经营销公司将这项功绩归功于他们的技术。但新闻报道没有告诉我们的是，通过传统的受众研究是否能得到完全相同的结论，比如向一小群测试对象展示广告。艾瑞里和伯恩斯的评论则更加保守："我们还不确定神经影像学是否可以提前预测一支广告是否有效。"

这个领域存在另一个问题是，他们的主张和报道大多出现在报纸或杂志上，而不是经过同行评审的科学期刊。一家名为范围研究所（Innerscope Research）的研究人员做过一项相关的研究，引发了许多新闻的关注。该研究通过观测观众对电影预告片的生理反应，成功地预测了哪些电影将获得更高的票房收入。这项研究发表在了《快公司》（*Fast Company*）商业杂志的网站上，题为《你的大脑如何预测大片》（*How your brain can predict blockbusters*）。33 为什么要怀疑这项研究呢？首先，它根本没有测量脑部活动！它所使用的方法是测量汗水、呼吸和心率等"生物计量带"。从科学角度来看，还有另一个问题是这一研究没有经过学术期刊的审查。还有我们上文提到的疑问也依然存在，那就是同样的结果是否能够通过更加简单的方式就可以获得？比如直接询问人们在

153

多大程度上喜欢某部电影的预告片。在 2013 年的著作《洗脑》（*Brainwashed*）中，萨利·萨特尔（Sally Satel）和斯科特·利林菲尔德将这个问题称之为"神经冗余"。

对于脑成像技术在营销领域的应用，我提出了很多怀疑，但这并不表示我认为神经营销前景暗淡。尽管目前神经营销技术仍处于发展初期，而且有过多的炒作新闻，但脑扫描技术的确能够对传统营销方式起到补充作用。

例如，假设有这样一种情境：通过传统的消费者品尝测试，研究者预测出有一种食品将是大热产品。但食品公司及其研究人员所面临的一个潜在问题是，他们不知道为什么这种新产品能够获得成功。脑扫描与其他的生理测量手段也许可以帮助识别出究竟是什么潜在的原因使这款产品与众不同。比如，较高的脂肪含量往往与某一脑区（脑岛）格外活跃相关联，而怡人的味觉体验则通常与眶额皮层的高度活跃有关。当然，我们在做出这样的判断时，需要注意前面曾讨论过的反向推理风险。但不能否认的是，通过神经影像学的测试方法，也许能够洞察到新产品受欢迎的内在原因。正如艾瑞里和伯恩斯所说，通过这种方式应用神经成像技术"可以提供其他方法难以获得的产品的隐藏信息"。

与植物人患者沟通

除了在商业领域的应用，fMRI 作为读心工具还能够在医疗保健这一领域发挥潜力。它可以帮助我们实现与持续性植物状态（PVS；即他们没有任何的外部意识迹象）或最低意识状态（他们显示出瞬间的意识迹象，但没有可靠稳定的沟通能力；见误区 No.37）的患者进行沟通。媒体依然选择对这一应用继续炒作，比如《独立报》（*The Independent*）就于 2010 年发表了一篇名为《科学家解读了活死人的心灵》（*Scientists read the minds of the living dead*）的文章。[34] 但至少这一次，我们似乎有了充分的理由可以为之兴奋。

大多数将 fMRI 应用到医疗健康领域的工作，都是由西安大略大学脑与意识研究所的艾德里安·欧文（Adrian Owen）实验室完成的。研究者采取的普遍方法是，首先对比健康志愿者在从事两种不同的精神活动时的脑中的活动模式，例如让他们想象在自己的房子周围散步与打网球；接下来，研究者对 PVS 患者给出相同的指导语，其中几名患者的脑成像结果显示，他们的脑活动对比模式与健康对照组是一致的，就好像他们也遵循了指示一样。

迄今为止，最令人兴奋的应用是把这些想象任务当成一种沟通工具。在发表于 2010 年的一项研究中，欧文和他的同事们似乎已经实现了与一名男性 PVS 病人的沟通交流（后来这名患者的诊断变更为最低意识状态）。研究者让他在需要回答"否"时想象打网球，在需要回答"是"时想象在围绕房子散步。[35] 尽管没有与外界的沟通能力，但这个人可以操纵脑部的活动。研究者向他提出的问题类似于"你的父亲的名字是亚历山大吗?"最终在六个问题中他答对了五个。

目前还不清楚这种技术能够适用于多少 PVS 患者。而且,我们也还不能够确定如何定义这些病人的意识体验水平。但这项技术的影响是巨大的。我们曾经以为可能永远丧失了与这些患者交流的机会,他们虽然活着,却像是已经离开。但神经影像技术为我们提供了一种与他们沟通的可能方式。那么显而易见,下一步就是询问这些植物人患者是否还愿意(依靠生命支持系统)继续活下去。只是目前看来,这项计划仍处于一个充满伦理问题的雷区。2010 年,欧文曾告诉我,这就是他和他的同事打算在未来研究的问题,前提是遵守"适当的伦理框架"。他还补充说:"只有进一步的研究才能告诉我们这些患者所具有的是哪种意识类型。"

我们需要注意到,这一研究领域同样没能免受批评。例如在 2012 年,英国广播公司播出了一部全景纪录片,名为《读心者:解锁我的声音》。这部纪录片的主题就是艾德里安·欧文所做的工作。在本片播出后的两个星期,由伦敦国王学院医学院的林恩·特纳－斯托克斯(Lynne Turner-Stokes)领导的一群医生给《英国医学期刊》(*BMJ*)写了一封批判信。[36] 欧文的研究称,20% 的 PVS 患者在脑部扫描时显示出有思维活动的迹象,但医生们质疑了这一结果。此外,他们认为纪录片中被诊断为 PVS 的两位患者之一实际上是处于最低意识状态。PVS 和最低意识状态之间的区别至关重要,因为如果 PVS 患者表现出意识迹象,这表明他们可能被常规的床边测试误诊了,而处于最低意识状态的患者是有可能表现出意识迹象的(见误区 No.37,了解更多与昏迷有关的误区)。

然而,欧文的研究团队和电视节目制作人对此做出了愤怒的回应。他们指出,医生们质疑的那位名为斯科特的 PVS 病人,在十多年的时间里一直被诊断为 PVS。"事实上,(由特纳－斯托克斯领导的)这些医生只截取了斯科特在节目中表现出的短暂运动瞬间,就认定他所做的反应是带有目的性的('最低意识')。这恰巧能说明为什么这类诊断需要由经验丰富的神经科医生根据公认的国际标准对病人进行面对面的诊断。"

我们已经看到,功能性脑成像是一种多么令人兴奋的技术。它为心理学和认知神经科学带来了革命性变化。但它同样也是一个充满挑战的科学领域,所以我们更应该谨慎地对待那些新的发现。媒体总是倾向于夸大脑成像结果,并且过分简化新发现的含义。企业家、行业先锋和投机者也在不断寻找各种方法,试图将这些技术应用到现实生活中去,比如上文提到的神经营销、谎言侦测等。这一领域的发展速度快得令人难以置信,今天的炒作或许明天就会变为现实。

误区：脑扫描可以诊断精神疾病

对于脑扫描结果的解释常常会过度延伸到其他领域，而其中最言过其实的就是对精神病的诊断。这种做法目前还未得到美国精神病学会（APA）或任何其他医疗机构的批准或认可，理由很充分：当前大多数精神疾病的诊断，仍然是以个体的行为症状以及主观感受和信念为基础的；与精神障碍相关的神经表现还不足以清楚地区分不同疾病，也无法说清楚患者的脑与健康人的脑有何差异。此外，尽管人们确实已经发现了一些有用的差异，但其可靠性也只是停留在群体层面，无法进行个体研究。

不幸的是，这并没能阻止商业性脑扫描技术迈入市场的脚步。阿门诊所（Amen Clinics）声称："脑扫描的图像为我们提供了非常有价值的特殊洞察手段，它能够帮助我们进行更有针对性的治疗，以及实现更好的治疗效果。"该组织一直夸耀自己曾对来自90个国家的8万人进行过脑部扫描。[37] 在这一领域中类似阿门诊所的模仿者还有DrSPECTScan诊所和CereScan诊所。

利润丰厚的阿门诊所是由精神科医生丹尼尔·阿门（Daniel Amen）所领导的，他同时也是电视节目的常客。这家诊所使用的脑扫描技术被称为单光子发射计算机断层扫描（SPECT）。据伦敦大学皇家霍洛威学院的神经科学家和脑成像专家马特·沃尔（Matt Wall）所言，SPECT是一项精明的选择，[38] 因为"在能够显示功能性激活的3D成像技术中，它的价格最为低廉"，但沃尔还补充说："通过这种技术所得到的图像有一个最大的问题就是它的空间分辨率非常糟糕。现在已经没有人用它进行临床或研究工作了。"

主流的神经科学与精神病学两个领域对于那些基于脑成像技术的精神病诊断应用立场非常清楚。2012年发表在APA上的一项共识声明[39]称："目前还没有任何的脑成像生物学标志物，能够用于临床上的精神病学诊断。"杰弗里·利伯曼（Jeffrey Lieberman，2013年的APA主席）在2012年发表于《华盛顿邮报》杂志的一篇文章中写道："在我看来，他（Amen）所做的其实就是披上了现代科学外衣的颅相学。"[40] "他所提出的声明都不具备可靠的科学证据支持，人们应该对他的动机持怀疑态度。"■

误区 NO.28　神经反馈将为你带来幸福和启蒙

试想一下你将有可能通过最新的神经科学启发技术控制自己的脑。只要通过十几次简短的练习，你就能够掌控自己的头脑，不仅认知能力增强，还可以从此与坏心情、压力以及注意力不集中说再见。以上这些美好前景，就是世界上许多神经反馈诊所做出的承诺，那些过度紧张与焦虑的个体在经过简短的治疗后就可以达到上述状态。

绝大多数神经反馈治疗的理论基础是脑电波扫描（EEG，由汉斯·伯格（Hans Berger）在 20 世纪 20 年代发明），它记录的是脑部发出的电波活动（见图 23）。神经反馈治疗最根本的理论基础，就是通过声音或图像将这些波动的频率水平反馈给你，以便你可以学习对它们施加一些控制。

2013 年，《星期日泰晤士报》发表了一篇轰动性的文章。文章内容介绍的是伦敦一家名为"Brainworks"的神经反馈诊所，这家诊所为自己为期 12 次的"标准疗程"标价 1320 英镑（11 577 元人民币）。"那些尝试过标准疗程的人发誓自己确实感受到了它所带来的内在变革，"记者基尼·雷迪（Jini Reddy）惊叹道，"在努力练习了几年之后，他们将更容易释放焦虑，唤醒头脑，收获好心情，以及让自己的心理状态变得更加专注、清晰和平静。"

这是将神经反馈技术应用到生活方式中的例子，在这方面它成了一种帮助我们获得内心平静以及启蒙的捷径。值得注意的是，尽管科学界目前仍存在很大的争议，但在注意缺陷多动症（ADHD）之类的精神疾病诊断中，神经反馈技术也已经成为一种重要的医疗干预手段，因为已经有了一些初步的证据支持这种做法，而且证据还在不断增加。稍后，我会再来详述此类神经反馈服务（见误区 No.28）。

现在的情况非常令人困惑，因为许多诊所在提供那些暧昧不明的生活方式疗法和精神疗法的同时，也提供严肃的医疗服务。比如 Brainworks 诊所会在其网站上销售 ADHD 的治疗方案，但同时它也兜售所谓的神经反馈精神放松法，承诺为脑部带来永久性的改善，炒作美国国家航空航天局（NASA）设计的椅子，并鼓吹有关左右脑的误区（见误区 No.12），它声称"只有保证左右脑之间的内部沟通顺畅，才能充分开发我们的创造潜能"。

伦敦的这家诊所并不是唯一一个将科学、炒作以及新时代的神秘主义混杂在一起的地方。我们通过在线搜索就能够找到大量诸如此类的机构，比如圣克鲁斯神经反馈中心（The Santa Cruz Neurofeedback Center）声称可以"通过科学发展灵性"；生物网客学院（BioCybernaut Institute）表示神经反馈可以帮助你扩展精神意识（www.biocybernaut.com/）；还有洛杉矶的健脑中心（The Brain Fitness Center）承诺可以增强你的精神意识（www.brainfitnesscenter.com/）。

↓ 误区的源头

为了更好地理解这种混乱的情况，我们来追溯一下神经反馈疗法的起源。脑电波的频率会根据我们所做事情的不同而展现出不同的模式。在 20 世纪 60 年代，研究者们发现那些经验丰富的冥想者在冥想时，脑电波中会呈现出高比例的 alpha 波（8 ～ 12 赫兹；即每秒 8 ～ 12 个周期；详情可参见误区 No.4）。大约在同一时间，心理学家乔·卡米亚（Joe Kamiya）于 1968 年在《今日心理》（Psychology Today）杂志上发表了一篇文章。文章表明我们可以有意识地对脑电波进行控制。这两项发现为新时代的"大师"们打开了一扇大门。他们认为可以通过控制脑电波，尤其是 alpha 波，来帮助任何人实现禅定的平静。

我们足以预见，类似于 FringeWare 和 Zygon 这样的公司开始迅速涌现。他们为人们提供家庭版的脑电波扫描（EEG）工具包以及如何获得禅悟的方法。这些服务的主旨思想是为人们提供关于自身脑电波的反馈，再通过学习利用图片或声音的帮助，将更多的脑电波控制在 alpha 范围内，从而达到"alpha 意识"或"alpha 思维"的状态。人们不用再像过去一样，需要花费多年的时间去掌握瑜伽冥想技巧才能达到这种状态。灵媒文化的爱好者们也跟上了这一潮流，他们声称 alpha 状态是一种与神灵相通的状态，或者可以强化人们的其他感知通道。

然而不幸的是，许多家庭 EEG 设备的技术含量非常低，并且很容易受到干扰。已逝的批评家巴里·贝尔斯坦（Barry Beyerstein）在 20 世纪 80 和 90 年代撰写了众多文章和书籍来揭露这一行业，其中包括对典型的家用脑电波扫描（EEG）反馈产品进行全面实验室测试。他在 1985 年的《怀疑的探索者》（Skeptical Inquirer）杂志中这样写道：[41]"大多数购买家用 alpha 调节器的顾客在选择购买产品时，可能已经被大量的产品信息'迷得晕头转向'了。alpha 调节器并不能保证使你的精神得以放松，但它却可以轻松让你的钱包变轻。货物出售，概不退换，买者自慎！"贝尔斯坦进一步阐述称，实际上只有那些相信脑电波扫描（EEG）反馈力量的人才会积极地展示它们的积极效果，不管他们的脑电波实际上到底处于何种水平。

还有许多其他原因也让我们对通过 alpha 反馈训练来达到类似禅定的平静状态持怀疑态度。比如，要想增加 alpha 波，有一种最确信无疑的简单方法就是闭上你的眼睛。因为有些专家提出 alpha 波实际上与视觉处理的关系更大，而不是心情或放松本身（与这个观点一致的事实就是 alpha 波的确在大脑背部的视觉皮层上更为常见）。

此外，虽然那些经验丰富的冥想者的确表现出了高水平的 alpha 波，但仅仅依据这一现象并不能直接判定这些波动变化与他们的放松状态存在因果关系。也正因为如此，提高 alpha 波水平并不一定会带来放松的状态。除了放松以外，还有许多其他心理状态也与高水平的 alpha 波相关，例如濒死状态和单纯的困倦。事实上，在 20 世纪 70 年代发表的一

项研究表明，在遭受研究者所实施的轻度电击威胁时，处于紧张和焦虑状态的被试也有可能表现出大量的 alpha 波。[42]最后值得注意的是，许多动物也能表现出 alpha 波段内的脑波，但我们并不能就此认为它们处于一种幸福的禅定状态（尽管它们可能是放松的）。

不仅那些持怀疑态度的人认为脑电波扫描（EEG）反馈领域在发展时已经有一些失去控制，还有一些支持这一技术的研究人员也这样认为。在 2009 年发布的一篇 alpha 反馈训练最新研究综述中，[43]英国坎特伯雷基督教会大学的戴维·弗农（David Vernon）和他的同事们就清楚地表示："alpha 神经反馈可以改善健康个体心境状态的这一理念，还缺乏足够坚实的证据支撑。"

⬇ 当今的神经反馈神话

在 21 世纪的第二个十年里，人们对 alpha 意识状态的狂热已经平静下来，但它也确实未曾消失。你仍然可以购买到家庭 EEG 反馈工具包，而且它们相较于以前变得更为精密了。也依然还有许多公司、大师以及书籍在继续兜售晦涩难懂的科学术语与新时代的神秘主义。其中甚至还有些人把它进一步地发展成为超自然的观点。比如安娜·赛斯（Anna Sayce），她将自己描述为"一名专业的直觉者、治疗师及直

觉导师"。在她那花哨的 psychicbutsane.com 网站上（2013年时可以访问），她对脑电波的不同频率水平进行了自己的阐述，尤其强调"你需要处于 alpha 状态……从而接收那些超自然的信息"。赛斯进一步解释说，她需要进入这种状态从而达到与你的灵性相同的频率。而如果进入了 Beta 频段，她形容说"就像是调到了错误的广播电台"。

除了这些脱离现实的观点外，如今还有一些人将脑电波扫描（EEG）反馈吹嘘为一种大脑协调工具，声称它可以帮助改善你的心理能力。例如 NeuroQuest 公司，他们提供了一种以反馈为基础的"计算机脑部训练方案"，旨在"提高特定的认知技能"。的确有一些证据能够支持这一理念。在一项 2011 年发表的研究[44]中，由贝内迪克特·佐伊菲尔（Benedikt Zoefel）领导的研究团队发现，与未进行培训的对照组相比，为期一周的脑电波扫描（EEG）alpha 反馈训练帮助 14 名参与者中的 11 名提高了心理旋转能力。

然而这项研究存在一个问题，那就是实验所包含的被试数量太少。事实上在这一领域，还有许多其他研究也同样存在这一问题。控制条件不充分，就意味着我们无法排除其他可能的影响，比如脑电波扫描（EEG）反馈的效果是否是因为安慰剂效应，又或者说是因为"均值回归"（指人的自然恢复反应）。这些干扰因素的存在，使得研究人员在说明训练到底是通过怎样的方式才发挥了有益效果时，通常无法给出

清楚的解释。2005 年，戴维·弗农发表了另一篇综述，[45] 他在文中总结道："之所以有这么多人都敢于声称使用神经反馈训练可以提高认知表现，就是因为实际上很少有研究能够清楚地解释训练效果。"

还有一种批评意见认为，许多认知改善诊所总爱使用类似于神秘主义的术语。例如，他们声称同时平衡脑部左右半球可以帮助你达到心境平衡。"我们可以使许多因脑部问题而产生的疾病恢复自然的平衡状态。"Brainworks 诊所这样说道。然而他们却无法说清自己究竟如何判定什么才是正确的"大脑平衡"状态。这种语言会制造一种混淆状态，让我们搞不清楚它到底是在形容脑部真实的物理状态，还是在比喻我们的情绪感受。

由于那些销售神经反馈疗法的公司总是向民众灌输夸张的营销口号，所以如果你认为科学界已经达成一致，确定了什么是脑功能增强技术最好的实现方式，那也是可以理解的。然而弗农和他的同事们在 2009 年的综述中指出，关于怎样操作脑波反馈的时间长度或强度才能产生可观察到的益处，学界目前还没有达成共识。

当下还没有足够的证据（至少在 2009 年是这样）能够说明通过什么样的形式将脑电波信息反馈给受训者才能达到最好效果。例如，应该使用视觉方式还是使用声音；减少 alpha 波是否也会和增加它一样产生益处，或者我们期望

的目标频率应该是多少。也许对于身处这个领域之外的人而言，最令人惊讶的是研究者们承认在进行 alpha 反馈训练时到底是应该睁眼还是闭眼都还没有定论！

弗农和他的同事坦言："不幸的是，我们目前还不清楚，要达成这些有益变化，最有效的方式是什么。"虽然 EEG 神经反馈技术也在随着时间的推移不断发展，但新方法的不确定性更大。LORETA 是一种重要的创新方法，它能够记录更深层脑区的脑电波。这其实是一件好事，但它也让人们感觉到，在许多应用领域这项技术目前仍处于实验阶段。以 fMRI 功能性脑成像反馈为基础的治疗方法就是其中的典型代表，尽管它的前景令人兴奋，尤其是在疼痛管理领域，[46]但这项技术仍然处于试验阶段。

与神经反馈相似，如今你可能还会遇到另一个以脑为基础的自我完善概念，那就是"脑驱动"。它是通过使用闪光灯与脉冲声音来改变脑电波的频率，使其达到与 alpha 意识和禅悟相联系的水平。脉冲刺激确实可以使接收者的脑电波频率发生变化，并且还会产生迷失方向的感觉。但关键之处在于，如何对这些现象进行解释，在很大程度上都取决于某一个体自身的信念和倾向。

目前在这一行业中，门罗研究所仍然处于市场的领先地位。它有一系列双耳"半球同步"放松和冥想音频产品，可以实现同时向两只耳朵输送略微不同的声音。该公司声称，这种不同的训练技术能够帮助脑部两半球之间的运行格外一致。不过，其实并没有证据表明这种一致性能带来什么特殊的好处（事实上，这种跨半球的功能平衡是区分睡眠和昏迷的标志）。市场上还有另一家名为"Brain Sync"的公司，它承诺自己的音频产品可以帮助客户"激活未使用的脑区，调整精神力量以及激发各种能力"。

这些 CD 和音频产品之所以能达到那些主观的效果，很有可能是因为大部分效果都是源于使用者的期望效应。传言中有很多方法都可以产生改变脑波的效果，但却很少有研究验证过这些方法的可靠性。有一个例外是戴维·弗农和他在英国的同事共同撰写的另一篇文章，这篇文章发表于 2012 年。[47]有 22 名志愿者参与了这项研究，研究人员对他们的双耳施加了两种节拍，一边是 alpha 波段，另一边是 beta 波段，他们希望能成功诱导这些志愿者的脑电波发生变化。结果如何呢？对于这些节拍，参与者的脑电波仅产生了一些非常温和的波动。但没有任何证据表明，被试的脑波达到了期望中的 alpha 或 beta 频率。

"总之，交错呈现的一分钟 alpha 和 beta 频率的双耳节拍，未能引出任何明显的证据证明 EEG 发生了变化。"研究人员承认道，"这严重限制了双耳节拍的应用潜能，因为这项应用的重要假设之一就是它们可以通过诱发皮层活动来调节行为变化。"这就意味着，商业音频产品不太可能以他们所声称的方式来影响脑部功能。它们所带来的任何改善都有可能是因为安慰剂效应或其他的人为假象。

临床神经疗法

尽管如前文所言，将脑电波扫描（EEG）反馈作为一种放松和认知增强技术来使用还存在着一些问题和质疑，但这一技术也已经开始成为一种主流的治疗方法，用于治疗一系列的神经性疾病、精神病和发育问题，尤其是癫痫和注意缺陷多动症 ADHD。有很多证据表明神经反馈治疗可以帮助癫痫患者避免癫痫突然发作。[48] 而对于注意缺陷多动症 ADHD 患者，通常的治疗目的是增加与集中注意力相关的 beta 波（12～30 赫兹），以及减少与注意不良有关的 theta 波（4～7 赫兹）。

随着这种热度的增加，声称能对许多精神疾病和发育问题提供脑电波扫描（EEG）反馈治疗的诊所数量也显著增加。正如我之前所说，这些场所恰恰也就是那些为健康人群提供认知增强和放松训练的地方。我们常常会看到科学术语和新时代神秘主义语言混杂在一起的现象，这些都会迷惑公众。例如，伦敦的 Brainworks 诊所声称自己不仅为 ADHD 儿童提供治疗，还是"整合最佳东方传统和西方技术"的疗养场所。

关于临床神经反馈的证据基础一直都在发展。十年前，我们很难证明这种技术的合理性。阿肯色大学的杰弗里·洛尔（Jeffrey Lohr）和他的同事对相关证据进行了整理，并在 2001 年发表了一份权威性的研究综述。[49] 这份综述主要关注的领域包括注意缺陷多动症（ADHD）、物质滥用、焦虑症以及抑郁症。在报告中作者指出了许多问题，包括相关研究缺乏适当的控制条件、统计分析水平较差、样本量较小，而且那些积极的实验效果很有可能是安慰剂效应造成的。

即使存在可靠证据证明神经反馈治疗的确有积极作用，比如它可以缓解焦虑症，但同时也有证据表明脑波的变化与我们期望的方向相反。洛尔那篇研究综述的标题就可以说明一切：作为针对心理障碍的行为治疗方法，神经疗法并没有得到足够的实证研究支持。作者补充说："在证据基础改善前，行为治疗师对神经疗法的功效都应持谨慎态度，行为治疗协会（AABT）在参与神经疗法的推广时也应当更加慎重。"

不过，在之后的几年里，又有大量的研究涌现出来，其中的许多都比以往的质量更好。它们为将脑电波扫描（EEG）反馈用作治疗工具提供了更有效的支持。把每一种精神疾病或神经障碍的相关证据都回顾一遍已经超出了本书的能力范围，所以让我们集中关注一下注意缺陷多动症（ADHD），因为与针对这类疾病的神经反馈疗法相关的研究数量最多。

尼古拉斯·劳夫豪斯（Nicholas Lofthouse）在 2012 年发表了一篇权威性综述，回顾了儿童注意缺陷多动症（ADHD）神经反馈治疗方面的研究。[50] 根据他们所回顾的 14 项研究，劳夫豪斯和其他合作者认为这一技术"可能是有效的"。但是他们同时也指出，目前仍然缺乏双盲控制条件下的研究。"双盲"条件是指无论是被试、EEG 培训者还是临床表现的记录者，任何一方都不知道哪些患者接受的是真正的治疗，而哪些患者接受的是"假装"治疗。"假装"治疗条件下，患者所看到的是伪造的脑电波，这些脑电波并没有与他们的脑部活动相关联。之前，几乎没有什么研究是在这种稳健的控制条件下进行的。但最近的研究表明，这种"双盲"设计是可行的，而且对于排除安慰剂效应的影响，以及确定目前这些积极效果是否真的可以归功于脑电波扫描（EEG）反馈治疗都具有至关重要的作用。考虑到目前这类精密控制的研究仍然较少，劳夫豪斯和他的同事指出"尽管研究证据为我们提供了希望，但目前还不能做出定论"。

在最新一版的《当代临床心理学中的科学与伪科学》（*Science and Pseudoscience in Contemporary Clinical Psychology*）一书中，对于治疗注意缺陷多动症（ADHD）的 EEG 神经反馈疗法，研究者们还提出了更多的问题。在有关注意缺陷多动症（ADHD）神经反馈的章节中，佛罗里达国际大学的丹尼尔·沃什布什（Daniel Waschbusch）和詹姆斯·瓦克斯蒙斯基（James Waxmonsky）指出，如果患者及其父母不知道他们接受的是否是真正的脑电波扫描（EEG）反馈信息，那么这一疗法的有益效果往往会减小甚至消失。此外，沃什布什和瓦克斯蒙斯基还指出，许多注意缺陷多动症（ADHD）患儿并没有表现出脑电波扫描（EEG）反馈疗法所针对的 theta 波过多的现象，这似乎表明即使这项技术有效，也只能使一部分被诊断为注意缺陷多动症（ADHD）的儿童受益。沃什布什和瓦克斯蒙斯基警告说："尽管有一些看似积极的结果，但我们仍然有理由持谨慎态度。"

与沃什布什和瓦克斯蒙斯基的警示一致，在 2013 年发表的一项综合性元分析报告中，[51] 研究者对涉及 1200 名儿童的 9 项研究进行了分析后得出结论，仅通过分析 theta 波和 beta 波的比率就对注意缺陷多动症（ADHD）做出诊断是无效的，也并不可靠。这两个波形的特异性表现可能只在注意缺陷多动症（ADHD）儿童的一组亚型身上得以体现，而我们应该注意到神经反馈治疗所处理的对象正是这种波形比。

通过以上这些信息可以看出，神经反馈治疗似乎可以帮助一些注意缺陷多动症（ADHD）患儿，但我们还不能确定，这些疗效究竟是因为儿童脑电波的改变而产生的还是因为安慰剂效应。这些就是有关神经反馈治疗研究的最新证据，它与那些由热情的实践者所大力宣传的炒作信息形成了鲜明对比。事实上，当我在撰写本章的结尾部分时，一项关于使用神经反馈疗法治疗儿童注意缺陷多动症（ADHD）的研究发表了出来。[52] 这项研究采用了双盲设计来控制安慰剂效应。然而研究者没能发现这一疗法对患儿的认知功能带来了任何好处，比如注意力和工作记忆的改善。这篇文章还对以往实施过控制条件的研究进行了系统性回顾。作者总结道："总而言之，现有的文献以及本研究都无法支持神经反馈能够为注意缺陷多动症（ADHD）的神经认知功能带来改善。"

刺激你的大脑前，请阅读这篇文字

神经反馈疗法主要是指学习通过意志力改变我们自身的脑电波。在强化头脑方面，如今出现了一种完全不同的技术手段引发了人们的兴趣，那就是通过置于头皮上的电极来对脑实施轻微的电流刺激。这种技术被称为"经颅直流电刺激"（tDCS, transcranial direct current stimulation）。这种看起来就像是《星际迷航》中的道具一样的产品，之所以会引发大家的兴奋，有一部分原因可能是这种首次可供消费者购买的设备在 2013 年的夏天获得了美国联邦通信委员会（FCC）批准，售价 249 美元（见图 25）。

制造商 Foc.us 实验室的欧洲工程师们承认他们的产品"并不具备医疗效果"。但他们强调说，这一技术能够"增加你脑部的可塑性"以及"使你的脑部突触过程更迅速"。然而并没有文献支持他们所声称的这些模糊且具有轰动性的效果。即便如此，近年来已经有一系列积极的研究结果能够证明对脑的不同部位施加 tDCS 能够产生明显的益处。比如有研究称，对运动皮层实施正电流刺激能够提升人们在动作学习任务中的表现；[53] 在顶叶皮层上实施刺激能够提高数字技能。[54] 以及 2012 年 [55] 的一项研究表明，对颞顶连接区施加刺激甚至可以提高社交任务中的换位思考能力。

尽管存在这么多积极的研究结果，但 Foc.us 所生产的商业性 tDCS 设备却并没有针对以上任何一个区域施加刺激，因为它的固定电极所放置的位置是在脑部的正前方。此外，牛津大学的特蕾莎·尤库拉诺（Teresa Iuculano）和罗伊·科恩·卡多什（Roi Cohen Kadosh）在 2013 年初发表的一项重要研究 [56] 表明，tDCS 在增强某些心理功能的同时会损伤另外一些功能。比如，刺激顶叶皮层看起来能够加速学习，但实际上却会阻碍新知识转化成内隐记忆的过程。

我曾在《心理学家》（The Psychologist）杂志上发表过一篇文章，科恩·卡多什曾因为这篇文章与我有过对话，他解释说单独使用 tDCS 并没有什么意义，它需要与认知训练相结合才能发挥效果。此外，他还进一步提醒道："你需要知道目标脑区是什么，但如何定位这个脑区会受到众多不同因素影响，比如你的训练类型，被试的年龄和他的认知能力。"

　　还有一个问题是如何确保使用正确的剂量，这可能也是最具潜在风险的问题。你需要始终牢记，在不同的人之间，甚至同一个人所接受的不同刺激之间，tDCS 所造成的刺激效果可能都会有非常大的差异。诸如疲劳和激素水平等因素都可能造成影响，即使是头发的发量和汗水量这样看似微小的因素，也会影响刺激的效果。此外，不同剂量的 tDCS 会通过何种方式累积产生长期影响目前还未可知。

　　虽然目前并没有报告表示在适当控制条件下，实验室中所使用的 tDCS 引发过什么严重的不良反应，但是误用该技术可能会导致癫痫发作或头皮烧伤。其他一些潜在的副作用还包括瘙痒、疲劳和恶心。Foc.

us 头戴式仪器的促销广告会鼓动你去"让头脑加速运行"，但这种鼓动是很不负责任的。科恩·卡多什告诉我，过量的刺激实际上会引发损伤，而不是带来任何改善。同样，最近发表在《自然》（Nature）杂志的一篇文章中，[57] 作者马罗姆·毕克森（Marom Bikson）和他的同事们警告说："随意改变 tDCS 剂量的治疗可能与篡改药物的化学成分一样危险。"他们的文章成为头条报道《经颅装置不是玩具》。认知神经科学家尼克·戴维斯（Nick Davis）和他的同事们对此非常赞同，他们最近也发出了警示，[58] 认为脑刺激是无创的想法是非常错误的。他们写道："任何技术如果能够对脑组织直接产生如此强烈而持久的影响，我们都应该像看待外科手术技术一样谨慎地对待它们。"■

误区 NO.29　脑部训练会使你变聪明

大多数心理学家认为，我们的思维能力，也就是心理学家们所说的"流体智力"（fluid intelligence）是相对固定的。人们仅仅是掌握了更多的事实，也就是增加了他们的晶体智力（crystallized intelligence），但是我们每个人都受制于自己特定水平的思维敏捷性。尽管如此，在过去的几十年中出现了众多的"脑力训练"公司，这些公司都在挑战上述的传统观点。他们声称，通过定期参与由这些公司所设计的计算机脑力训练，你的思维会变得更加敏锐，从而可以享受到现实生活中的广泛福利。

一家名为"Lumosity"的大型脑力训练公司在它的网站上声称，[59] 通过完成他们的在线练习："你……可以改变神经可塑性，从而能记得更多，思考得更快，并在生活的方方面面发挥你的全部潜能，获得巨大的收益。"

用于脑力训练的练习和游戏是多种多样的，它们常常都涉及对电脑上的影像和声音的关注，尤其是要记住之前呈现了什么。这些练习通常改编自心理学实验中的传统认知测试，只不过用了一些形状和颜色来包装，使它们看上去更为有趣，并且更具吸引力。大多数情况下，这些练习的目的是训练我们的"工作记忆"，也就是我们记住并使用相关信息而忽略其他不相关信息的能力。

"N-Back"任务就是一项颇受欢迎的工作记忆练习。这项任务要求练习者能够从当前的一组信息流（可能是字母、数字或符号）中辨识出与先前展示的信息相同的个体，它们可能存在于先前信息的一个、两个、三个甚至更多的位置，这取决于练习的难易程度。这项训练还有一个更为困难的版本，那就是要同时关注两组信息流，一组视觉，一组听觉。

很多这种训练游戏都有一个关键要素，就是随着参与者水平的提升，它们会变得越来越难，这就像是在跑步机上不断提升速度一样。正如 2012 年《科学美国人（Mind）》杂志中所写，心理学家和脑力训练倡导者约翰·乔尼斯（John Jonides）和他的同事们将 "N-Back" 任务比作"常规有氧运动"，也就是说，它们有助于提高你的整体思维能力，而不像是"学会射一支箭"之类的活动，对脑力几乎没有任何作用。

也许是因为家长们急切地想为自己的孩子创造更多的人生机会，而人们在步入老年时又希望降低老年痴呆的风险，所以也就不难理解，为什么在线脑力训练可以成为一个巨大的商业板块。2013 年 1 月，Lumosity 公司在它的报告中宣称自己已拥有 3500 万的国际订阅者，公司年收入正以 100% 的速度在增长，在 2012 年已经达到了 2400 万美元。到了 2015 年，整个脑力训练行业的产值预计已跨越十亿美元的里程碑。

支持脑力训练的例子

在任何事情上，人类通常都能够通过不断地练习表现得越来越好。脑力训练公司所面临的真正挑战在于，如何证明

参与训练的人并不只是在这些训练所涉及的特定游戏和练习中成绩有所提高，他们所提升的脑力同样也能够帮助自己在完全不同的任务和现实生活的情境中表现得更好。这就是心理学家所说的"远迁移"（far transfer），这一概念与"近迁移"（near transfer）相反，"近迁移"即只能在与脑力训练相似的任务中产生效果。

2002 年，瑞典的托克尔·克林伯格（Torkel Klingberg）和他的同事们报告说，[60] 有七名患有注意力缺陷多动障碍的儿童参加了四周的工作记忆训练，这些训练是以一个名为"Cogmed"的商业项目为基础设计的，在经过训练后，这些儿童在抽象思维方面取得了进步。这一结果让人们更有理由希望脑力训练能使人变聪明。更重要的是，克林伯格的研究结果表明，训练工作记忆不仅可以改进人们在工作记忆任务中的表现，而且在一种需要抽象思维和流体智力的任务（即"瑞文推理测验"）中也有一定的作用。

苏珊娜·杰基（Susanne Jaeggi）与她在密歇根大学和伯尔尼大学的同事们在 2008 年也发表了一篇具有影响力的论文。他们的研究表明，几十个年轻健康的成年人在进行工作记忆训练后提升了他们的流体智力水平。[61] 其他实验室成功复制了类似的实验结果，并陆续发表了相关论文。例如，在 2010 年的一项研究中，[62] 费城天普大学的研究人员报告称，工作记忆训练可以使被试在注意力控制测试和阅读理解测试

中都有更好的表现。

作为对上述研究成果的补充，脑成像方面的研究也表明工作记忆训练可以改变脑部对思维任务的反应方式。[63] 造成这种结果的原因极其复杂，但有一些迹象表明，脑力训练首先引起了脑额叶和顶叶区域的增加。这可能比较好理解，因为脑力练习会使这些脑部区域的负担加重。但也有证据表明，随着时间的推移，同样的练习将无法激发如先前一样的脑部活跃程度，有些人将这种现象解释为头脑在思维任务中效率越来越高。

基于以上所概述的这些积极的研究成果，一家大型的网上脑力训练公司 Cogmed 宣称，它们的练习具有广泛的优点，可以帮助你"保持专注、抵抗分心、做好计划、完成任务，能够领会复杂的讨论并发表自己的见解"。其他一些公司，例如 Jungle Memory 和 Mindsparke 甚至做了更大胆的声明，他们承诺你的智商会增加，学术成绩会提高。任天堂的脑力训练游戏是个例外，它们虽然非常流行，在任务设计上也得到了神经科学家川岛隆太（Ryuta Kawashima）的帮助，但它们只把自己定位为一种娱乐产品。

反对这一观点的例子

脑力训练产业也许真的在蓬勃发展，但它的每一步都

伴随着大量学术群体的质疑。第一个打击来自于 2009 年英国权威消费杂志《哪一个》（Which）发表的一项深入调查研究。[64] 在这项研究中，包括伦敦大学学院的克里斯·拜尔德（Chris Baird）在内的三位公正而有威望的心理学家对当时可以得到的所有相关证据进行了评估。他们的结论是，脑力训练不能对我们的头脑提供任何帮助，它仅仅能让人们在这些训练所包含的练习中表现得更好而已。他们还特别指出，这些练习游戏对于人们在现实生活中的表现毫无影响，而你通过社交活动、浏览网络和健身运动也同样可以锻炼你的思维。

在接下来的一年中，剑桥大学医学研究理事会认知与脑科学研究部的阿德里安·欧文（Adrian Owen）领导了一个研究团队，他们与英国广播公司的一个科学项目合作开展了一项涉及 1.1 万人的大型调查研究。[65] 参与研究的志愿者首先要完成一系列综合的心智能力基线测试，然后在 6 周时间内，他们要以每天至少 10 分钟、每周 3 次的频率进行由电脑控制的脑力训练任务，这些任务包括推理、规划和解决问题。在研究的最后，他们重新接受测试时，他们在这些训练的特定任务中的表现都有所提高，但与研究开始时所做的综合基线测试相比，他们的表现几乎没有任何改变。

这项研究中的控制组仅仅是花时间在谷歌上检索了一

169

些不太常见的一般性知识问题的答案，而那些实验组通过脑力训练所获得的极其微弱的好处，与控制组所达到的效果相比，并没有什么特别之处。这项研究的批评者在权威杂志《自然》中指出，该研究方案设定的训练强度不够。然而，欧文和他的团队认为，在他们的研究中没有证据可以证明志愿者完成更多的训练课程就能获得更多的益处。

最近，奥斯陆大学的莫妮卡·梅尔比－拉维奇（Monica Melby-Lervåg）和伦敦大学学院的查尔斯·休姆（Charles Hume）进行了一项元分析（对以前研究数据的数学合成），他们综合分析了 23 项包含控制组的工作记忆训练方面的研究。[66] 其中对成人组和儿童组的研究结果都非常明确，即工作记忆训练可以使人们在与训练相同或相似的测试中获得短期的良好表现（也就是近迁移）。"但是，没有证据表明工作记忆训练可以让已经经过研究的其他技能（如语言表达能力、文字理解能力和算术能力）产生普遍的进步，即便是在训练结束后立即进行评估也做不到。"梅尔比－拉维奇和休姆写道。

根据梅尔比－拉维奇和休姆的观点，脑力训练研究领域存在一个问题，那就是很多调查都缺少一种可靠的实验设计。具体而言，他们没有费心对控制组进行任何干预，这意味着被试在参与工作记忆训练后所观察到的任何益处，可能都只是与参加这项训练的乐趣和期望有关，更不用说其他具

体的必要措施了。与此相关的是，有一些研究确实发现工作记忆训练可以带来广泛的好处，但实际上他们并没有观察到"近迁移"，也就是说被试在训练以外的工作记忆任务中，表现并没有提高。有一种理念认为在训练后所观测到的众多益处都源自于工作记忆的强化，但上述令人困惑的研究结果让这一理念变得难以立足。

梅尔比－拉维奇和休姆的最终观点是很明确的："没有证据表明这些脑力训练方案适合用于治疗儿童发育性认知障碍，或者可以普遍提高成人或儿童的认知技能和学业成绩。"

上一年度发表的另一篇论文[67]详细探究了所有与Cogmed 训练方案有明确关联的证据，其结果让脑力训练遭受了另一次重创。佐治亚理工学院的扎克·希普斯特德（Zach Shipstead）和他的同事们写道："唯一可以明确的一点是，Cogmed 能够使人在与 Cogmed 训练相似的任务中表现得更好。"

2013 年，沃尔特·布特（Walter Boot）和他的同事们对脑力训练的文献提出了更多的质疑。[68] 他们与梅尔比－拉维奇和休姆的观点相呼应，认为尽管很多脑力训练都具有明显的益处，但针对这些训练的研究都未能给出一个充分恰当的控制条件，实验组的被试在参与训练时可能会期望训练能带来益处，但实验设计者未能激发控制组的被试也产生这种预

期。如果信念和期望在控制条件和实验条件下是不对等的，那人们所观察到的脑力训练后所产生的收益到底是因为训练还是因为安慰剂效应就无从知晓了。

针对老年人的脑力训练

很多人都被脑力训练的承诺所吸引，因为他们想在工作中为自己赢得优势，或者只是因为这看上去像一种健康的时间消磨方式。但可以说，这些训练方案最重要的受众是老年人，用来防止老年痴呆和精神衰退。那么研究文献是怎么论述这个群体的呢？

遗憾的是，与关注一般人群的研究一样，老年人的情形也不如人们所期望的那样乐观。2009 年发表的一篇系统性综述[69]鉴定了 1996 ～ 2008 年发表的 10 项研究成果，这些研究都具有适当的控制条件，并在记忆训练、阅读训练和运算速度训练方面进行了各种测试。以康涅狄格大学的凯瑟琳·帕普（Kathryn Papp）为首的研究人员报告说，他们"发现没有证据表明这些结构性认知干预项目能够延迟或减缓健康老年人患阿尔茨海默症的进程。"常见的模式又一次出现，脑力训练只会改善人们在特定训练任务中的表现，而不能泛化到其他能力上。他们总结道："用来减缓脑部衰退的训练产品如此受欢迎，然而却并没有那么多可信的科学数据证明

这些认知干预方案确实有效。"

2013 年发表的一篇更新的文献综述[70]稍稍乐观一些。马斯特里赫特大学医学中心的珍妮弗·瑞金德斯（Jennifer Reijnders）和她的同事们分析了 2007 ～ 2012 年发表的 35 项相关的对照研究，他们的结论是老年人参加脑力训练可以使受训的多种心理能力运作得更好，包括记忆力、注意力和信息加工速度。但同时，他们也强调很多这种研究的质量并不高，也提醒大家那些研究中所观察到的因脑力训练而产生的益处并不能广泛地应用到日常生活中。他们总结称："几乎没有什么证据可以证明脑力训练的效果可以推广到总体认知功能和日常生活情景中。"

2012 年出版的另一篇研究综述采用了一种建设性的研究方法，[71]其中提出了一些有助于推动该领域进步的途径。在这篇文章中，阿姆斯特丹大学的杰西卡·布特维（Jessica Buitenweg）和她的同事们认为（用于增强思维灵活度的）多任务训练、决策力训练、创新力训练（即学习新技能）和侧重于改进决策的训练最有可能对老年人产生帮助。他们呼吁这些训练方案采用一种多元化的方法，即从多个角度训练人们的心理功能，而不是只是关注某一个方面。

布特维的团队还呼吁研究人员花更多的精力去分辨谁有可能、谁不可能从脑力训练中受益。他们这样写道："在目前的文献中，研究人员往往把老年人作为一个群体去衡量，

却忽略了那些存在于个体之间并且非常明显的差异性。老年人与年轻人相比，个体之间的差异性要更大。这是因为基因、环境、创伤和各种积极事件已经对每个老年人的头脑和行为产生了终身的深远影响……随着人们年龄的增长，个体间的差异性也越来越大。"

当研究人员们对所有关于脑力训练的研究成果进行系统性回顾时，他们几乎总是得出这样的结论：心理学家汤姆·斯塔福德（Tom Stafford）（《脑力训练指南》（*the Rough Guide to Brain Training*）的作者）所说的"圣杯"（Holy Grail），也就是那个"可以使你练习一件事情而在很多其他非常不同的事情中都表现更好"的神器，目前还没有找到。尽管如此，脑力训练依然日渐盛行，而脑力训练公司也在继续公然宣扬这些训练的种种好处。虽然的确没有证据能够证明脑力训练是有害的，但像斯塔福德一样的心理学家还是提醒我们，锻炼身体、学习新技能和增强社交才是训练脑力最有效的方法。

与此同时，这一领域的研究人员开始把注意力转向如何将脑力训练所产生的益处应用到现实生活中。儿童工作记忆训练领域的领导者苏珊·盖瑟科尔（Susan Gathercole）在2013年英国心理学会的年会上发言称，现在的情况可能是"我们只完成了一半的工作"。她补充说，她所在的实验室现在的首要任务就是想办法鼓励儿童将工作记忆训练中所提高的能力应用于课堂，包括在未来的研究中使用虚拟现实的课堂环境。

误区：健脑操可以使儿童更聪明

健脑操国际（Brain Gym International）是一项"运动机能教育"项目，[72] 它号称已在 87 个国家中推行，并且被翻译成了 40 种语言。该项目让老师们鼓励学生参与爬行、弹力球和走平衡木一类的体育锻炼，并认为这有助于孩子们的课程学习。他们还声称健脑操可以使有学习困难的儿童受益。

该组织的名称和它的宣传文字都给人一种非常强烈但具有误导性的印象，让人觉得它们的训练方案及其所宣扬的好处都是以脑功能的科学事实为依据的。然而实际上健脑操项目的基础理论几乎没有获得任何主流科学的支持。他们的理论之一认为，儿童必须要完成动作发展（motor development）的每一个阶段，才能实现全面的智力发展，这也被称为"杜曼－德拉卡多理论"（Doman-Delacato Theory）。举例而言，按照这个理论，一个孩子如果没有爬行过就能走路，那么他还需要回过头来学习爬行，才能实现"神经重整"（neurological repatterning）。

另一个指导健脑操的错误理论是塞缪尔·奥顿（Samuel Orton）在 1937 年提出的，他认为阅读障碍是由于右脑半球过于占据主导地位造成的。尽管在有阅读困难的人中，与语言相关的左脑活动确实出现了延迟，但没有证据表明这会导致阅读障碍，也不能证明体育锻炼可以对此加以改善。

最后要说的是，健脑操是以所谓的"知觉－运动训练"（perceptual-motor training）理论为基础的，这一理论认为学习障碍是知觉和身体的错误结合所造成的。然而，很多研究已经一再证明，用于强化这种结合的体育锻炼项目对于学业水平的提升没有任何帮助。

在健脑操的网站上，他们很乐意承认，能证明他们健脑方案有效的最强证据都是一些奇闻轶事。在这一点上他们是对的。西华盛顿大学的特殊教育专家基思·海特（Keith Hyatt）在 2007 年的一篇论文中回顾了所有与健脑操相关的科学文献，[73] 他只找到了四项研究，而且由于方法缺陷，所有这些研究都难以取信于人。2010 年，利伯缇大学的露辛达·斯波尔丁（Lucinda Spaulding）和她的同事们发表了一篇后续的综述。[74] 其中，除了海特查找到的文献外，他们没有发现任何新的证据可以证明健脑操有效。他们认为

174

"当老师们进行那些没有经过实验验证过的（健脑操）练习时，实际上是在浪费宝贵的时间，而这些时间本可以用于进行那些已经经过检验的练习"。

英国布里斯托大学教育专业研究生院的保罗·霍华德－琼斯（Paul Howard-Jones）对健脑操这种毫无科学依据的项目持续盛行表示深恶痛绝，他在 2009 年写道，[75] 仅仅在学术文献中发表批评和反对意见显然是不够的。在题为《不能只是怀疑》（Scepticism is Not Enough）的讨论报告中，他呼吁神经科学和教育学之间进行更多的沟通交流。

他这次的呼吁比以往任何时候都更加迫切。2012 年发表的一项针对英国和荷兰老师的调查 [76] 发现，老师对脑部了解得越多，就越有可能认同那些号称有教育作用的神经学谣言，包括健脑操这一类的训练方案。商家可能正是利用了老师对脑部的兴趣，使他们相信了那些毫无神经学依据的广告推销言论（见前言）。2013 年，英国医疗慈善机构威康信托基金会开展了另一项研究，通过对 1000 名教师进行调查后发现其中 39% 的人使用了健脑操，76% 的人都对没有科学依据的"学习风格"概念（认为我们每个人都有一种优先的学习方式，例如视觉方式或听觉方式）表示认同。让人感到比较乐观的是 2012 年 LearnUs 的成立。这是一个政策智囊团，它的目标是把课堂中的教师与教育神经科学及其他与学习相关的科学联系在一起。[77]2014 年，威康信托基金会宣布建立一项 600 万英镑的新基金，用于研究真正可以使神经科学应用于教育领域的方法。我们祝福这些事业能够取得成功。■

误区 NO.30　健脑食品会让你变得更加聪明

不要误会，健康、均衡的饮食对脑部产生的益处，和它对身体其他部位产生的益处是一样的。这件事并不是什么谣言。但是魔鬼都隐藏在细节之中，当有人声称特定的食品或物质对脑部有特殊功效的时候，事情就变得扑朔迷离了。

将这一领域的研究解释清楚并不容易，因为除了食物之外，还有很多其他因素也可能会发挥作用。最近就有这样一个例子，2012 年发表的一篇论文[78]将蓝莓和草莓的消费量上升与老年人认知衰退现象的减少联系在了一起。一方面，这一发现可能是因为浆果类水果含有丰富的类黄酮，这种化合物有助于心血管健康，还能促进脑细胞相互联结。另一方面，可能爱吃蓝莓和草莓的人往往也更加富有，并且会参加更多的运动，而这种舒适的生活方式和健身运动才是延缓精神衰退的原因。公共卫生医学教授卡罗尔·布雷恩（Carol

Brayne）说："这只是一项观察性研究，要获得更确切的证据，我们必须要等待一些经过严谨设计的实验出现。"你在报纸上可能读到许多大肆宣扬健脑食品的故事，它们都需要等待更多的证据来加以证实。

关于食品和脑力的言论尤其容易被夸大并引起大家的兴奋，这是因为如果我们设想的"食物 – 头脑 – 能量"链条是正确的，那么我们只要简单地改变一下饮食或者加入少量膳食补充剂，就可以轻轻松松地提高或者保持智力了。然而情况并不那么乐观，因为事实上即使做了药效说明，监管部门也不会同意把食品和补充剂作为药物。在过去的几十年里，鱼油、维生素片、葡萄糖和意志力的关系，甚至包括奶酪三明治和决策力的关系，都是一些最具争议性且被反复讨论的话题。

一个可疑的故事

最广为流传同时也遭到最多质疑的理念可能就是有关鱼油的言论了。人们关注的焦点是欧米伽–3多不饱和脂肪酸（Omega-3 Polyunsaturated Acids）这种在油性鱼类中发现的物质，该物质可以通过食用鲑鱼、鲭鱼和沙丁鱼，或者购买 Equazen 等公司生产的膳食补充剂来获得。人们认为这类脂肪酸对于脑部发育具有重要作用，有助于形成脑细胞膜。它们还有抗氧化的性能，可能对基因表达也有一定的促进作用。我们的身体不能产生这种物质，但它们是均衡饮食的重要组成部分。

我们不难理解人们为什么对鱼油有如此浓厚的兴趣，但不幸的是，对于鱼油潜在价值的狂热追求似乎已经远远超出了科学的范畴。这种情况在 2006 年达到了一个高峰，当时英国的达勒姆郡议会宣布正在对 Equazen 公司提供的脂肪酸补充剂进行一项"实验"，该地区有 2000 多名的儿童参与其中。当时的英国教育部长也公开表达了他对这项研究的兴趣。

问题在于，这并不是一次科学的实验。它没有对照组，也没有尝试双盲法，孩子们知道他们正在服用药物，研究人员也是如此，因此期望和偏见会对实验结果产生很大的潜在影响。"请允许我坦率地说，这就是一个垃圾研究。"在

2006 年的《卫报》（*The Guardian*）上，本·高德克雷（Ben Goldacre）在他的专栏"坏科学"（Bad Science）中愤怒地说道，"……这样的设计，不可能提供一个有用的结果，这就是在浪费时间、资源、资金和家长们的善意。"

生育专家和科学传播者罗伯特·温斯顿爵士（Lord Robert Winston）据说是当时参与鱼油宣传和争论的名人之一。他牵头为英国 Dairy Crest 乳业公司开展了一系列的广告宣传活动，宣传的产品是名为"St Ivel Advance"的乳制品。该产品就含有欧米伽–3脂肪酸，被公司称为"聪明牛奶"。温斯顿爵士在广告中说："最近的科学研究表明，欧米伽–3可能在增强一些儿童的学习能力和集中注意力方面具有重要作用。"但是 Dairy Crest 公司被广告标准局强制要求撤掉了这些广告，因为这个声明没有科学证据的支撑，而且更为重要的是这种牛奶中的欧米伽–3脂肪酸含量也相对较少。

那么，最新的研究成果对于脂肪酸补充剂能带来的好处又有哪些看法呢？首先，这种补充剂似乎确实对孕妇和哺乳期的妈妈们有益处。根据 2008 年发表的一篇研究综述，[79] 世界卫生组织建议称，每天摄取至少 300 毫克的欧米伽–3脂肪酸有利于胎儿的脑部发育。这一点得到了更新的研究支持。2013 年约翰·普罗兹克（John Protzko）和他的同事们在《心理科学展望》（*Perspectives on Psychological Science*）杂志上发表了一篇综述，他们对超过 800 人参与的 10 项实

176

验进行了分析。[80] 作者在文中这样总结道：在怀孕期、哺乳期母亲以及新生儿的饮食中补充欧米伽 -3 脂肪酸，可以提高幼儿时期孩子的智商。

然而，向幼儿提供鱼油补充剂的证据就不太具有说服力了。2012 年，牛津大学的研究人员发表了一项设计严谨、操作完善的实验研究。[81] 他们在 16 周的时间内，给数百名 7 ～ 9 岁的健康儿童每天服用一颗鱼油补充剂或者一颗与之颜色味道都相同的安慰剂药丸。

总的来说，这种补充剂对儿童的阅读能力、行为举止和工作记忆能力都没有什么帮助。但这并没能阻止《每日快报》（ Daily Express ）刊登出这样的标题——《鱼油确实可以让孩子们变得更聪明》。公平地说，这项研究中确实有一个比较有希望的细节，那就是补充剂对于有阅读障碍的儿童这一小众群体具有一定的帮助。然而，研究人员们提醒大家，仍然需要更多的调查研究才能验证这一点。与此同时，英国的权威国家医疗服务体系网站 NHS Choices[82] 也提出建议："有很多已经证实确定有效的方法可以改善孩子的阅读和行为，例如在家里和他们一起阅读，并确保他们定期进行体育锻炼。"

那么老年人服用脂肪酸补充剂的健脑效果又如何呢？同样，这方面的证据也令人相当失望。备受信赖的考科蓝合作组织（ Cochrane Collaboration ）$^{\ominus}$ 在 2012 年发表了一篇系统性综述，[83] 其中综合分析了超过 3000 名 60 岁以上的老年人参与的调查研究，这些老年人被安排服用脂肪酸补充剂或相应的安慰剂至少六个月以上。40 个月以后的研究结果显示，摄入脂肪酸的老年人并没有获得认知功能方面的进步。伦敦卫生与热带医学院和新加坡陈笃生医院的研究人员总结称："现有的研究结果显示，补充欧米伽 -3 多不饱和脂肪酸对于认知水平正常的老年人没有改善认知功能的作用。"

维生素片和功能饮料

2006 年的一项数据表明，39% 的美国成年人在服用维生素补充剂。这是一个数十亿美元的巨大产业，而所有这些服用补充剂所带来的保健功效和风险究竟是不是真的，本身就是一个具有广泛争议的话题。聚焦到健脑方面，主要的观点之一是维生素片可以提高儿童的智商（2000 年英国的一项调查[84] 发现，大约有四分之一的儿童都在服用维生素补充剂）。这类关于提升智商的观点可以追溯到 1988 年，[85] 当时威尔士的研究人员戴维·本顿（ David Benton ）和格威利

177

$\ominus$　一个关注医学证据的科学家网络组织。——译者注

姆·罗伯茨（Gwilym Roberts）发布了一项为期 8 个月的安慰剂对照实验，其结果非常乐观。在这项实验中，服用了复合维生素补充剂的 12 ～ 13 岁的儿童最终表现出了非语言智商水平的提高，而对照组没有出现这种现象。

这听起来似乎充满了希望，但是进一步的研究结果就不太令人满意了，因为并没有出现维生素片能够提升儿童智力、而不均衡饮食会损害智力的理想场景。事实上，那些试图把维生素片作为智商加速器来推销的公司往往会使自己陷入违法的困境。拉克霍尔自然健康（Larkhall Natural Health）公司曾为 1988 年的那项研究提供过支持，这家公司因为在 1992 年尝试销售一种名为"串联智商"（Tandem IQ）的复合维生素片，被判处了支付 1000 英镑罚款和诉讼费的惩罚。这些药片的包装引用了本顿和罗伯茨 1988 年的研究成果，用以证明补充剂可以提升儿童的智商。然而，当地法官裁定这一说法具有误导性，因为更新的研究表明这些药片只对营养不良的儿童有所帮助。

1988 年的那篇论文影响深远，它的联合作者之一戴维·本顿在 2008 年的《心理学家》（*The Psychologist*）杂志上发表了一篇文章，其中似乎对这种解释表示赞同。[86] 在回顾了那些证据后，他说道："很遗憾，那些最有可能从维生素补充剂中获益的儿童也许是最不可能购买它们的，而摄入了补充剂的儿童在很多情况下似乎又并不需要它们。"复合维生素研究的另一个问题是，即使人们发现它们确实有积极功效，但还是无法确定是药片中的什么成分发挥了作用。我们只能等待更多的研究来揭晓答案了。2013 年，约翰·普罗兹克及其同事在《心理科学展望》杂志上对饮食干预和其他干预方式进行了评述，[87] 他们认为迄今为止仍然没有充足的证据能够"确认"复合维生素会对幼儿的智商产生增益或减损的效果。

不管怎么说，现在看来维生素片都已经过时了。如今人们改善灰质细胞的方式是喝上一罐 Neuro Sonic 或 Brain Toniq ⊖，最近几年，市场上也有很多其他的"精神活性饮料"可供选择。这些产品都声称自己富含多种已知的可以增强大脑功能的化合物，从氨基酸 L– 茶氨酸（Amino Acid L-Theanine）到 γ– 氨基丁酸（GABA）和褪黑素（见误区 No.30 的专栏）。虽然关于这些化合物的独立作用已经有了很多研究，但还没有相关的科学研究对它们在这些饮料中的功效进行分析。由于活性化合物在这些饮料中的具体含量和配方通常是不明确的，所以就无从了解这些饮料究竟有什么作用或者没有什么作用了。

⊖ 两种功能饮料。——译者注

现在，我们能获得的关于这些饮料的最好证据可能就是科学作家卡尔·齐默（Carl Zimmer）在《探索》（Discover）杂志上做的亲身实验了。[88]"当我喝那些健脑饮料的时候，我就等着灵感迸发，"他在 2012 年写道，"但是我并没有感到才思泉涌。"

↓ 葡萄糖真的是意志力的源泉吗

"没有葡萄糖，就没有意志力。"罗伊·鲍迈斯特（Roy Baumeister）和身为记者的联合作者约翰·蒂尔尼（John Tierney）在他们的心理学畅销书《意志力：重新发现人类最伟大的力量》（Willpower：Rediscovering Our Greatest Strength）[89] 中这样写道。他们的观点与鲍迈斯特等人的研究发现有一定的关联，这些研究认为意志力是一种有限的资源，可以通过喝葡萄糖饮料来恢复它们的储量。

在一项研究中，[90] 参与者首先要通过同时执行两项任务来消耗他们的意志力——观看一个女人的视频，同时被要求忽略屏幕上出现的单词。然后，这些参与者喝下了含糖的（一种葡萄糖饮料）或者含有人造甜味剂（不含葡萄糖）的柠檬水。最后，他们要完成一套标准实验室中的自我控制测验（measure of self-control），这就是斯特鲁普测验（stroop test）。在这项测验中，参与者需要尽可能快地说出那些描述颜色的词语是用什么颜色的笔写的（例如，"蓝色"是用红色笔写的，而人们往往很难忽略词语字面上表达的那个颜色）。通常，在没有任何干预的情况下，我们的预期是第一个看视频的任务会消耗掉人们的精力，从而使他们很难顺利完成斯楚普测验的挑战。这项研究的关键发现就在于，那些喝了含糖柠檬水的参与者在斯楚普测验中没有出现自我控制力损耗的迹象。这就好像含糖饮料把他们先前耗尽的自我控制水平又重新灌满了。相比之下，那些喝了含有人造甜味剂饮料的参与者在斯楚普测验中的表现相对较差。这明确表明葡萄糖起到了恢复自我控制水平的作用。

"想要增强你的意志力吗？喝点柠檬汁吧。"每日健康网站（EverydayHealth.com）在这项研究后不久打出了这样一个醒目的标语。[91] 这一观点不仅受到了健康网站和小报的拥护，美国心理学会也于 2012 年发表了一篇关于意志力的特别报告。[92] 该报告称："通过规律的健康饮食和吃小零食等方式，保持稳定的血糖水平，有助于防止意志力的损耗。"

这似乎是一个顺理成章的故事，但是新的研究结果表明，这条信息过于简化了。来看一看马修·桑德斯（Matthew Sanders）和他的同事们所说的"漱口效应"（gargle effect）。[93] 与鲍迈斯特的做法一样，他们先让一组学生去完成一项繁琐琐的任务（浏览一本统计学的书，并把书中的 E 全部划掉），以此来耗尽学生们的自我控制水平。接下来，学生们要完成斯楚普自我控制任务。在任务过程中,一半的人嘴里含着加了糖的柠檬汁,另一半人则含着加了人造甜味剂三氯蔗糖的柠檬汁。这项研究的关键发现在于,参与者只是含着柠檬汁,但并没有咽下去,而含着有糖柠檬汁的一组仍然表现出了高水平的自我控制能力。

　　这一结果让葡萄糖可以恢复自我控制能力的理念失去了根基,因为实验的参与者是嘴里含着加了糖的柠檬汁,但并没有咽下去,而且就算他们咽下去了,也没有足够的时间让葡萄糖完成代谢。所以这种效应不可能与低血糖水平的回升有关系。桑德斯的团队提出了一个截然不同的理论,他们认为葡萄糖是和口腔中的感受器发生了结合,从而激活了与奖励和自我控制有关的脑部区域。还有一个相关的可能性是,口腔中的葡萄糖触发了与奖励有关的脑部活动,促使参与者将测试任务理解为能获得更多奖励的事件,从而激发了他们的积极性。

　　这项新研究的关键之处是要告诉我们,意志力的耗损与动机和葡萄糖资源的分配有关,而不是因为缺少葡萄糖。这些发现并不意味着摄入葡萄糖对恢复意志力没有帮助,它们在很大程度上表明这不是主要的机制。运动科学领域的文献报告恰好也印证了这一点,这些文献指出,含着(不咽下去)葡萄糖可以提高跑步和骑自行车的运动表现。[94] 自我控制能力似乎与我们如何分配和理解能量资源关系更大,而不是填满这些资源的需求。毕竟,抵制诱惑的能力在于我们的决心,而不在于喝光一瓶柠檬饮料。

误区：糖分飙升会让孩子们精神亢奋

很多父母都确切地表示他们的孩子在喝了一大桶甜饮料或者猛吃了一个冰淇淋后会变得非常亢奋和调皮。然而事实上，科学研究一直没能证明糖分飙升会引起孩子们短期的亢奋行为。这是有道理的，因为健康的儿童（和成人）脑部的葡萄糖含量通常都会在自然调节机制的作用下维持在一个稳定的水平。

1995 年发表的一篇权威的元分析文章对 23 项有关糖分对儿童行为直接影响的研究成果进行了综合的分析。[95] 在所有这些研究中，孩子们都被给予了糖或安慰剂，而家长和研究人员并不知道谁拿到的是什么。在这些控制条件下，没有迹象表明糖的摄入可以影响孩子们的行为。2006 年发表的一项更新的研究分析了巧克力和水果的摄入对学龄前儿童行为的影响。[96] 这项实验拍摄记录了孩子们吃东西之前和之后的行为表现，然后由评估人对他们举止的喧闹程度进行打分，而这些评估人事先并不知道每个孩子在什么时候吃了什么。研究结果表明，没有迹象显示吃巧克力或水果会对孩子们的行为产生影响。糖分飙升会造成亢奋的误解之所以能够流传开来，极有可能是因为孩子们常常会在聚会上吃很多含糖的食物，而这些聚会正好又是让他们非常兴奋的场合。

需要注意的是，并不能根据这项关于短期糖分升高效应的研究，就认为长期食用垃圾食品不会产生负面的行为后果。实际上，2007 年发表的一项研究对数千名儿童进行了调查，研究发现孩子们 4 岁时摄入的脂肪和高糖物质越多，他们在 7 岁时就越有可能变得异常活跃。[97] 当然，这也不能证明垃圾食品就是罪魁祸首，父母的教育风格和其他一些因素都有可能导致孩子们大量摄入垃圾食品，并在这之后表现得过度活跃。当我们讨论这些情况的时候，研究人员也在忙着开展进一步的调查来解决这些问题。■

▼ 官方消息！被夸大的巧克力头条新闻

伦敦大学学院的莫利·克罗基特（Molly Crockett）和她的同事们在 2008 年发表的一项研究[98]引起了全世界媒体的广泛关注。《印度斯坦时报》（*Hindustan Times*）就刊登了这样一篇头条新闻："想要获得强大的决策力，只需要一块奶酪三明治就够了。"《西澳人报》（*West Australian*）也曾宣称"官方消息！巧克力可以消除你的坏脾气"。这只不过是又一次媒体利用科学领域的新发现来进行炒作，而且极度夸大了研究成果中食物和饮料对人们头脑和行为的影响。

巧克力这类解闷而又美味的食品有益于脑部健康的设想，令记者们表现出了异常的兴奋。然而问题是，克罗基特的研究根本就没有涉及巧克力或奶酪。她和她的团队实际上是向实验被试提供了一种并不好喝的饮料，这种饮料具有暂时降低色氨酸水平的作用。作为一种在高蛋白食品中发现的氨基酸，色氨酸是神经递质 5- 羟色胺的前身，因此该饮料可以对这种脑部化学物质的功能形成干扰。

研究人员发现，喝了这种饮料的人在之后参与的一个金融类游戏中，对于不公平的报价会表现得更为敏感。克罗基特和她的同事就此得出结论：改变 5- 羟色胺的功能可以对人们在不公平事件中的反应产生某种特定的影响。他们补充说，这一实验是在没有任何情绪变化的前提下完成的，而其

结果却与《西澳人报》的标题背道而驰。

毫无疑问，脑中的色氨酸水平与人们的认知和行为是有关系的，正如这项研究所强调的那样。然而，这种影响的作用是复杂而矛盾的，这就意味着，把它们简单地归结为一个夸张的新闻头条往往是一种误解。例如，有一些研究显示，富含色氨酸的谷物有助于改善老年人的睡眠和情绪，[99]而且（通过饮食或补充剂）促进色氨酸水平的提升可以提高记忆力。[100]但是也有一些研究表明，色氨酸水平的降低有助于提高决策力。[101]

这些实验结果如此复杂的原因之一就是，色氨酸的作用效果也取决于被试的饮食习惯和精神状态（请注意，这与鱼油和维生素的研究有些类似）。通常来说，能从色氨酸水平升高中获益的人，往往也是饮食不良或者情绪及睡眠方面有问题的人。

最后还有一个关于色氨酸的误解就是：吃火鸡会让你犯困，是因为火鸡作为一种高蛋白食物，色氨酸这种氨基酸的含量非常高。但是事实上，提升色氨酸水平的过程并没有这样简单直白。因为火鸡这一类的食品除了富含色氨酸，也含有大量的其他氨基酸，而它们会和色氨酸争夺进入脑部的机会。在这个过程中，与不吃火鸡的情况相比，你的色氨酸水平实际上还有可能反而降低了。吃火鸡会让人困倦很可能只是吃得太多就会产生这样的效果（也可能是因为人们往往

在大型节日聚会时才会吃火鸡，而这个时候人们常常又会喝很多酒）。要提升色氨酸的水平，有一个更有效的方法就是消耗碳水化合物。它们会提升胰岛素水平，让肌肉能够吸收更多的除色氨酸以外的氨基酸，从而使色氨酸更容易到达脑部。

只要你的饮食是均衡而有营养的，你的头脑其实就不会真的有什么问题。虽然媒体对一些食品的功效极尽宣传，但科学研究的证据还是表明，除非你因为某种原因饮食不良，或者患有某种会影响新陈代谢的特殊疾病，否则这些特定的膳食补充剂很可能不会对你的脑力产生任何的帮助。

"聪明药丸"是什么

在过去的几年里，我们在网上看到了很多对于所谓的"认知增强"药物的宣传和关注，越来越多的人开始服用这类药物。比如兴奋剂莫达非尼（Modafinil），人们已经在实验室测试中证实它与警觉性和记忆力的提高有一定的关联。

起初对这种药物的研究是为了治疗有注意力缺陷的人和精神分裂症患者，也有人认为它可能是治疗失眠的一个辅助手段。然而，最近的研究表明，莫达非尼对于睡眠充足的健康人也有益处。例如，2013 年发表的一项研究对 64 名健康志愿者（其中一半的人被给予了安慰剂）进行了警觉性测验，[102] 结果发现那些服用了莫达非尼的人在计划性、工作记忆和决策力方面都有了更好的表现，而且他们也更享受完成这些任务的过程。但该实验中莫达非尼对创造力的影响效果不符合这种规律。

2007 年，剑桥大学的心理学家芭芭拉·萨哈金（Barbara Sahakian）和莎伦·莫琳－扎米尔（Sharon Morein-Zamir）给《自然》杂志写信说，他们注意到自己的很多同事都在靠服用莫达非尼来对抗时差或增加他们的学术产出，他们呼吁神经科学界能够更多地谈一谈认知强化药物在伦理方面的意义。人们可能并不想吃那些药，但为了不落后于自己的同事，他们又不得不吃。这些药物是否存在长期的健康风险仍未可知，不过迄今为止的证据表明，至少和其他的兴奋剂相比，莫达非尼还算是相对温和的药物，而且不太可能会被滥用。

萨哈金和莫琳－扎米尔的担忧在几个医学和科学机构的公告中引起了一些反响，其中包括英国医学会。大家的共识是，对于这些药物的伦理标准和监管制度还需要更多的探讨，因为在未来的几年里，这些药物只有可能会变得越来越普遍和容易获得。例如，早在 2005 年，英国政府的前瞻项目（Foresight Program）就发表了一篇名为《药物的未来 2025》（Drug Futures 2025）的报告，其中提醒道："我们正面临着精神活性物质在特异性和功能性方面的一次变革。" ■

误区 NO.31　谷歌会让你变傻、变疯，或者又傻又疯

不可否认，近几十年来，我们见证了一场通信技术影响人类的巨大变革，至少在大多数工业化国家中是这样的。互联网为我们带来了电子邮件和搜索引擎，这意味着只要按一个键，我们就可以进行即时沟通并获得无限量的信息。最近，智能手机和平板电脑的出现使上网变得比以往任何时候都更加容易。人们几乎都在不断地相互联系，此外 Facebook、Twitter 等社交媒体平台的出现又为我们开辟了利用互联网进行社交和共享信息的新途径。

一些评论者对这些变化表现出了高度的警惕。他们害怕互联网会令我们的头脑产生不好的改变。最早的警告之一来自于 2008 年尼古拉斯·卡尔（Nicholas Carr）在《大西洋月刊》（the Atlantic）上发表的一篇文章，[103] 题目是《谷歌正在使我们变愚蠢吗？》（Is Google Making Us Stupid？）。后来作者又对文章进行了扩展，并入围了 2010 年的普利策奖，入围文章的题目是《浅薄：互联网如何改变我们的思考、阅读和记忆方式》（The Shallows：How the Internet is Changing the Way We Think，Read and Remember）。

卡尔试图用自己的亲身经历来论述互联网的影响。他的语言富有感染力，并且引起了很多人的共鸣。他在文中描述了为什么"网络似乎……削弱了我保持专注和沉思的能力。我的脑子现在更希望去接收以网络方式传播的信息，这种信息就像一束迅速移动的粒子流一样。以前我像是在文字的海洋里戴着呼吸器潜水，但现在我像是开着摩托艇在海面上极速滑行"。而这还只是 Twitter 到来之前的情况！

另一个总是宣扬厄运即将到来的著名学者是牛津大学的神经药理学教授、男爵夫人苏珊·格林菲尔德（Susan

Greenfield）。这几年来她频繁地出现在电视、广播和报纸中，警告人们过度上网和玩电子游戏的危害，她把这种情况称为"思维变化"（mind change），并认为它和气候变化的问题一样严重。由于格林菲尔德崇高的学术地位，她的论点吸引了大量媒体的关注，尽管她实际上并没有做过任何有关信息技术对心理或神经产生影响的调查研究。

她在 2011 年发表在《独立报》（The Independent）上的一篇文章中概述了自己为什么会有这种担忧：[104] "人类的头脑会对任何环境造成的影响做出适应，21 世纪的网络世界提供了一个前所未有的环境，因此人类的头脑可能会以一种前所未有的方式来适应这种变化。"格林菲尔德在她为《每日邮报》所写的文章[105]中对这种脑部变化的本质做了更具体的描述："人们的注意广度变窄，沟通技巧降低，而且抽象思维能力明显减弱。"

在其他一些场合，格林菲尔德曾表示通信技术的进步也是注意力缺陷多动障碍和自闭症发病率上升的原因之一（见误区 No.39）。2013 年，她出版了自己的第一部小说《2121》，在这本反乌托邦风格的著作中，她讲述了一个发生在 2121 年的有关互联网抹杀人性的故事。海伦·刘易斯（Helen Lewis）在《新政治家》杂志中评论称，这本书可能是到目前为止最糟糕的一部科幻小说了。[106] "文字一页比一页枯燥，没有任何情节。人物角色的推进都只是为了告诉读

者数字技术如何深刻地影响了他们的生活。"

这种关于互联网的恐怖传言在 2012 年达到了一个新高潮，[107] 起因是当时刊登在《新闻周刊》（Newsweek）头版上的一篇文章，该文章的标题为《疯狂、恐慌、抑郁、精神失常：联系成瘾正在如何重构我们的头脑》（iCrazy. Panic. Depression. Psychosis. How Connection Addiction Is Rewiring Our Brains）。文中所附的插图描绘的是一个年轻人抱头尖叫的样子。作者托尼·杜古彼尔（Tony Dokoupil）公布了一些令人震惊的统计数据："一个青少年平均每月要处理 3700 个文本信息，这是 2007 年该项数据的两倍。"托尼还在文中有选择地引用了几个专家的言论，例如加利福尼亚大学洛杉矶分校的皮特·怀布罗（Peter Whybrow），他认为计算机"就像电子可卡因一样"。这篇文章要传达的信息很明确：互联网和社交媒体正在使我们变得紧张、孤独和抑郁。

真实情况

这种对于互联网和社交媒体不良影响的恐慌实际上由来已久，它们是历史趋势的一部分。每一代人都曾对自己时代中的新鲜玩意表示过强烈的排斥。2010 年，神经心理学家沃恩·贝尔（Vaughan Bell）在他为 Slate 杂志（美国的时政漫画网络杂志）所写的文章[108]中提到了一位瑞士科学家

康拉德·格斯纳（Conrad Gessner），此人曾公开表示现代世界信息过量造成的混乱影响引起了他深度的忧虑。格斯纳的担忧言论并不是出现在 21 世纪或 20 世纪，而是在 1565 年，他恐惧的缘由只不过是在当时仍然相当初级的印刷机。再追溯到更早的时候，我们甚至还发现苏格拉底也曾经警告过人们，把东西写下来会对记忆造成不好的影响。更近一些，广播和电视的相继出现也曾让人们担心它们会分散注意力，造成心理失衡，减少社交沟通。

让我们来看看现实情况究竟如何吧。互联网、智能手机和社交媒体的确正在改变我们的行为方式。你在公共场合随便一看，就能发现很多人在孤身一人时会牢牢盯住他们的手机屏幕（甚至在他们没有落单的时候也是如此）。报纸的专栏作家这样描述人们所熟知的在床上查看电子邮件的情形：这是晚上睡前的最后一件事和早上醒来后的第一件事。另一个最近饱受诟病的现象就是幽灵震动（phantom vibrations），有时你感觉口袋里的手机在震动，但实际上并没有人给你打电话。不管是对是错，很多人都感受到了互联网的普及正在改变他们头脑的工作方式。例如，2013 年芬兰发布的一项针对近千人的调查[109]发现，几乎五分之一的被调查者认为互联网的使用确实对他们的记忆力或注意力造成了一些不良影响。

尽管我们改变了一些生活方式和习惯，而且也觉得信息

技术似乎正在伤害我们的记忆力和注意力，但这并不意味着互联网正在以前所未有的危险方式重组我们的头脑。为了得到事情的真相，让我们逐一查看以下几类主要的担忧。

互联网真的在重组我们的头脑吗

"很多人都在互联网上花费了大量的时间，有时是为了工作，有时是为了消遣，这必然会对我们的头脑产生某种深远的影响。"很多技术恐惧者都会提出诸如此类的含糊说辞。事实是，花费大量的时间上网的确会改变你的头脑，就像做其他任何事情都会改变你的头脑一样。正如认知心理学家汤姆·斯塔福德在 BBC Future 网站上发表的文章[110]中所写："是的，互联网正在重组你的头脑。但是看电视也是如此，喝一杯茶或者不喝一杯茶，或是思考星期二要洗什么衣服都是如此。你的生活，无论你怎样度过，都会在你的头脑中留下印迹。"如果这种重组真的有什么效果的话，考虑到大多数浏览网络行为的性质，斯塔福德预测我们可能会在处理抽象信息和电子化沟通方面做得更好。

互联网是否破坏了专注力并使记忆力萎缩

这里需要说明一个重要的区别。一方面，的确有证据表明互联网会让人分心。一项研究[111]发现学生们在同时使用即时通信工具的情况下，阅读一段文字需要多花 25% 的

时间。这是因为人类不太擅长同时处理多个任务。另一项在微软办公室中开展的研究[112]表明，回复一封邮件会使工作者的注意力偏离他们的主任务，这不仅发生在他们敲打键盘回复邮件的时候，而且这种影响会在之后的好几分钟内持续发生。还有证据表明互联网可能正在改变我们使用记忆的方式。2011年贝特西·斯帕罗（Betsy Sparrow）领导了一项研究[113]，让人们尝试去记住他们打字输入电脑的一些琐碎事情。如果告诉他们电脑保存了输入的信息，那么这些人在稍后回忆自己所输入的事情时就会发生困难。

而另一方面，仅仅因为互联网会让人分心，以及我们把电脑用作外部记事本，并不表示互联网就会令我们的头脑处于永久的混乱状态。这种互联网会产生不良影响的观念来源于2009年的一项研究[114]，其结果显示实验中那些习惯于同时使用多种媒体的人（包括那些在浏览网页的同时试图完成其他活动的人），认为要忽略令人分心的信息更困难，在转换任务时也觉得更困难。很多技术恐惧者都把这项研究成果视为重要的依据，但必须注意的是，这只是一个横断面式的研究。我们也都知道，越是不能控制自己注意力的人越有可能同时使用多种媒体。

还要注意的是，用计算机来帮助储存一些记忆，并不表示我们自己的记忆力就会萎缩。我们也有可能是用我们的记忆去做别的事情了。事实上，2011年斯帕罗的研究就发现，

人们可以轻易地记住他们把资料存在了电脑中的哪个文件夹里。

还有一些证据表明花时间上网可以增强头脑的性能，这一点也值得关注。2009年，加利福尼亚大学洛杉矶分校的加里·斯莫尔（Gary Small）领导了一项研究[115]，其中把24名中老年被试分成了两组，一组人读书，另一组人上网，与此同时对他们的脑部进行扫描。实验发现，对上网组的12个人来说，他们浏览网页的行为额外激活了一大片脑部区域，包括与决策力和复杂推理能力相关的额叶区，而读书的一组则没有出现这种现象。这只是一个探索性的研究，研究人员也呼吁相关学者要谨慎地解释这项实验结果。尽管如此，这一结果仍然不支持互联网会使我们的头脑变迟钝这一理念。

还有一些未发表的研究，例如亚利桑那大学的加内尔·沃特曼（Janelle Wohltmann）发现，平均年龄79岁的被试在经过培训使用Facebook八周以后，在工作记忆测试中的表现提高了25%；该实验的控制组人员仅仅是在网上记日记，而研究人员没有在他们当中观察到有工作记忆提高的表现。（这项研究成果发表于2013年2月在夏威夷召开的国际神经心理学会（INS）的年会上。）与此同时，澳大利亚的研究人员对数千名老年人进行了历时8年的追踪调查，他们于2012年发现，这8年来使用电脑较多的老年人患上老年

痴呆的可能性较低（当然，我们也要注意这里的因果关系有可能被倒置了）[116]。或者可以看看 2010 年发表的一项研究，该研究对数千名年龄在 32 ～ 84 岁之间的被试进行了思维能力的测试。研究发现，在每个年龄阶段的人群中，那些使用电脑更多的人更有可能在任务转换和其他一些认知测试中表现得更好 [17]。这种优势可能并不来自于对电脑的使用（也有可能是其他一些因素在发挥作用，例如使用电脑更多的人的财富和受教育程度），但这些发现很显然都有力地反驳了互联网会腐蚀我们的头脑这一观点。

Facebook 和其他形式的社交媒体让我们变孤僻了吗

20 世纪 90 年代末，美国《新闻周刊》曾经发表过一篇题为《自我紊乱症》（*iDisorder*）的头条文章，文中提到了卡内基梅隆大学的罗伯特·克劳特（Robert Kraut）和他的同事们所做的一项颇具影响力的研究 [118]，他们花了两年的时间对匹兹堡市的 73 个家庭进行了监测，以探究使用互联网对他们产生了怎样的影响。这项研究的结果似乎更贴近技术恐慌派的观点，即一个家庭上网的时间越多（他们主要是在网上收发电子邮件和聊天），家庭成员之间面对面聊天的时间就越少，他们的社交圈子也会缩得更窄，从而使他们变得更加孤僻和抑郁。

然而《新闻周刊》上的这篇文章没有告诉你的是，克劳特的研究团队在 2001 年的时候又重新拜访了参与调查的这些家庭，他们发现之前那些因上网而带来的明显负面影响基本上都消失了 [119]。他们还对这 73 个家庭进行了新的取样调查，调查开始的一年以后，大多数人都表示使用互联网带来了积极的效果，包括增加了他们的社交范围。这里有一个细节需要注意，那就是性格外向的人更容易从网络社交中获益，其他一些研究也得出了类似的结论。例如本·安利（Ben Ainley）在 2009 年心理科学协会（Association for Psychological Science）的会议上发表的研究报告就指出，那些在现实世界中不喜交往的学生，往往在 Facebook 和其他社交网站上也没什么朋友。

还有很多研究直接否定了 Facebook 会令我们变孤独的观点。例如 2012 年芬内·德特斯（Fenne Deters）和马蒂亚斯·梅尔（Matthias Mehl）发表了一项研究 [120]，他们让参与实验的学生们连续一周高频率地在 Facebook 上发布信息。研究发现，与控制组相比，这些学生的孤独感实际上反而减少了，这主要是因为更多地发布信息让他们觉得和朋友的联系更加紧密了。与之相似，2007 年由密歇根大学的妮科尔·埃利森（Nicole Ellison）领导的一项研究 [121]，调查了数百名大学生对 Facebook 的使用情况，研究人员发现越经常使用 Facebook 的人觉得自己越容易融入校园生活。

最后要说的是 2010 年的一篇文章 [122] 中提到了一项针对

大学生的害羞程度和 Facebook 使用情况的调查。该调查的一个关键发现就是那些在现实生活中比较害羞、但会经常使用社交网站的人，会觉得和网上的朋友有更亲密的关系，并对这种友谊感到满足，在这一过程中他们往往也变得更加擅长社交了。这只是一个横断面研究（在某一时刻的单个快照），所以我们也很难以此为依据做出因果关系的推断。尽管如此，研究人员还是认为："我们的研究结果有力地反驳了那些关于网络社交工具的危言耸听，现实生活中害羞的人们不会因为使用了网络社交工具而变得更加沉默寡言和孤僻……目前的数据可以明确地说明，那些害羞的人在使用了 Facebook 以后反而会收获更好的友谊。"

是互联网导致了更多的自闭症和注意力缺陷多动障碍吗

我们使用互联网和其他一些屏幕类媒体工具的热潮出现后没多久，被诊断患有自闭症和注意力缺陷多动障碍的儿童数量就增多了。这导致一些学者认为二者之间有一定的关联。例如，苏珊·格林菲尔德就曾在接受《新科学家》(New Scientist) 杂志的采访时指出，自闭症谱系障碍发病率的上升是一项有力的证据，它可以证明数字技术正在改变着我们的头脑。她也公开表示注意力缺陷多动障碍的增多和数字技术之间存在着某种联系。当然，关于自闭症和注意力缺陷多动障碍发病率升高的报告之所以越来越多是由很多原因造成

的，包括诊断学实践的变化以及人们对这些病症给予了更多的关注（见误区 NO.39）。然而，没有证据表明是数字技术造成了这些病症发病率的升高。牛津大学的神经心理学教授多萝西·毕夏普（Dorothy Bishop）非常不同意格林菲尔德这种毫无依据的观点，她在自己的博客上给格林菲尔德写了一封公开信。"你在我的专业领域中做出了无端的推测，这让我开始有些愤怒。"毕夏普在进一步揭露格林菲尔德推论的漏洞之前这样说道，"事情一定是先有因再有果。格林菲尔德的这套（关于互联网使用的）因果关系理论有两点说不通的地方。首先，从人口统计的角度来看，自闭症发病率的上升明显出现在互联网被广泛普及之前。其次，就患病的个人而言，自闭症的症状通常在 2 岁时就会显现出来，而这些孩子要到很久以后才有可能成为 Twitter 和 Facebook 的狂热用户。"

互联网会让人上瘾吗

先不用管互联网是否真的会造成记忆问题或自闭症，另有一些批评者认为我们正在耗费空前大量的时间用于网上联络，而这种情形本身就极度堪忧，他们据此认为浏览网页和玩在线游戏都很容易使人上瘾。有很多传闻故事可以支持这种观点。例如，2010 年，一对韩国夫妇被指控因过失杀人导致了他们幼年女儿的死亡，而他们当时正在网吧里玩一个

照顾虚拟女儿的游戏。

海滩和酒店大堂常常会散落着一些在假期仍不忘工作的人，他们都在忙着查看自己的工作邮件。2011 年，一项针对人们日常需求的调查发现，对数字媒体的需求甚至要高于对性生活的需求。[123] 这也就不难理解，为什么治疗游戏和网络成瘾的诊所会在全球范围内出现了，尤其是在技术发达的亚洲国家。现在很多精神科医生都认为网络成瘾应该成为一种正式的诊断。最新版的精神科专业诊断圣经《精神疾病诊断与统计手册（第 5 版）》(*The Diagnostic and Statistical Manual of Mental Disorders*, *DSM-5*) 并没有把网络成瘾列为一种正式的认知紊乱症状，但它将"网络游戏障碍"(internet use gaming disorder) 这一概念罗列在了附录之中，同时呼吁人们对这一领域展开更多的研究。

除此之外，2012 年中国科学院的研究人员发表的一项脑部扫描方面的研究[124] 显示，与控制组被试相比，青少年网络成瘾者出现了一些脑部额叶区域连通性降低的现象，这些脑部区域关系到情感和决策力的表达。伦敦帝国学院的心理咨询师亨利埃塔·鲍登 – 琼斯（Henrietta Bowden-Jones）在英国广播公司的节目中谈到了这项研究，他说："现在我们终于搞清楚了，在眶额叶皮层（orbitofrontal cortex）和其他一些非常重要的脑部区域中出现的脑白质异常现象，不仅有可能源于对物质的成瘾，也有可能是受到了网

络成瘾这类行为的影响，临床医生们对这件事已经怀疑了很久。"

质疑过这项研究的人会注意到，该研究仍然无法证明是网络成瘾造成了这些脑部变化。事实上，很多心理学家和精神病学家都指出，网路成瘾的问题关键不在于网络，而是在于上瘾的这些人和他们的社会背景。你经常会发现，那些不能控制自己滥用网络的人，往往也有其他方面的心理问题，或者生活中遇到了某些困难。欧洲第一家游戏成瘾诊所（在荷兰）的创始人基思·巴克尔（Keith Bakker）在 2008 年英国广播公司的节目中表达了如下观点[125]："我与这些（过度玩电子游戏的）孩子们接触得越多，就越不认为这应该被称为'上瘾'。这类孩子更需要的往往是自己的父母和学校的老师。这是一个社会问题。"

对于网络或游戏成瘾这一概念，最尖锐的批评可能来自于神经心理学家沃恩·贝尔（Vaughan Bell）。他是心灵黑客（Mind Hacks）网站上一个活跃的博主，他在博客[126] 中指出，互联网是一种媒介，而不是一项活动，你可以在网上做的事情有很多种。"重要的是我们要能列举出某些具体的（能令人上瘾的）活动，"他解释道，"因为……一种行为会成瘾的概念在逻辑上要想说得通，就一定会需要这样的一个活动。"尽管我们认识到很多在网上耗费大量时间的人都有一些负面的问题，但贝尔认为几乎没有任何证据可以证明互联网是造

成这些问题的原因，而且也"没有任何一项研究表明，大量使用互联网会带来成瘾的结果"。

不可否认，在新技术的影响下，我们的行为习惯确实会发生一些变化。这种事情在历史上经常出现，而现在的计算机和网络就是这样。和其他任何活动一样，使用这些新技术会对我们的头脑产生影响。然而，回顾了以上所述的研究成果后，我们会发现这种影响不一定都是有害的，甚至也有可能是有益的。经常使用互联网的人很有可能更加擅长在网络上搜索信息。使用计算机似乎往往能刺激人们的思维，从而有助于避免智力的衰退。也有数据显示，互联网的使用在全社会的普及，可以使人们更有凝聚力。

但改变总是令人恐惧的，而且一向如此。甚至就在2013年，我写下这些文字的时候，一个全新的恐怖故事又流传开了，它用了一个新的名字，但仍是关于互联网有害

的老生常谈，那就是《每日邮报》上的一则头条新闻："数码痴呆症（digital dementia）正在增多，因为年轻人越来越多地依赖于技术而不是自己的头脑。"[127]《每日电讯报》把这称为"'数码痴呆症'的热潮"[128]。这两篇文章都引用了韩国的一项研究报告。该报告的联合作者卞吉权（Byun Gi-won）是"首尔脑平衡中心"（Balance Brain Centre in Seoul）的一名医生，他的观点中甚至出现了关于左右脑的谣言：（见误区 No.12）"经常使用电脑的人左脑会比较发达，而右脑却没有被开发或者开发得不够。"

这两家报纸都没有给出韩国这项研究的原文链接或参考文献，我搜索了很多资料也都没有找到。数码痴呆症的概念似乎来自于2012年德国精神病医生曼弗雷德·斯皮策（Manfred Spitzer）所写的一本书。互联网正在伤害头脑这一观念也是这本书所宣扬的另一个神经学领域的谣言。

电子游戏甚至可能是有益的

虽然主流媒体上有很多文章都在宣扬数字技术的兴起把我们变成了一群萎靡不振的僵尸，但实际上，越来越多的学术文献都明确表示电子游戏有助于改善人们的认知能力和社交能力。的确，像"使命召唤"（Call of Duty）这种动作和射击类游戏可能会使人们更有攻击倾向[129]，但也有研究证明这类游戏可以强化人们在关注细节、转换视觉图像和同时处理多项任务方面的能力[130]。此外，像"疯狂小旅鼠"（Lemmings）这种合作类的游戏可以使人们在现实生活中更加愿意无私奉献[131]，而"俄罗斯方块"（Tetris）这样的益智类游戏可以提高神经效率、增加脑灰质的含量[132]。

重要的是，我们也已经在一些初级玩家的身上发现了玩游戏带给他们很多积极影响。换句话说，这表示并非只有智力超群的人才会被这些游戏所吸引。游戏也有可能会对一些重要的专业产生帮助。在 2013 年的一篇论文中[133]，作者发现在 Wii 游戏机上玩运动类游戏可以使外科医学研究生在操作腹腔镜模拟器时表现得更好。

也有一些对此表示质疑的观点，例如伊利诺伊大学厄巴纳－香槟分校的心理学家丹尼尔·西蒙斯（Daniel Simons）在 2011 年与其他人联合发表的一篇论文[134]中就指出，大部分这一领域的研究在研究方法上存在局限性（包括缺少双盲研究）。的确，很多在脑力训练领域的研究中容易出现的问题（见误区 No.29）也同样存在于对电子游戏潜在效益的研究中。

尤其需要指出的是，在对电子游戏的研究中，常常不能保证控制条件和"实验处理"条件下玩家的心理期望是一致的。例如，在一项研究中，实验组的人玩动作类游戏，而控制组的人玩益智类游戏，那么实验组的玩家就会期望自己在多任务处理方面比控制组的人有更多的进步[135]。2013 年，西蒙斯在自己的博客中写道："我们没有理由认为玩游戏与出去散步相比，更有可能帮助你提升在现实世界中的认知能力。"

尽管存在这些问题（需要注意的是，已经有一些更严谨的研究得出了积极的成果），但心理学家达芙妮·巴夫利埃（Daphne Bavelie）和理查德·戴维森（Richard Davidson）在 2013 年为《自然》杂志所写的评论[136]中还是呼吁心理学研究人员和游戏产业之间展开更多的合作，从而开发出一些最有益的游戏，并把它们推向市场。他们认为，真正的挑战在于创造"一些引人瞩目的游戏，这些游戏既要对年轻人有吸引力，也要能够帮助培养他们积极向上的优良品质，比如共情能力与合作精神"。■

第 **7** 章

与知觉和行动
有关的脑误区

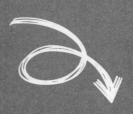

　　我们关于世界的意识经验有一点现场戏剧表演的感觉。这就好像
我们坐在颅骨后的某个地方，通过我们所信任的五种感官，欣赏着对
外部生活的真实描述。这其实是一种误区。我们所拥有的感官远不止
五种，而且头脑对真实世界的表征更像是一部特效电影，而不是现场
表演。我们所体验到的内容由头脑所建构并且被大量改编过。各种经
过延迟的感觉信息碎片被拼接在一起，创造出了一种与外界无缝交流
的幻觉。在本章的开头，我会揭露一个传播了好几百年的谣言，那就
是我们拥有五种感官；之后还会说明我们的感觉体验是经过扭曲的，
不仅是关于对外部世界的感觉，还有对自己身体的感觉。

误区 NO·32　脑从五种独立的感官接收信息

　　有一种错误的理念为人们所广泛接受，对大多数人来说已经成了理所当然的事实，那就是我们恰好拥有五种感觉，即视觉、嗅觉、听觉、触觉和味觉。这一误解几乎可见于所有的文化之中，不仅日常对话中会使用这一理念，甚至在科学环境中也很常见。《脑部导览》（*The Rough Guide to the Brain*）中写道："从外界流入的信息由五种感官进行分配。"或者看一看《科学美国人》（*Scientific American*）2012年[1]发表的一篇关于感觉的问答，它的开头是这样的："我们的五种感官……似乎是各自独立运作的。"《新科学》（*New Science*）在同一年也发表了一篇关于"现实"的文章[2]，它的开头是这样写的："我们所说的现实到底是什么意思？直截了当地回答，现实就是出现在我们五种感觉中的一切。"人类拥有五种感觉这一理念几乎遍布全球，通常它可以追溯

到亚里士多德的《论灵魂》（*On The Soul*），其中用五章论述了五种感觉。自此，五这个数字似乎一直铭刻于人们心中，足见亚里士多德的影响力。

▼ 真实情况

　　那么，我们到底有多少种感觉呢？这个数字肯定大于五，但究竟是多少，取决于你如何定义感觉，而这一点在某种意义上算是一个哲学问题了！如果我们暂时假定感觉是接收外部世界以及自身信息的一种本能方式，那么显然亚里士多德的五种基本感觉还需要有所补充。

　　首先，有一些感觉与我们身体所处的位置相关。闭上你的眼睛，然后，用右手的食指去触摸左手肘的尖端。是不是

很简单？你是怎么做到的呢？出于某种原因，你知道自己的手指在什么位置，也知道左手肘在什么位置。这种感觉就是本体感觉，也就是说我们知道自己身体的每个部分在空间中的什么位置。我们之所以具有这种感觉可能在一定程度上是由于肌肉中存在一些被称为肌梭的感受器，它们能把当前的肌肉长度和伸缩情况传递给脑。

现在想象一下你被蒙住眼睛，被用背带吊在天花板上。如果我慢慢将你向前倾斜，你立刻就能感觉到整个身体的位置变化与重力之间的关系。这是耳朵内部充满液体的前庭系统在发挥作用，它可以帮助我们保持平衡（见图 26）。此外，即使在你头向下的时候，它也让你感觉你所看到的事物并没有倒过来，反转过来的只是你的头而已（试试背对电视，向下弯腰，通过两腿之间来看电视）。前庭系统还能让我们感觉自己在空间中平滑加速。还有一点：前庭系统与双眼合作，让我们可以抵消自己的移动。如果你在阅读的时候摆动头部，会发现这对你的阅读能力几乎没什么影响，你仍然可以聚焦在眼前的文字上（与此相反，保持头部静止而摇晃眼前的文字，再想继续阅读就困难多了）。

还有许多感官为我们提供关于身体内部状态的信息。其中最明显的感觉包括饥饿、口渴、身体内部的疼痛以及需要排空膀胱和肠道的感觉（还有一些不那么明显的入射信号包括血压、脑脊液的酸碱度水平，以及其他许多感觉）。

接下来是各种各样的触觉。再一次试想你闭上眼睛，然后我出乎你的意料从你后背放进一个冰块，你会感觉到一激灵。这种感觉与单纯的触摸完全不同，因为你会意识到冰的温度低得让你不舒服。实际上，我们的皮肤中除了温度感受器，还有一些感受器可以接收机械压力、疼痛（伤害感受器，nociceptors）和瘙痒（瘙痒感受器，pruritic receptors）等信息。

把瘙痒看作一种单独的神经触觉是一项相对较新的发现，而且还存在着一些争议。人们在很久以前就已经知道皮肤中的瘙痒感受器对组胺敏感，但直到 2001 年，亚利桑那州菲尼克斯市巴洛神经学研究所的戴维·安德鲁（David Andrew）和阿瑟·克雷格（Arthur Craig）才发表了一篇关于猫的研究，[3] 指出在这些感受器与脊髓和脑之间存在一种特殊的"痒通路"。然而，"纯粹的"痒通路这一理念最近受到了挑战，因为有人发现一些引发疼痛的化学物质同样也可以激活瘙痒感受器，而有些引发瘙痒的化学物质也能激活疼痛感受器。[4] 与此同时，脑扫描研究显示瘙痒所激活的脑区与疼痛所激活的脑区之间存在部分重叠，但并不完全重合。疼痛和瘙痒之间的争论仍在进行，而 21 世纪初的一些研究让情况变得更复杂了。研究者报告说他们发现了只对皮肤上令人愉悦（但与性无关）的触摸感有反应的神经纤维。[5]

味觉也可以划分成一些具体的子类。至少有四种主要的味觉：甜味、酸味、咸味和苦味，分布在舌头周围的不同感受器可以检测到这些味道。有些科学家争论说存在第五种味觉，称之为"鲜味"（umami），它可以被味精激活（umami 在日语中的意思就是谷氨酸盐，即味精的主要成分），并且和肉的口感相关。

你可能已经注意到，我在给感觉分类时所采用的一项重要的基础理念就是特定的信息源都有其独特的接收器，这种接收器通过特殊的通路把信息反馈给脑，最终产生一种特别的感觉体验。根据这一规则，视觉可以分为至少四种感觉，即明暗（由视杆细胞检测）以及绿色、红色和蓝色的感觉（由视锥细胞在不同程度上检测）。然而，对于用这种以感受器 / 通路为基础的规则来对感觉进行分类是否正确，人们尚未达成一致。如果我们转向嗅觉，就立刻可以发现这种基于感受器的方法已经无法驾驭，因为人类拥有超过 1000 种嗅觉感受器，可以对不同的气味分子做出反应！

另一种方法不关注感觉接收器，而是考虑我们所拥有的不同感觉体验的数量。但是正如我之前所暗示的，如果我们沿着这条路走下去，最终会涉及哲学问题，而且"感觉"的数量可以达到无限多。单以视觉为例，谁能说清楚我们能体验到或描述出多少种独特的视觉感受呢？如果走向另一个极端，我们只通过摄入信息的物理属性来对感觉进行分类，那么人类就只有三种感觉，即机械感觉（比如触觉和听觉）、化学感觉（包括味觉、嗅觉和内部感觉）以及光线感觉。

不过要解决这一问题，还有另一种方法，既不考虑摄入信息的类型，也不考虑感知体验，而是考虑我们如何使用摄入的感觉信息。人类的回声定位能力就是一个非常好的例子，很多人认为它是一种本能感觉。这种像蝙蝠一样的感觉能力依靠的是传统的听觉，但它的知觉体验和功能却更像是视觉。人类的回声定位是指人们用舌头发出一个短促的声音，然后倾听它如何从没有阻隔的环境中回传。在美国有一个引人注目的盲人自行车队叫作蝙蝠队（Team Bat），领队是丹尼尔·基希（Daniel Kisch），他利用回声定位进行山路骑行（在 www.worldaccessfortheblind.org 可以看到一些视频资料）。

根据劳伦斯·罗森布拉姆（Lawrence Rosenblum）和迈克尔·戈登（Michael Gordon）对回声定位的描述，[6] 对这种能力最早的文字记录是关于 19 世纪一些行动熟练的盲人的。早期的一种（错误）解释是，这种能力依靠皮肤上所感觉到的压力变化。直到 20 世纪 40 年代，康奈尔大学对有视力的人和盲人的回声定位进行了一系列研究之后，人们才确定这一技术依靠的是声音。当被试脚上穿着袜子，头上戴着耳机时，无论是盲人还是蒙着眼睛的普通人都无法在撞墙之前及时停下脚步，从而证明听力所发挥的重要作用！

多年以来，科学家对人类的回声定位能力进行了大量的

197

测试后发现，人类不仅有可能以很高的精确度探测到物体的位置和大小，甚至还可以探测出形状和材料。2009年的一项研究[7]测试了蝙蝠队所使用的响舌技术，并确认用这种声音进行回声定位是最有效的。如果你有兴趣自己尝试一下回声定位，胡安·安东尼奥·马丁内斯（Juan Antonio Martinez）所领导的研究团队报告说有视力的人也可以学会这种能力，只需要每天练习两个小时，经过两周，你应该就可以在蒙着眼睛的情况下熟练辨认是否有东西挡在你前面。

↳ 心灵之眼—— 一种新的感觉

想象一下你正在仔细地观看一个屏幕，上面一幅画面接着一幅画面的出现。通常这些连续的画面是完全一样的，但你的任务是从中找出极少出现的微妙变化。突然，你感觉到了画面的变化，但却没有真的看见这种变化。这听起来像是在胡扯，但不列颠哥伦比亚大学的心理学家罗纳德·伦辛克（Ronald Rensink）在2004年提出[8]这种感觉是真实存在的，并称之为"心智直观"（mindsight）。通过测试，他发现有一小部分被试（约30%）偶尔会报告说他们感觉到了变化，这种感觉会比他们报告说自己真的看到了变化快至少一秒。他写道："这种结果揭示了一种新的知觉加工模式，它很有可能为我们提供新的视角去了解我们体验世界的方式。"

然而，有些研究者并没有被说服，特别是伊利诺伊大学的丹尼尔·西蒙斯（Daniel Simons）和他的同事们。他们认为这完全取决于被试如何解释"感到"和"看到"这两个词。伦辛克所说的那些具有心智直观的人对于"感到"这个词就倾向于乱开枪，对于"看到"则比较保守。不具备心智直观的人正好相反，他们对这两个词的解释很相似。与此一致，西蒙斯的团队在试图重复这一实验[9]时发现，那些具有心智直观的人更有可能在没有发生变化的情况下也报告说自己感觉到了变化。

↳ 感觉鸡尾酒

关于感觉还有一个常见的错误想法就是认为所有感觉之间都是相互独立的。从第一人称的角度来看，人们肯定觉得自己的各种感觉是单独存在的，但现实情况却是，我们的知觉体验来源于一个复杂的混合过程。在这方面有一个很好的例子就是麦格克效应（McGurk effect），这一效应是根据心理学家哈利·麦格克（Harry McGurk）的名字命名的，你可以很容易地在互联网上查到相关的例子。之所以会产生这种幻觉是因为演讲者嘴唇的动作会直接影响我们听到演讲的方式。因此，如果你看到一段录像上一个人的嘴唇动作好像是在发"Ga"的音，但录像发出的声音却是"Ba"，那么你听到的声音就会是"Da"。在这种情况下，感觉体验反映的是我们根据唇形所期望的声音与实际发出的声音混合在了一起。关于感觉之间的相互影响，还有一个更贴近生活的例子。比如你在医院准备让医生给你打针，有研究显示，如果你去看打针的过程，那么疼痛感更重。

在用餐时这种例子更多，我们的感觉体验来自于味觉和嗅觉的混合，这就是为什么当我们鼻塞的时候，食物的吸引力会大大下降。声音也会影响味觉体验。牛津大学跨模式研究实验室（Crossmodal Research Lab）的查尔斯·思彭斯（Charles Spence）做过一项研究，[10] 结果显示酥脆的声音会让人感觉（薯片）新鲜又酥脆，而碳酸饮料的声音会让人觉得饮料中有气泡。与此相似，思彭斯与主厨赫斯顿·布卢门撒尔（Heston Blumenthal）合作，发现当背景音是培根发出的滋滋声时，培根鸡蛋味的冰淇淋吃起来更有培根味；如果配以海滩的声音，比如波浪敲击岩石的声音，那么牡蛎会变得更好吃。食物的外观影响也很大。人们发现如果饮料被染成不相称的颜色，就很难辨认出其中的口味。另一项研究的被试是一群在黑暗中享用美味牛排的人。当重新把灯打开后人们发现面前的牛排是浅蓝色时（之前染过色），吃过的人都想吐！

心理学家在一些酿酒新手身上利用这些跨感觉的现象实施了一次残忍的诡计，并在 2011 年发表。[11] 研究者要求那些正在接受培训的酿酒专家描述一种红酒的香气，但这些红酒其实是被染成红酒色的白葡萄酒。尽管这些酒呈现的是白葡萄酒的性质，但那些学生所体验到的却是红酒的香气。关于这项研究，思彭斯写道："就酒类而言，人们似乎可以闻到他们所看到的东西！"人们还能体验到自己所听到的东西。在 2012 年发表的一项研究中，[12] 安德里安·诺思（Andrian North）发现人们在酒中可以感觉到当时所听到的音乐的属性。举例而言，如果饮酒时听到奥尔夫所创作的《布兰诗歌》（Carmina Burana）这首严肃而悲伤的乐曲，那么被试会把当时所饮的酒描述为烈性而浓郁。

联觉

对我们大多数人而言，可以说感觉混合是在幕后发生的。就算感知对象实际上是多种感觉混合在一起的产物，最终的感觉体验也似乎只属于五种经典感觉中的一种，而对于具有联觉（synesthesia）的人来说情况却完全不同。通过一种感官所施加的刺激会同时引发另一种感官产生单独的体验。举例而言，"字素 - 颜色"是一种最常见的联觉，人们在看到或听到特定的字母、数字或符号时，会感受到独特的颜色。另一种常见的联觉是"词汇 - 味觉"，特定的名字会激发与之相伴的味觉，比如有一个人给自己的朋友起绰号是因为他们真正的名字会让这个人体验到令人不快的味道！

专家们曾经怀疑过那些声称自己有联觉的人。但现在有许多实验室的研究都已确认了被试报告的真实性。举例而言，如果一个自称具有联觉的人在看到字母"A"时确实能感受到红色，那么在反应式测验中，如果字母"A"是以红色呈现的，这名被试的反应时就会比用蓝色呈现（这会与联觉体验相冲突）更短。心理学家们在受控测验中已经验证了这一点。与此相似，有的人具有罕见的"听觉-动作"联觉，他们在看见动作时会听到轰鸣声。这些人在判断两组视觉信息是否相同时成绩要比一般人好，因为正像你所预期的那样，他们可以利用听觉信息来帮助完成任务。[13]

这并不是说如今在这一领域已经不存在争议了。有一种理论已经存在了很长时间，那就是联觉的存在说明感官之间有一些多余的交叉路径，但有一种新的理论对此提出了挑战，那就是联觉体验可能并非与感觉混合有关，而是和概念激发感觉体验有关。2006 年，由茱莉亚·西姆纳（Julia Simner）和杰米·沃德（Jamie Ward）所进行的研究支持了这种新理念。研究者在实验中激发那些具有"词汇-味觉"联觉的人进入一种话到嘴边但不说出来的状态。将一个模糊的词准备说但又不说出来，比如响板，会让这些具有联觉的人体验到常与这个词相伴的味道（比如金枪鱼的味道），尽管他们并没有看到或听到这个词。西姆纳和沃德称，这一研究结果表明激活相伴味觉体验的是概念，而非词语本身。[14]

还有另一项证据支持这种概念激发联觉的说法，那就是一种由概念而非感觉激发的新型联觉。比如在 2011 年，[15]马克斯-普朗克研究所脑研究所的丹科·尼科利茨（Danko Nikolic）和他的同事们记录了两位联觉者，他们会把特定的游泳动作体验为特定的颜色，无论是他们自己做出这些动作、看到这些动作，还是仅仅想到这些动作都是如此。"就（联觉现象的）真实性质而言，联觉的原始名称……syn+aesthesia（希腊语中表示感觉的单位）可能反而产生了误导。"尼科利茨和他的同事总结道，"理念觉（ideaesthesia，希腊语中表示感觉到概念的意思）这个术语也许能更准确地描述这一现象。"

误区 NO·33　脑对世界的知觉就是它本来的样子

脑可以创造最可信的虚拟现实体验。当我们去看、去听、去触摸这个世界时，感觉好像我们所体验的就是世界真实的样子，未经过滤、未经删减、未经加工，但这其实是一场骗局。真实情况是我们只捕捉到了物理现实的一些掠影。这些少得可怜的感觉信息只是起点，脑会通过猜测、预期和修饰来填充其中的空缺。也就是说，我们对世界的知觉并不是它真实的样子，而是由脑根据一部分现实所创造出的版本。

↓ 没注意

在详细列举那些失真的细节之前，我们必须承认由于注意力资源有限，我们从一开始就已经错过了许多信息。如果要加工周围所有无穷无尽且不断变化的感觉信息，我们就会因为数据过载而陷入瘫痪。出于这个原因，脑会经历一个选择注意的过程。我们只会全力注意那些落入这一聚光灯焦点的信息和事件。

在 1999 年发表的一项当代经典心理学研究中，[16] 这一理念引发了戏剧性的效果。在我描述这项研究之前，你可以在许多网站上亲自体验一下（如 tinyurl.com/2d29jw3 ）。克里斯托弗·查布里斯（Christopher Chabris）和丹尼尔·西蒙斯在研究中让被试看一小段两个篮球队传球的视频。他们告诉被试的任务是数一数穿白色球衣的球队传了多少次球，而不用去管穿黑色球衣的球队。查布里斯和西蒙斯真正感兴趣的其实是有多少被试会注意到在比赛中有一个身着大猩猩服装的女人从打球的人中间走了过去。令人惊奇的是，他们发现大部分被试者都在全神贯注地数传球的次数,完全没有注意到那只大猩猩。研究者将这种现象称为"非注意盲视"(inattentional blindness)。

2012 年,英国伦敦大学皇家哈洛威学院进行的一项研究表明,在听觉方面也存在着相似的规律。[17] 波莉·道尔顿(Polly Dalton)和尼克·弗伦克尔(Nick Fraenkel)设立了一个真实场景,并给这个场景录了音。这是一次社交宴会,两位女士在房间的一侧聊天,两位男士在房间的另一侧聊天,还有一件与大猩猩相关的事。研究者要求被试在听录音时专注于其中男士或女士的对话。在专注倾听女士对话的被试中,有 70% 的人都没能注意到一个陌生男子走到场景中央重复地说:"我是一只大猩猩。"在总结时,道尔顿和弗林克尔解释道:"注意缺失会使人们对持续、动态的听觉刺激'听而不闻',而这些刺激在正常倾听状态下是清晰可辨的。"

这种注意力方面的局限可能会在现实生活中造成很严重的后果,想想那些依赖人类注意力的工作吧,比如航空交通管制和放射线技师。2013 年的一项研究[18] 就展示了非注意盲视与放射线技师的工作有何相关。研究中请有经验的放射线医师与非专家被试检索肺部扫描图,在其中寻找圆形的明亮结节,这是肺癌的迹象之一。特拉夫顿·德鲁(Trafton Drew)和他的同事发现在 24 位放射科专家中有 20 位都没有注意到其中五次扫描中都出现了火柴盒大小的大猩猩!但好消息是专家组的成绩比非专家组还是要好一些,非专家组没有一个人注意到大猩猩。正如你所预期,专家们在发现真正的结节方面也比业余的人要强得多。德鲁的团队称,这些研究结果并不是对放射科医生高超技艺的控诉,"当前的结果所传达的信息是,就算如此高水平的专家也无法避免人类与生俱来的注意力和知觉方面的局限性"。

盲点

就算我们全神贯注,感觉器官的基本构造也已经决定了许多现实信息都将被隔绝。想一想那些我们无法听到的高频声音,或者从眼前经过却不可见的红外光波。就算是那些我们可以探测到的信息,在感知时也会有遗漏。最明显的例子就是视觉盲点(见图 27)。

视网膜中对光线敏感的视杆细胞和视锥细胞的纤维实际上在外面,也就是离外部世界最近的那一面,而不是距离脑最近的那一面。它们都捆绑在一起并与视神经连接,通过视网膜上的一个小孔进入脑。这也就是说落在视网膜上这一区域的光线你是无法加工的,于是每只眼睛上都会留下一个盲点。

大部分时间你都很幸运,不会意识到眼中存在盲点,这

是因为你的脑 "补充" 了那些漏掉的信息。然而你只要通过简单的几步，就可以感受到自己的盲点。找一张纸片，在纸的左侧画一个 X，右侧画一个 O（或者看下面画的那两个字母）。现在闭上一只眼睛，盯着 X 并前后移动纸张。当移动到某个特定的距离时，你会发现 O 消失了，因为它恰好落到了你的盲点上。你并不会看到 O 所在的地方是一块空缺，而只会看到一片平滑的纸。这是因为你的脑根据周围的情况预测了一下落在盲点的区域是什么样子。盲点这个例子非常好地演示了脑如何主动地建构你所感知到的现实。

X   O

还有一种简单的方法也可以揭示感觉的局限性，那就是两点区分测验。让一个朋友将两只铅笔或图钉分别放在你背上相距 6 英寸（15 厘米）的地方（背部的敏感性与其他地方，（比如手背）相比较差）。然后，让你的朋友逐渐把两点距离拉近，而你的任务就是说出你能感觉到一个点还是两个点。最终，当两个点越来越近的时候，你会在某个阶段把戳在背上的两个点感觉为一个点。这是因为用来表征皮肤的脑细胞是有限的，当两个点距离太近时，你就没有足够的敏感性来区分它们了。试试在身体的其他部位重复这个测试，你把两个点感觉为一个点时两点之间的距离越近，说明皮肤上这一部分的触觉分辨率越高。

短暂失明

视网膜上存在盲点这一事实表明，无论你看向哪里，视野上都会有一个永久存在的空隙。但你是否意识到每当你眼球扫视跳动的时候，整个视觉都会暂时关闭？这种抽动非常频繁，在正常情况下每秒大约跳动三到四次，而且这种运动是必需的，因为只有视网膜的 "中央凹" 部分才有足够的感光细胞来提供精准的视觉。每当眼睛产生这种运动时，视觉系统关闭的现象被称为 "扫视抑制"（saccadic suppression），它可以在你每次快速转移视线的时候，防止视野中的场景变模糊。我们对这些频繁的短暂失明竟然毫不知情，这真是一个奇迹。这一现象又一次证明我们所体验到的世界与真实世界之间存在差异。

我们之所以意识不到这些频繁闪过的短暂失明，有一部分原因是脑似乎会回溯我们对于客体在当前位置已经存在多长时间的主观感受。比如在扫了一眼房间中的台灯后，脑会假定那盏灯之前也在现在的位置上，不仅仅是在你看到它时它才在那里，在短暂失明的瞬间它也在那里，从而解决了视觉输入的缺失的问题。有些专家认为这一过程可以解释 "停表错觉"（stopped clock effect）。当你瞥了一眼指针式时钟的秒针（或者电子钟上的秒计数器）时，秒针似乎在那里停留的时间太长了，好像时钟停了一样。

203

伦敦大学学院和牛津大学的凯兰·亚罗（Keilan Yarrow）和他的同事们在 2001 年发表的一项研究[19]中探索了停表错觉。他们设置了一个数字计数器，当被试一看到它，它的数值就会从 1 向上增长。初始数值 1 所呈现的时长对不同被试来说是不一样的，但接下来的数字每个都会呈现一秒。研究结果发现，与后续的数字相比，被试倾向于高估初始数字所呈现的时间。此外，当被试是经过一次动作幅度较大、持续时间较长的初始眼动后看向计数器时，对初始数字呈现时间的高估程度也会加大。这与刚才所说的理念相符，也就是脑会把新扫视到事物的时间向前调，以弥补扫视所造成的短暂失明时间。

扫视抑制与盲点并不是唯一阻碍我们感知真实世界的因素。我们的感觉过程中还存在一个延迟的问题，那就是神经系统中的信号传导延迟。尽管我们感觉自己对世界的知觉是即时发生的，但实际上感觉信息是需要一些时间流经感觉通路的（视觉中这一时间大约为十分之一秒）。这些延迟大部分是通过不断预期来弥补的。脑在不断地根据世界上一刻的样子来预测它现在很有可能是什么样子。

感觉通路所造成的迟缓在追踪动态事物时尤其会产生问题。当一个客体被意识感知到处于某一位置时，它已经移动到了另一个位置上。脑解决这一问题的方法之一就是提前定位移动客体的位置。换句话说，我们不去感知它现在在哪里，而是预测它将会在哪里，从而有助于抵消信息加工过程中的延迟。我们可以通过闪光滞后效应（flash-lag effect）来证明这一点。这种错觉比较容易体验，但不太好描述，因此不妨到互联网上去找一些例子来看。当一个静止的物体在一个移动的物体附近闪烁时就会出现这种错觉。尽管这两个物体实际上是同步的，但静止的物体给人的感觉却是有些滞后的。这是因为在某个瞬间，当静止物体出现时，人们对移动物体的知觉是先于其实际位置的。有人甚至声称闪光滞后效应会在足球比赛中影响裁判对越位的判定（这种判定在一定程度上需要判断一个球员是在球的前方还是后方）。[20]

延伸与动量

还有一种被称为"表征动量"（representational momentum）的现象也可以看出脑对信息加工过程中的延迟进行了补偿。简单来说，我们不仅仅会猜测移动中的物体将来会移动到什么位置，还会推测看起来具有动力的静态物体将来的轨迹。这一过程有点像记忆的扭曲。想象一下我给你看一张照片，上面是一个网球运动员在击球。然后我又给你看了另一张照片，这张照片与上一张几乎完全相同，唯一的差异就是它的拍摄时间比上一张略晚一点，照片中的网球沿着之前的轨迹向前移动了一点。如果我让你判断我是不是把同一张照片给你看了两次，由于存在表征动量，你很有可能错误地认为两次看到的是同一张照片。但如果反过来，我先给你看后面那张照片，然后再给你看前一刻拍摄的那张，也就是说球略微向运动轨迹的起点接近了一些的那张，那么你判断两张照片不是同一张影像的可能性就会大大提高。似乎对于暗含动力的静态物体，我们的记忆会向前发展，把事件可能发生的过程在头脑中演示一遍。

还有一种与此相关的现象被称为"边界延伸"（boundary extension）。[21] 发生这种现象是因为我们的脑会不断预期在我们的视觉边界之外还有些什么内容。回想一下，只有我们的视野中央才具有高精确度。我们通过不断转换对一个场景的注视点来克服这种局限性。然而尽管我们的视线在不断移动，但视觉体验却并不是由一系列通过窥测孔瞥到的画面所组合在一起的，而是好像在不同的注视点之间无缝而顺畅地流动的。这至少在一定程度上归功于边界延伸。与表征动量一样，边界延伸也可以证明我们的记忆是失真的。先呈现一张关于某个场景的照片，然后再呈现一张景象略微缩小的照片（因此照片中所展示的区域就变大了），大部分人都倾向于错误地认为第二张照片就是第一张。如果第二张是景象放大的照片，人们就不太会犯这种错误。

错觉

通过错觉现象可以看出，真实情况与我们的知觉并不是一回事。这不仅仅只是一件好玩的事而已，研究者还可以利用这些现象来探寻脑是如何运作的。我们所有的感官都会出现错觉，但究竟是脑中的哪些感觉通路被骗却各有不同。

有些错觉源自于某些个体感受器水平上所发生的基本生理过程。这方面有一个很好的例子就是"瀑布错觉"（waterfall illusion）。如果你盯着瀑布看几分钟（可以上网看，比如 http://t.co/D3f0Hk5Zzg），再去看瀑布旁边的岩石，你就会产生一种奇怪的感觉，好像岩石都在向上移动，也就是与瀑布流动的方向相反。这种错觉被称为"运动后效"（motion aftereffect），发生这种现象的原因可能是对瀑布运动方向敏感的感觉感受器疲劳或者适应了。当你在看静止的岩石时，这些细胞的活动基线已经发生了暂时的变化。之所以产生知觉混淆是因为它们的信号受到了抑制，与其他方向的运动感受细胞进行比较后，视觉系统就做出了错误的总结，认为岩石一定是在向上运动的。

另一些错觉取决于"更高水平"上的认知加工，它们与脑对世界的假设有关。我最喜欢的例子就是"方格阴影错觉"，它是由麻省理工学院的视觉科学家爱德华·阿德尔森（Edward Adelson）发现的（见图 28）。两个实际上灰度完全一样的方格在像国际象棋棋盘一样的板面上看起来却完全不同。大部分人在听到实情时都表示怀疑，这倒是应了那句"眼见为实"的老话，尽管实际上我们眼见的常常都和实情非常不同。要想消除这种错觉，你可以准备一张特殊的纸，在上面刻两个小孔，遮住棋盘的其他部分，只让那两个方块露出来。现在你就可以看到它们的灰度实际上完全一样了。

之所以会发生方格阴影错觉是因为与"颜色恒常"（color constancy）有关的心理过程被欺骗了。当我们的脑在解释物体表面所反射出来的光时，会根据阴影和环境光源的变化进行一些调整。举例而言，正是因为这种调整我们才能在白天和晚上、大晴天和阴霾下都认为草是绿色的。我们在保持颜色恒常性方面有一些策略，其中之一就是脑会把给定的目标（在本例中就是一个方格）与周围的亮度进行对比。在方格阴影错觉中，其中一个方格周围是较为明亮的方格，而另一个方格周围则比较暗，后者还位于阴影之中。综合所有

这些因素，对第二个方格的知觉要比其本身真实的样子更亮一些。阿德尔森在他的网站上写道："在这么多所谓的错觉中，这种效应所展示的其实是视觉系统的成功之处，而非失败。"

我们对世界的主观感觉真的非比寻常。用科学的术语来说，感受"不虚"，意思是在我们看来，现实经过思维之眼的再造后所呈现的样子与物理世界中的样子是一模一样的。对于外部所发生的事，我们那些连贯而协调的心理体验是由海量的计算过程、预期和假设编制在一起而产生的，然而对这一切我们都毫无觉知。从使用者的角度来看，这是一件好事。我们的知觉体验从主观上来看是十分可信的，而且从进化论的角度而言，这种方式让我们的祖先幸存了下来。它的不利之处就是我们有时会过分自信，认为自己感觉到了其实并不存在的事物。有一位心理学家的错觉或者说一场事故的悲剧可以证明这一点。

谣言：当你身处一场事故中
会觉得时间变慢了

我们对时间的感觉特别容易受到偏好的影响，常常与现实不符。对小学生来说，在周五下午连上两节几何课，感觉好像有一年那么长。与此相对，看完一部刺激的电影感觉好像就是一瞬间的事。在这方面，很多人都相信一个人如果正在经历一场可怕的事故就会觉得时间明显变慢了。这说明在事故中他们的感觉加工过程加快了。2008 年的一项研究表明，这只不过是一个谣言。[22] 加利福尼亚技术学院的切斯·斯特森（Chess Stetson）和他的同事们让一组勇敢的被试参加了达拉斯的"只不过是网"（Nothing'But Net）冒险之旅，其中包括 100 英尺（30 米）的下落。在空中的时候，被试会拿着一个闪烁的数字计数器，并且需要辨认出显示屏上的数字。在早前的测试中，平均而言，被试无法辨认闪烁时间小于 47 毫秒的数字。当他们在空中下落时，他们感觉时间好像变慢了，但重要的是，他们辨认数字的能力并没有比安全地站在平地上时更强。换句话说，他们的感觉加工过程并没有变快。斯特森和他的同事们总结认为，恐惧引发的时间扭曲感只是事后记忆所耍的小把戏而已。■

误区 NO·34　脑对身体的表征精确而稳定

英语里有一句古老的习语叫"我对 xx 了如指掌",这句话之所以有道理只是因为人们都理所当然地认为自己特别了解自己的手。表面上看起来似乎挺合理,因为我们几乎没有一天不使用或者不看自己的手。事实上,不仅仅是手,我们整天都和自己的身体生活在一起,每天如此,一生如此(然而也会发生可怕的事故)。对于无法直接看到的身体部位,我们也会在镜子中对其进行观察。而且正如我们在误区 No.32 中所讨论的,我们还有本体感觉、前庭感觉和内部感觉,这些感觉会告诉脑我们的身体在空间中的什么位置,而身体的内部又在发生着什么。简而言之,脑似乎对身体了解得十分清楚,而且人们通常都会假定这种了解精确而稳定。

对身体的了解

实际情况是我们对身体的知觉常常是不准确的,而且非常容易受到影响。在 2010 年发表的一篇论文中,[23] 伦敦大学学院的研究人员马修·隆戈(Matthew Longo)和帕特里克·哈格德(Patrick Haggard)甚至证明大部分人对自己的手的知觉都是经过"严重扭曲"的,我们所认为的手指长度比实际要短,手掌比实际宽,这有可能是源于它们在脑的本体感觉皮层中所表征的位置。

隆戈和哈格德的研究方法是让被试将左手掌心向下放置并将其蒙住,然后让他们用右手指出左手的各种标志,比如不同关节或指尖的位置。被试所估计的位置与实际位置之间存在着普遍而且严重的不匹配。然而尽管如此，被试却可以从大量的照片，包括被篡改过的左手照片中，挑出自己左手正确的影像。这表明失真的只是我们脑中对手在空间中物理范围的表征，而非关于手长什么样子的意识记忆。

我们不仅仅对手的了解程度没有自己认为的那样好，对其他身体部位也是如此。举例而言，还有研究表明我们对自己头的大小感觉也不准确。[24] 马切拉塔大学的伊凡娜·比安奇（Ivana Bianchi）和她的同事们发现，他们的学生被试对自己头部的周长估计值平均比实际值高出 30%～42%。研究人员还从 15 世纪的艺术作品中也找到了支持这种高估结果的证据。自画像中的头平均要比普通肖像中的头更大一些。

我们关于自己身体的感觉还非常容易受到影响：工具会很快与心理学家所称的脑中的"身体图式"整合到一起。露西拉·卡蒂纳利（Lucilla Cardinali）和她的同事们在 2009 年的一项研究中展示了这一点。[25] 在这项研究中，志愿者花了一些时间使用一个约 15.5 英寸（40 厘米）长的抓取工具。在使用工具之前和之后志愿者们分别进行了一次相同的测试，他们被蒙上了眼睛，然后实验人员触碰他们手臂上同样的两个位置，被试需要指出他们被触碰了哪里。结果，与使用工具前相比，被试在使用工具后所指出的两点位置距离要

更大一些。好像在使用了抓取工具之后，志愿者对自己手臂的知觉要比实际更长一些。而且在使用完工具后的一小段时间里，志愿者移动手臂的速度会更慢，就像那些手臂真的很长的人所做的动作一样。

脑科学中的一些研究也支持了身体图式可以很快被修改这一理念。来看一看 1996 年的一项研究 [26]，它涉及的是一群经过训练可以使用工具的猴子。在猴子们学习使用耙子之前和之后，研究者对猴子顶叶皮层中相同的神经元活动进行了记录，尤其是那些会对源于手部的触觉和视觉反馈做出反应的多种感觉细胞。使用工具后的结果显示，神经元会做出反应的视觉区域有所扩展，脑中对于手的表征加上了工具的长度。

脑对身体的表征是动态的，有时还不太可靠。这一理念对临床医学具有重要意义。患有饮食障碍的人通常对自己身体的尺寸、形状和吸引力都极为不满，这有可能就是因为他们的脑在表征自己的身体时存在一些偏差。诚然，有一些研究显示，与健康人相比，患有饮食障碍的人对自己的体型和身体大小都存在负面的扭曲感觉。然而，这些研究结果并不一致，而且很明显，至少有一部分患有饮食障碍的人对自己身体形态的知觉很准确。这表明心理和社会因素同样也在发挥作用。有趣的是，还有一些证据表明有些患有饮食障碍的人实际上可能对自己身体的吸引力有着非同寻常的准确理

解，而健康人（也就是那些没有饮食障碍的人）对自己身体的吸引力却有一种夸大的、偏正向的理解。

一个由荷兰心理学家组成的研究团队在 2006 年发现了这一现象，[27] 他们将人们对自己身体吸引力的评价与一组陌生人对他们身体吸引力的评价进行了比较。对那些患有饮食障碍的人来说，他们自己的评价与陌生人小组的评价是一致的。与此相对，那些健康人对自己身体的评价要比陌生人小组所评价的吸引力高得多。研究人员称："这说明在正常控制组中存在着一种与身体形象有关的自我服务偏差。健康的人都具有这种自我服务偏差或者正向错觉，它们可以维持心理健康，有助于预防抑郁症。"

如果一个人对身体的某个或某些具体部位的知觉极为不准确，并且这种知觉让自己感到沮丧，那么这个人通常会被诊断为身体畸形恐惧症（body dysmorphic disorder，BDD）。这种障碍通常表现为一种认为自己极端丑陋的模糊感觉，或者是一种具体的妄想，比如相信自己的头是方形的，或者认为自己的鼻子像怪物一样大。毫无疑问，身体畸形恐惧症（BDD）在很大程度上受心理因素影响，被诊断为这种障碍的人通常表现为低自尊，还伴有其他人格问题。但也有许多研究者对这种疾病的神经学原因或相关因素感兴趣。2013年发表的一项研究[28] 对比了身体畸形恐惧症（BDD）患者与健康控制组人群的脑部联结，包括加工视觉细节的神经区域与其他情绪相关区域之间的连线。

有一种比较罕见的疾病曾经也被认为是身体畸形恐惧症（BDD）的一种形式，那就是截肢欲望（amputaion desire）或称异体肢体综合征（xenomelia）。患有这种疾病的人极端渴望移除四肢中的一条或多条。凯文·赖特（Keven Wright）就是这样一位患者，他向媒体讲述了自己渴望截肢的事。从小时候开始，他就渴望能去除自己的左小腿。1997 年，当他 37 岁的时候，终于由一位苏格兰外科医生为他完成了截肢。赖特在接受《观察家报》采访时说道："我对这次手术一点也不觉得后悔。我不去想没有这条腿我会怎么样。"

最近一些年，有些专家争论说截肢欲望其实不是身体畸形恐惧症（BDD），更准确地说它应该是一种神经疾病。2009 年，[29] 奥拉夫·布兰克（Olaf Blanke）采访了 20 位渴望将一条或多条健康四肢移除的病人，其结果支持了这一理念。一位病人说："它（这条腿）就像是别人的腿，并不属于我。"另一位病人表示："我生下来就不该有这双腿。"而关键之处是没有一位病人存在妄想，他们都承认这些他们不想要的四肢是健康的，看起来也很正常。

布兰克的团队还发现了一些有趣的现象，这些病人的回答中有一些具体的模式，比如，75% 的受访对象都想把左腿截肢，或者移除左侧肢体的欲望更强烈。一半多一点的人报告说自己不想要的手臂或腿存在奇怪的感觉。这一事实促使布兰克和他的同事们提出，截肢欲望首先是一种神经疾病，它与脑对身体的表征方式有关。他们认为对这种疾病更恰当的称呼应该是"身体完整认同障碍"（body integrity identity disorder）。

最近的一项脑结构成像研究[30]支持了这一观点。这项研究涉及 13 位患病的男性与 13 位健康的控制组人员。这些病人都希望移除自己的一条或两条腿（大部分想移除左腿），他们的右脑半球中某些部分显示出了异常，而这些部分与表征左侧身体相关。这一结果与这样一种理念相一致，那就是截肢欲望源于脑对身体的异常表征。然而研究者也警告说，原因与结果可能正好相反，也就是对肢体的排斥导致了脑部的变化。

身体错觉

脑对身体的表征容易受到影响，也容易发生错误。神经科学家和心理学家近年来设计了一系列与身体有关的错觉，这些错觉明显的效果也可以证明上述观点。最早设计也是最有名的身体错觉之一就是"橡胶手错觉"（rubber hand illusion），在实验中，被试会觉得一条橡胶手臂就是自己身体的一部分。

第一次正式描述这一实验的是马修·波特维尼克（Matthew Botvinick）和乔纳森·科恩（Jonathan Cohen），他们于 1998 年在《自然》（ *Nature* ）杂志上发表了一篇这方面的论文。[31]实验中，他们让被试将自己的一只真正的手臂放在桌面下，而在桌面的相应位置上放了一只橡胶手臂。然后错觉诱导者同时用两把刷子分别触摸隐藏着的真实手臂和可以看到的假手臂。被试看到的是橡胶手臂被触摸，而自己真正的手臂可以感觉到触摸。在这种情况下，许多被试都报告说，很奇怪自己能感觉到橡胶手臂被触摸，就好像这是他们身体的一部分一样。通过这种错觉可以看出，脑对身体的表征是由多种模式完成的。也就是说，它会将多种感官输入的信息整合起来，从而判断身体的归属。

有一项引人注目的研究于 2013 年发表，[32]它向我们展示出这种错觉甚至不需要触摸过程。当研究人员向假手臂伸手，有一些被试者仅仅因为预期到手臂将会被触摸就可以诱发生理唤醒，这表明他们已经开始将橡胶手臂融入自己的身体图式中。

2011 年发表的一项研究[33]对这种错觉进行了惊人的改编，结果发现还有可能诱发被试产生自己拥有三只手臂的感觉。在这次实验中，被试真正的双臂都放在桌面上，右手臂的旁边还放着一只橡胶材质的右手手臂。为了进一步促进产生这种错觉，研究人员还在被试身体的右侧盖了一块布，遮住了真假右手臂的上臂，这样桌面上就只能看到真假右手臂的前臂和手彼此相邻（见图 29）。

　　然后错觉诱导者同时触摸真假右手臂。第一作者阿维德·古特斯坦（Arvid Guterstam）在一次新闻发布会上说道："接下来发生的是，对于哪只右手臂才属于被试的身体，脑中产生了一些冲突。人们可能会预期，只有一只手会被感知为被试自己的，而且很有可能是那只真正的手臂。但是我们惊讶地发现，脑解决这一冲突的办法是将两只右手臂都当成是自己身体意象的一部分，被试感觉自己多了一条第三只手臂。"

　　这听起来已经够荒诞了，但与斯德哥尔摩卡罗林斯卡学院的亨里克·埃尔森（Henrik Ehrsson）实验室所诱发出来的奇怪感觉相比，拥有第三只手臂的错觉根本不算什么。这些错觉中最引人注目的就是感觉自己存在于身体之外。埃尔森让被试坐在一把椅子上，并戴上一副护目镜式的设备，从中可以看到一架摄像机拍摄的视角，而这架摄像机就位于椅子背后（因此被试可以从后面看到自己）。然后埃尔森用一根木条戳向摄像机，同时还去戳被试的胸部。记住，被试是从自己身后摄像机的视角看到的木条，同时胸前能感觉到被戳。脑对这种不匹配的解释是身体正位于（戳摄像机那根）木条看上去可以戳到的地方，也就是大脑认为被试真正的身体后面。科学作家埃德·勇（Ed Yong）在为《自然》杂志采访埃尔森的研究时，[34] 将自己所体验到的这种错觉描述为：

"在我看到并感到自己的胸口被戳的同时，我还从后面看到了自己。在 10 秒钟之内，我就觉得好像自己被拉出了真正的身体，飘浮在后面几英尺的地方。"

　　研究者认为人之所以会产生这种错觉，至少在一定程度上是因为顶叶皮层中的神经元受到了欺骗，而这些神经元会整合视觉和触觉信息，形成身体在空间中的什么位置的感觉。橡胶手错觉和离开身体的错觉向我们展示出，这类判断在多大程度上会受到视觉信息的影响。还有一些更为详尽的身体错觉研究，它们甚至可以让被试感觉自己好像拥有一个模型身体，化身成了一个芭比娃娃，[35] 或者甚至好像与他人交换了身体！[36] 不同的人受到这些错觉的影响程度也不同。那些所谓内感受性意识（interoceptive awareness）低的人（他们较少意识到自己的心跳）更有可能产生这些错觉，这可能是因为他们的身体信号较弱，于是带有误导性质的视觉信息就很容易欺骗他们。

　　还有一些身体错觉并不是通过提供误导性视觉信息而产生的。比如"匹诺曹错觉"（Pinocchio illusion）就是向上臂施加震动，让脑误以为二头肌正在被拉伸。当施加震动的时候，让蒙上眼睛的被试用手指触摸鼻子，并且保持在这个位置上。此时这个人会觉得手臂正在向外伸长，而手指却仍然与鼻子相接触。这种冲突信息就会让人产生错觉，好像自己的鼻子变得特别长。以同样的方式让手与头顶接触，也会产生相似的奇怪感觉，好像自己的头被拉得又细又长。[37]

　　在大部分情况下，脑在感受身体处于空间中的什么位置时都表现卓越。我们极少会混淆自己与他人的身体。除非患有神经疾病，否则我们也能协调地控制自己的身体动作。然而即便如此，宣称我们对自己身体的知觉就是它本来的样子，而且这种感觉稳定不变，这其实是一种误区。2012年，身体知觉领域的两位重要研究人员，伦敦大学学院的马修·隆戈和帕特里克·哈格德在回顾这一领域的文献时对实际情况做出了总结："身体意识是极不稳定的。对身体的表征很容易就融入一些与自己的身体差异非常大的身体部件或者整个躯体中，哪怕这种融合与记忆中关于身体的知识之间存在着巨大的冲突。"

第 **8** 章

关于脑部障碍
与疾病的误区

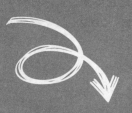

    在这本书中提到的所有误区中，那些与脑损伤和脑疾病有关的误区最有可能产生有害影响以及引发偏见。作家们发现脑部障碍是很不错的素材，而大众对脑疾病和脑损伤的误解很多都可以追溯到电影或文学作品中那些不切实际的虚构描述。在本章中，我会介绍一些关于脑损伤、昏迷、痴呆、健忘、自闭和癫痫的基本事实。我会告诉你在虚构作品中这些疾病是如何被错误叙述的，并且会纠正一些由此产生的误区。有些与疾病相关的误区是很危险的，比如有人相信自闭症是由预防麻疹和风疹的麻风腮疫苗造成的。还有一些误区源自于过度的简化，比如有人认为情绪障碍就是简单的脑内化学物质失衡。在整个这一章中，我们将会再次见证真相往往比谣言更加微妙，也更加迷人。

误区 NO·35　关于脑损伤与脑震荡的误区

由事故、运动或暴力因素造成的创伤性脑损伤（traumatic brain injury，TBI）变得越来越常见，尤其是在年轻人中更是如此。在富裕国家中，创伤性脑损伤现在已经是导致年轻人死亡的主要原因之一。美国疾病控制与预防中心2010年公布的数据显示，美国每年会发生700万例脑损伤，造成的经济负担约为600亿美元。英国的数据显示，每年大约会发生100万例脑损伤，大约50万人身患与脑损伤相关的长期残疾。

可以造成创伤性脑损伤的情况有很多，比如头部的直接撞击，脑部穿透（如枪伤），或者头部被突然甩出而产生的重力导致脑在颅骨内受到挤压或晃动，这种情况可见于交通事故。中风也可以导致脑损伤（见专栏）。创伤性脑损伤所产生的影响各不相同，这取决于一系列因素，包括严重性、损伤的部位、脑是否被穿透（与封闭性脑损伤相对），以及受害者的健康状况、性别和年龄。儿童和老人更容易受到影响，而且还有证据表明女性比男性更容易受到不利影响。

除了死亡，TBI可能造成的后果还包括昏迷、暂时丧失意识、健忘、精神错乱、癫痫、头疼、呕吐、疲倦、易激惹以及其他心境变化。与脑损伤相关的一些具体的神经疾病和神经心理疾病还包括瘫痪、协调性出现问题（运动障碍）、无法注意空间中的一侧（视觉忽视）、识别他人方面出现问题（面孔失认症）以及语言表达困难（失语症）。

尽管不同研究人员的估算值之间存在差异，但是大约有85%的TBI病例都被归类为轻微损伤。这种评估通常都是依据格拉斯哥昏迷量表（Glasgow Coma Scale）来进行的。该量表主要关注病人的反应性，具体指标包括眼动、对疼痛的反应以及语言表达能力。计算机断层扫描（CT）也会被用于探测脑中是否存在物理损伤。辨认出后续的次级并发症也很重要，症状包括脑肿胀和血块。

尽管大多数轻微创伤性脑损伤患者都会恢复正常，没有其他并发症，但"轻微"一词也可能具有误导性，因为这些患者中大约有 10% 会持续产生一些症状，时间长达数周甚至数月，这种情况被称为脑震荡后综合征（post-concussion syndrome）。儿童、老人以及之前有过脑损伤的人非常有可能遭遇持续性的并发症。长期来看，还有证据表明脑损伤可能与痴呆有关联，尤其是那些脑部反复受到攻击的人，比如拳击或美式足球运动员（见后续与健忘症、癫痫和痴呆相关的误区）。

与症状和康复有关的误区

尽管大多数轻微创伤性脑损伤患者都可以完全康复，但专家们警告说从严重的脑损伤中完全恢复几乎不太可能。内布拉斯加大学林肯分校的创伤性脑损伤专家凯伦·哈克斯（Karen Hux）告诉我说：

> 脑部受过严重损伤的人都会有一些持续存在的缺陷，只不过这些变化对外人来说可能并不明显。

当他们所遇到的那些挑战被隐藏起来时，我们常常会说这个人"能吃能走"，因为对外行人来说他们看起来很正常，但实际上却存在很多隐蔽的认知与心理社会损伤。

很多调查显示，相当一部分普通民众对创伤性脑损伤抱持着错误的信念，尤其是会低估它的严重性，以及错误地理解其症状表现。

在 2006 年的一篇论文中，[1] 凯伦·哈克斯和她的同事们在美国对 318 个人进行了测验，结果发现超过 93% 的人都错误地相信"人们在头部受伤后会忘记自己是谁，认不出其他人，但在日常生活的其他方面表现正常"（现实情况是，这种严重的缺陷通常会伴有相关的心理功能损伤，包括难以学习新的信息以及无法维持注意力）；超过 70% 的受访者错误地相信人们是有可能从严重的脑损伤中完全恢复的；还有近70% 的人没有意识到受过脑损伤的人更有可能进一步受到脑损伤的伤害（这是因为第一次脑损伤已经产生了有害的影响，而且已经受过伤的脑细胞状态也比较脆弱）。

大约有 60% 的测验对象错误地相信处于昏迷状态的人通常可以意识到周围正发生着什么（了解更多这方面的详情请见本书中关于昏迷的章节）；将近一半的受访者没有认识到对受伤前事件的记忆丧失通常会伴随着学习新材料方面的

障碍；有一半的人不知道，脑损伤后无法学习新知识比丧失过去的记忆更为常见；约有一半的人错误地相信，头部受到敲击而失去意识，醒来后不会有持久的影响；还有大约 40% 的人错误地认为在脑损伤后，休息和保持静止是一件好事。

对于最后这一点我请教了哈克斯教授。她解释道，休息以及避免身体和心理压力对于轻微 TBI 来说是重要且适当的，但对于严重的脑损伤来说就是另一回事了。通常来说在意识受到损害的早期阶段，休息和静养是不可避免的。但过了这一急性恢复期，"患有严重脑损伤的人需要积极参与复健活动，从而使恢复程度达到最大化，而复健是一项艰苦的工作！病人需要努力、努力、再努力，以便重建那些丧失了的身体和心理机能"。

在这一点上要注意，不能落入一个相关的误区。哈克斯的病人中有 50% 都错误地相信这种说法："人们的恢复速度有多快，主要取决于他们所做的康复工作有多努力。"诚然，病人的康复取决于他们的投入和努力程度，但对几乎所有的病患来说，康复的速度和程度都受到他们脑损伤严重性的限制。正如哈克斯告诉我的："你无法仅通过努力就克服记忆方面的缺陷，你也不能只靠意志力就强迫自己不分心。"只要足够努力就能康复，这种错误的理念为脑损伤患者带来了不公正的污名。哈克斯说："你不会因为一个瘫痪的人不会走路而责备他。在一定程度上，你也不能责备一个脑损伤幸

存者不能像受伤前那样记住事情（或者完成其他任何任务）。"

还有一些关于脑损伤的误区，哈克斯的大部分调查对象都能够识别出来，这些误区包括一个人只有在被敲昏的情况下才会出现脑损伤；鞭子如果不是直接抽在头上是不会造成脑损伤的；大部分具有脑损伤的人行动和外观都像残疾人；当一个人称自己感觉"回到了正常状态"就说明他已经完全康复了。

2010 年，林肯大学的罗威娜·查普曼（Rowena Chapman）和约翰·哈德森（John Hudson）发表了一篇论文，[2] 他们在英国对 322 位参与者进行了相同的调查，结果发现这些人对脑损伤的误解更深。和美国的调查对象一样，大部分英国的调查对象都低估了意识丧失的严重性，误解了症状的表现形式，也没有意识到脑损伤病人的脑部再次受到伤害的风险更高。

不要低估脑震荡

"脑震荡"这一术语似乎是在脑损伤领域引发混淆的一项特殊来源，有一部分原因是不同的人用这个词语来表达不同的意思。医学人员所使用的脑震荡量表就有八种，而且对于严重程度的分级也没有统一意见。许多脑损伤慈善机构和线上资源都声称脑震荡只是另一种描述轻微创伤性脑损伤的

方式，这种脑损伤只持续极短时间甚至不存在意识丧失。认真处理脑震荡是非常重要的，因为轻微的损伤也会让脑变得更容易受到伤害，而且多次脑震荡可能会导致严重的长期后果。

在 2010 年发表的一项研究中，[3] 有一张图表展示了脑震荡这一术语所引起的混淆。一个由麦克马斯特大学的卡罗尔·德马提奥（Carol DeMatteo）所领导的研究团队查阅了加拿大一家儿童医院中对 434 位 TBI 患者的诊断后发现，与遭受严重 TBI 的儿童相比（根据格拉斯哥昏迷量表），遭受轻微 TBI 的儿童更有可能被诊断为脑震荡，但值得注意的是，在被认为受到严重脑损伤的儿童中，有 23.5% 也被贴上了脑震荡的标签。

最有可能被临床医师描述为遭受脑震荡的儿童群体是那些计算机断层扫描（CT Scan）显示正常但存在某种程度意识丧失的儿童。临床医师似乎会使用这一术语来表示那些受到了脑损伤但并没有看出结构性损坏的情况。然而，人们在运用这一词汇时显然存在着很大的差异。德马提奥的团队称："这让人们对于是否应该用这一术语来表示轻微损伤产生了质疑，同时也证明，对于什么是脑震荡以及在儿童护理领域如何正确使用这一术语，其实并不清楚。"

有一项数据清楚地证明了这一问题的重要性，那就是被贴上脑震荡标签的儿童出院的时间更早，也会更快地返回学校上学。研究人员说："如果一名儿童被诊断为脑震荡，那么家长就不太会把它当成脑损伤来对待。"这种认为脑震荡并不严重的错误认知与早前的一项研究结果相符，那项研究发现从事像冰球这类高强度运动的运动员和教练通常都不会上报脑震荡的情况。如果怀疑发生了脑震荡，正确的步骤应该是休息，并且要在几周之内都避免高风险活动。因为一些显而易见的原因，运动员和教练常常会低估症状的严重性，于是运动员还会继续参加比赛。还有研究证明 [4] 体育类电视节目和解说员可能会强化人们认为脑震荡不严重的错误认知，因为他们会用平淡的语言来描述当时的情况，还会把迅速返回赛场说成是勇敢的举动。

德马提奥和那些共同完成儿童医院研究的同事们相信，如果把脑震荡这一术语换成轻微创伤性脑损伤就可以消除许多混淆之处。德马提奥告诉加拿大广播公司新闻网说：[5] "在我们完成了这项研究之后，我相信如果你使用'脑（损伤）'这个词，人们就会多加注意一点。我仍然相信还有许多人认为脑震荡就是头被撞了一下，和脑没什么关系。"

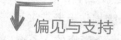

偏见与支持

尽管提到脑（损伤），会让人更严肃地对待脑震荡，但也可能会增加人们对损伤的误解。2011 年，[6] 坎特伯雷大学和莫纳什大学的奥黛丽·麦金利（Audrey McKinlay）以及她的同事们对 103 位新西兰民众进行了一次测验，发现了一些常见的误解，比如许多人错误地相信只有在头部受到直接冲击时才有可能发生脑震荡，以及发生脑震荡后病人应该保持清醒状态。他们的调查还展示了人们对病患的看法如何受到术语的影响。受访者更乐意把消极、友善、容易分心、热切和勤奋这些词与"脑损伤"这一术语联系在一起，而不是"头部损伤"，然而专家们和公众却常常常把脑损伤和头部损伤互换使用。

同一个研究小组还在另一项研究中发现人们对脑损伤受害者的偏见。他们向被试呈现了两个版本的性格描述。同一场交通事故，如果受害的儿童被描述为遭受脑损伤，与被描述为遭受头部损伤相比，被试对受害者在成熟程度、智力、灵活性、礼貌程度和是否值得聘用方面的评价都较低。[7] 麦金利和她的同事们说，这种偏见很有可能对脑损伤患者参与复健的意愿有不利影响。他们还写道，另一方面"如果对经

历了 TBI 的人有更积极的评价，很有可能会强化脑损伤患者的社会经验和功能，从而对康复过程和生活质量都会产生巨大的影响"。

社会支持对脑损伤康复过程的重要性也许可以解释 2011 年由贾内尔·琼斯（Janelle Jones）和她的同事们完成的一项研究结果：[8] 遭受过严重脑损伤的病人与遭受轻度脑损伤的病人相比，他们所报告的生活满意度更高。这项研究是与一个名为 Headway 的脑损伤慈善机构合作，对 630 位患者进行了调研。值得关注的是，严重脑损伤患者的生活满意度还受到其他一些因素影响，包括他们强烈地认识到自己是一名幸存者，他们拥有较多的社会支持，人际关系也较好。"从脑损伤中幸存下来并不一定会降低生活质量。"研究人员总结道，"这项研究所得到的数据可以清楚地说明，对于那些经历过后天脑损伤的人来说，这些损伤所要求他们完成的个人和社会（身份工作），可以提高他们的生活质量……在这一点上，尼采的观察是正确的，杀不死我的，会使我更强大。"

219

中风谣言

据美国国立卒中学会称，美国每年有 795 000 人会发生中风，这使得中风成为脑损伤的重要原因之一，也是第四大导致死亡的原因。其中最常见的形式是缺血性中风，这与脑血管的阻塞有关。大约有 20% 的中风案例属于出血性中风，这是由血管破裂造成的，比如由动脉瘤造成的血管破裂（见图 30）。中风的后果各有不同，取决于损伤的位置和程度，还与患者的健康状况和年龄等因素有关。在大卒中发生前的几个月或几年，通常会出现一些"短暂的缺血性中风"，它们的影响时间很短，甚至不为人所注意。

误区：只有老年人会中风

尽管中风的患病率正在下降，但年轻人发生中风的情况却越来越常见，这有可能是因为肥胖症之类的风险因素。目前，五位患者中就有一位年龄小于 55 岁，十人中有一人小于 45 岁。2001 年，好莱坞女演员、健身爱好者，43 岁的沙朗·斯通遭受了一次出血

性中风，这才让许多人认识到了这一现实。自那以后，她开始发起相关运动来提高人们对这一疾病的认识。在极为少见的情况下，儿童也会发生中风，而这实际上已经成为美国婴儿死亡的重要原因之一。

误区：中风的影响仅限于身体残疾

中风可以导致身体残疾，包括瘫痪。但中风患者、家属和专业人士都必须认识到还有一点很重要，那就是中风还会对心理和情绪产生深远的影响，不仅会影响患者本人，还会影响身边亲近的人。中风还会导致认知缺陷，包括表达和理解语言出现困难（即失语症）以及健忘症。英国的卒中协会在 2013 年发起了一项运动，旨在提高人们对该疾病情绪方面的认识。他们调查了 1774 名中风幸存者后发现，其中三分之二的人在中风之后都体验过抑郁和焦虑，然而大多数人都没有获得这方面的建议或帮助。

误区：中风是无法预防的

据美国国立卒中学会称，通过降低个人风险因素，大约有 80% 的中风是可以预防的。这些风险因素包括高血压、

高胆固醇、糖尿病、肥胖症、缺乏锻炼、吸烟、不良饮食习惯以及过量饮酒。短暂性脑缺血发作（transient ischemic attack，TIA）是一项极为重要的警报信号。发生过 TIA 的人中有 10% ～ 15% 会在之后的三个月内经历一次典型的中风发作。医学干预以及生活方式调整有助于降低这种风险。■

误区 NO.36　关于健忘症的误区

健忘症是一个宽泛的术语，它指的是记忆方面的一些障碍。通常产生这种问题是因为脑部受到了损伤，尤其是海马体。海马体是颞叶中的一个结构，颞叶位于头部两侧靠近耳朵的位置。神经科学中最著名的个案研究之一就是健忘的亨利·莫莱森（见误区 NO.10），他因为癫痫而进行了一次激进的神经外科手术，移除了两侧大部分海马体。除了脑外科手术，其他一些造成健忘症的原因还包括脑部感染、窒息、慢性酒精中毒以及脑损伤。除了这些"有机的"健忘症原因，还有一种很少见的状况被称为心因性或解离性失忆症。这种疾病中的记忆丧失据称是因为情绪创伤或其他心理问题而造成的。请注意，有些学者，比如哈里森·波普（Harrison Pope），对是否真的存在这种形式的健忘症表示怀疑。他和他的同事在一项研究中报告说，直到 1800 年以前都没有历史文献显示存在心因性健忘症，这支持了他们的理念，认为这种疾病是一种文化产物。

病人与病人之间因为脑损伤而造成的健忘症状颇为不同，取决于损伤的位置和程度。最常见的症状表现为病人很难形成新的长时记忆，这被称为顺行性遗忘症。这种病症的典型患者拥有完好的智力以及正常的短时记忆，也就是你用来在拨号前暂时记住电话号码的那种记忆。通常他们对于生病之前的生活也能保留足够的自传体记忆，从而能够理解自我和自己的身份。

大部分健忘症患者还能保留关于技能的记忆，而且也有能力学习新的技能。心理学家最喜欢的测验之一就是镜画实验，这是一项需要技巧的任务，需要被试根据镜像来控制自己的手。与其他健忘症患者一样，亨利·莫莱森经过练习后也能提高镜画技能，画得和健康人一样。然而，像莫莱森这样的健忘症患者每次试图完成这一任务时，都认为自己是第一次做这件事。

　　尽管有一些功能保留了下来，但无法储存新的长时记忆常常也会造成严重的后果。如果你今天见到了一个患有这类严重健忘症的人，他明天就认不出你了。大部分健忘症患者都记不住他们吃过什么或者这一天有什么计划。用神经科医师亚当·泽曼（Adam Zeman）的话说，一位患有严重的顺行性遗忘症的人会一直受困于"当下的折磨"。[9]苏珊·柯尔金已经对莫莱森进行了 46 年的研究，她说这么多年来他从来没有认出过她（尽管他的确在手术后储存了一些新的记忆，比如他知道美国著名电视剧《全家福》（All in the Family）中几位角色的名字，而这部电视剧是在他手术后才上映的）。

　　在《与爱因斯坦月球漫步》（Moonwalking With Einstein）一书中，[10]乔舒亚·福尔根（Josh Foer）据他与另一位病患 EP（卒于 2008 年）的相遇，对这种疾病到底是什么样子进行了诗歌般的描述。根据研究文献显示，EP 是一位深受健忘症摧残的患者，他之所以患病是因为在 1992 年他的脑部感染了单纯性疱疹病毒，这种病毒侵占了他的双侧海马体。福尔写道："由于没有任何记忆，EP 落入了时间之外。他无法形成意识的河流，只有一些即刻就会蒸发的水滴……（他）达成了一种病态的顿悟，以一种扭曲的方式实现了佛教理想，完完全全地活在当下了。"

　　还有一些较为少见的情况就是，健忘症患者忘记的是脑损伤之前某段时间的记忆，这种情况被称为逆行性遗忘。还有一些人会同时遭遇顺行性遗忘和逆行性遗忘。EP 就是这种情况，他不仅不能储存新的记忆，大约 1950 年之后的自传体记忆也全部丧失了。

讹传

　　在虚构的故事里，失忆是一个极为受欢迎的情节，然而却常常是以不切实际的方式呈现出来。在影视和文学作品中，对逆行性遗忘的描述通常很牵强，尤其是心因性遗忘。其中一个经典的例子就是《谍影重重》中由马特·达蒙扮演的男主角杰森·伯恩，在电影开始的部分，他被人从海里拉出来，身上带着枪伤，对自己的身份没有任何记忆。和许多其他虚构的失忆症患者一样，伯恩可以形成新的长时记忆，也完全可以照顾好自己。实际上在这部电影中，伯恩比大部分健康人的能力都强，他心思细密、反应敏捷，还拥有卓越的间谍技能。

　　还有一些其他文学作品中的例子，包括安妮·佩里笔下的侦探威廉·芒克，以及格兰特·艾伦所写的维多利亚式小说《苏醒》（Recalled to Life）中的一个小女孩。芒克从一场事故中醒来，却发现自己忘记了以前的生活。艾伦书中的那个女孩则是在她的父亲死后患上了严重的心因性失忆症，真相大白后发现原来正是她自己杀了她的父亲！

影视作品还常常会模糊器质性失忆症和心因性失忆症之间的界限。在电影中，人们之所以失忆通常是因为头部受到了冲击，然而他们所表现的那些忘记自己身份的症状却更像是患有心因性遗忘的人所表现出来的。电影中的大部分健忘症都是由于头部受伤造成的，这件事本身就存在偏差。在现实生活中，大部分器质性失忆症都是由外科手术、感染或者中风造成的。

有证据表明，这些描述已经歪曲了公众对健忘症的认知。丹尼尔·西蒙斯和克里斯托弗·查布里斯 2011 年 [11] 在美国对 1500 人进行了一次调研，旨在了解人们对记忆的理解。他们发现，69.6% 的人同意 "患有健忘症的人通常无法回忆起自己的名字或身份"。而西蒙斯和查布里斯在 2012 年又发表了一份追踪调查，[12] 这次调研的反馈来自于 "亚马逊土耳其机器人" 调研网站上的注册用户，结果同意这一说法的人数比例更高达 81.4%。

在电影世界中，健忘症已经成了迷失身份的固定原因，而与此类似的是，还有许多虚构的健忘症患者因为自己的疾病而性格或道德观大变。《谍影重重》中就有这样的暗示，达蒙所扮演的失忆男主角在了解到自己过去的暴力行径时大为震惊。这一理念在电影《落水姻缘》（Overboard，1987）中被推向了极致。影片中由戈尔迪·霍恩所扮演的乔安娜是个自私而又娇生惯养的社交名媛，她在一艘游艇上撞到了头，然后变成了一个溺爱孩子的母亲。

萨莉·巴克森代尔（Sallie Baxendale）曾对电影中的健忘症进行过一次幽默的分析（发表在《英国医学杂志》（British Medical Journal）上），[13] 她在文中提出了另一个电影中很常见的荒唐误区，那就是头部再遭受一次撞击就能治好健忘症，比如《猛虎泰山》（Tarzan the Tiger，1922）中的泰山就遇到过这种情况。《在黑暗中歌唱光明》（Singing in the Dark，1956）中的情节更是混淆不清，其中一个角色因为头部受到撞击反而克服了因为大屠杀的创伤而造成的心因性遗忘。

电影还传播过另一种理念，那就是夜间失忆症，病人在白天拥有正常的记忆能力，然而到了晚上思维就会被清空。这就是电影《初恋 50 次》（50 First Dates，2004）中的情节。亚当·桑德勒所扮演的角色每天都要重新追求他那位患有健忘症的女朋友（由德鲁·巴里摩尔扮演）。巴克森代尔讽刺道："有些观众可能会羡慕巴里摩尔女士忘记与桑德勒先生浪漫相会的能力。但她所受的痛苦似乎是源于头部受伤，而不是对创伤回忆的无意识压抑。" 夜间失忆症也是 2011 年 S. J. 沃森的畅销小说《别相信任何人》（Before I Go To Sleep）中的主要情节。这本书现在已经被改编成电影（电影名为《在我入睡前》），故事的主题是主人公每天都试图用一本日记来重构自己的生活。

　　还有一个古怪的例子简直就像是在生活中模仿艺术。2010 年的一项研究 [14] 记录了一个现实生活中的案例，一名车祸的受害者 FL 声称自己的记忆功能白天完好无损，但每天晚上都会被清空。然而脑扫描显示这名女性的脑部没有受到损伤。而且，研究者曾在对她进行测验时骗她说测验材料是关于当天早一些时候的生活内容，但实际上是关于前一天的生活内容，而她的测验结果显示正常。由加利福尼亚大学的克莉丝汀·史密斯（Christine Smith）所带领的研究团队总结认为，这名女性因为受到《初恋 50 次》的影响而产生了一种心因性遗忘，而其他专家则不太确定这一点。2011 年在《怀疑的探索者》（Skeptical Inquirer）杂志中，[15] 由哈拉尔德·默凯尔巴赫（Harald Merckelbach）领导的研究团队针对史密斯的论文做出了严厉的回应。默凯尔巴赫和他的同事斯科特·利林菲尔德（Scott Lilienfeld）、托马斯·莫顿（Thomas Merten）提出的批评意见有三，一是病人的背景资料缺失，二是无法检验病人是不是故意装出自己有记忆缺陷，三是这份杂志不愿意把批评意见与这一存在争议的案例报告一同刊出。"如果 FL 只是相信自己记忆受损，而她的记忆功能实际上属于正常范围内，那么她这种情况应该称作伪失忆症才更准确一些，而不是失忆症。"默凯尔巴赫和他的同事们写道。

我们已经看到，电影让人们对健忘症产生了很多曲解，但同时我们也应该看到准确的描述也是存在的。巴克森代尔特别指出了三部准确描述健忘症的电影。《我知道你是谁》（Se Quien Eres，1999）的主要特点是对柯萨可夫综合征的现实描绘（见下文），而动画片《海底总动员》（Finding Nemo，2003）中有一只患有健忘症的蓝色热带鱼，它在日常生活中所遇到的困难准确地反映出了大部分健忘症患者的真实生活。不过受到巴克森代尔特别褒奖的则是 2000 年发行的电影《记忆碎片》（Momento）。由盖·皮尔斯饰演的莱昂纳多在和妻子受到一个男人的袭击后受到了脑损伤，变成了一名健忘症患者，而他的妻子则因此而身亡。由于无法储存新的信息，莱昂纳多通过记笔记以及把线索纹在身体上来追踪凶手。"电影中的场景顺序如马赛克一般支离破碎……以一种聪明的方式反映出这种病症的性质，也就是处于'永恒的当下'。"巴克森代尔写道。

当现实比小说更离奇

　　毫无疑问，大部分作家对健忘症的虚构都具有误导性。典型的健忘症患者都苦于无法记住新的事物，而这种场景在电影或文学作品中却很少见。神经科学家塞巴斯蒂安·迪亚古兹（Sebastian Dieguez）和神经科医师让 - 玛丽·阿诺尼

（Jean-Marie Annoni）的观点值得记在心中。他们在2013年出版的著作[16]中提出，我们应该小心，不要太轻视虚构的故事，因为真相有时比小说更离奇。

这对瑞士的研究人员讲述了一系列真实生活中所发生的惊人事件，包括第一次世界大战后有十名法国士兵对自己的身份一无所知。那时的媒体将这些健忘症患者称为"行尸走肉"，接着还有许多人都在争论这些人到底是谁。有超过300个家庭声称其中一个名叫安瑟姆·曼金（Anthelme Mangin）的人是自己失散多年的儿子或丈夫！这些士兵似乎遭受的是心因性遗忘，至少在一定程度上如此。患有这种疾病的典型病人处于一种心理学家所称的"分离性神游"状态，他们不知道自己的身份，并且由于创伤造成了不同程度的记忆丧失，有时甚至连之前的许多生活内容都不记得了。与器质性失忆症不同，患有心因性失忆症的病人通常仍然可以形成新的长时记忆。

关于因健忘症引起的性格改变，现实生活中有一个颇为极端的例子。一名威尔士的英式橄榄球运动员克里斯·伯奇在2005年因为从一个斜坡上滚落而引发中风，从而造成了脑损伤。自此，他几乎遭受了全面的逆行性遗忘。据英国广播公司的一次报道称，伯奇不仅忘记了以前的大部分生活，他从受伤中醒来后还变成了一个同性恋，而他以前是一名异性恋者。而且据报道，他的职业也从银行业变成了美容

美发。

在提到关于康复的故事时，也有两个现实生活中的例子值得一提。费德丽卡·鲁齐力（Federica Lucchelli）和她的同事们在1995年[17]记录了两个关于记忆忽然恢复的例子。有一位健忘症患者躺在手术台上等着做手术植入一枚起搏器时，忽然想起了之前所遗忘的生活内容，显然他回想起了25年前自己接受另一次手术的情景。第二位病人是在网球场上的一个瞬间想起了之前丢失的自传体记忆，当时他犯了一个错误，这让他想起了几年前他所犯的一个相似的错误。这和头部遭受第二次冲击就能治好健忘症不算一回事，但如果是真的（现在并不清楚这些故事是否被完全证实），也算是一些忽然恢复的奇怪案例。

迪亚古兹和阿诺尼争论说："认为文学作品中的健忘症从临床上而言不准确或者牵强附会的看法，说轻了是过于简单，说重了可以说具有误导性。"他们认为研究关于健忘症的虚构描述对科学是有利的，因为这可以揭示出人们是如何理解记忆和身份的。反过来，这些虚构的描述最终可能也会影响记忆障碍的表现形式，尤其是心因性遗忘。实际上，正如我们之前看到的，这可能就是克莉丝汀·史密斯所研究的那个病人身上所发生的情况，她相信自己的记忆每天晚上都会被清空。"虚构的故事和艺术的描绘是否会促使新的健忘症类型出现，又将如何影响它们在社会中的传播，这是一个

很有趣的问题。"迪亚古兹和阿诺尼总结道。

其他形式的健忘症

2011 年，新闻中充斥着各种引人发笑又令人震惊的标题，比如美国广播公司（ABC）的这条——《令人兴奋的性行为引发 54 岁妇女患健忘症》。这听起来像一个不怎么高明的笑话，但实际上却是根据《急诊医学杂志》（Journal of Emergency Medicine）上的一篇个案研究所做的报道。[18] 这篇论文的作者凯文·马洛伊（Kevin Maloy）和乔纳森·戴维斯（Jonathan Davis）描述了一位妇女来到医院，抱怨说自己无法想起在和丈夫做爱达到性高潮之前 24 小时内的任何事情。她的症状很快消失，研究者将其诊断为短暂性全面遗忘症（TGA）。这是一种少见的暂时性遗忘，是由于脑部与记忆功能相关的区域血流受阻所引起的。其他形式的剧烈活动、头部的轻微碰撞，甚至浸入冷水都有可能引发 TGA。好消息是这种疾病的症状通常会很快消失，并且不太会复发。

还有一种健忘症是由柯萨可夫综合征引起的，患这种疾病的人大多是饮食中没有摄入足够维生素 B1 的酗酒者。有些医生将称之为"酒精遗忘综合征"。柯萨可夫综合征会产生顺行性和逆行性两种遗忘症。这种疾病还有一个特征就是

"虚构"，病人会编造故事来填补自己的记忆空白。

最后还有一种我们所有人都会经历的健忘症形式也值得关注，那就是我们都无法记住生命中最初那几年的内容。对大多数人来说，最早期的记忆是三到四岁时的生活。你可以带着一个婴儿环游世界，几乎可以肯定当他们长大后不会记得乘过船、搭过飞机或者看过日落。心理学家也很难解释这种"婴儿健忘症"，尤其当儿童三岁的时候，他们完全有能力记住一年以前的事。这种现象说明那些事件是储存在长时记忆中的，只是出于某种原因，在儿童发展的过程中逐渐丢失了。也许正是因为这个原因，婴儿健忘症的界限是会随着年龄变化的。年幼的儿童所报告的最早记忆要早于年长的儿童，而所有年龄的儿童所报告的最早记忆要早于成年人报告的时间。

2013 年有一篇开创性的研究发表在网上，[19] 文中提出这种遗忘过程通常始于 7 岁左右。埃默里大学的研究人员记录了母亲们对自己 3 岁的孩子讲述他们过去的经历，比如参观动物园或者第一天上幼儿园。之后，研究者又在这些孩子 5、6、7、8、9 岁的时候又和同样的家庭取得了联系，并记录了母亲尝试与孩子谈论同样话题的情形。

在 5 到 7 岁的时候，对于他们所聊起的关于 3 岁的事，孩子们能记住超过 60%，但他们的记忆并不成熟，几乎没有什么评价意见，也不太会提及时间和地点。在 8 到 9 岁的

时候，当讨论关于 3 岁的事情时，儿童回忆起来的内容不到 40%，这表明婴儿健忘症已经确立，只不过他们所回忆起来的内容更加符合成年人的回忆方式。有一种可能就是 5 到 7 岁时所见到的那种不成熟的回忆实际上会促进我们忘记自传体记忆，这一过程被称为"提取诱发遗忘"（retrieval-induced forgetting）。有趣的是，如果母亲在和 3 岁的孩子聊天时采用一种更为详尽的方式，比如她们会说"再多告诉我一些"，那么这些孩子以后能回忆起来的最早记忆会更早一些。

最后，这项观察结果对之前的研究做出了补充，它表明文化因素也和婴儿健忘症的发展过程有关。举例而言，奥塔哥大学的研究人员进行过一项研究，[20] 他们发现在新西兰的欧洲人、新西兰的毛利人与亚洲人之间，儿童能够回想起来的最早记忆时间存在差异。毛利人有一种文化，他们特别看重过去经历的价值，他们自称能够回忆起来的最初记忆时间最早。研究人员们并没有去证实这些最初记忆的真实性，因此这一点需要在未来进行检验。尽管如此，如果加上埃默里大学关于母亲谈话风格的研究，那么文化中强调过去经历的价值可以延缓婴儿健忘症发生的时间，或者至少减弱它的效果，必然也是有可能的。

更多关于记忆的误区

误区：创伤性记忆通常会受到压抑

尽管创伤的受害者可能会尽力不去回忆或讨论他们痛苦的记忆，但要说此类记忆通常会受到脑的压抑其实并不正确。2007 年一项令人感到忧虑的研究 [21] 发现，在心理治疗过程中所"恢复"的受虐记忆与在治疗之外的时间所回想起来的曾经被遗忘的受虐记忆或从来没有被忘记过的记忆相比，前者不如后者准确。这证实了一些专家的恐惧，那就是在心理治疗过程中所恢复的记忆常常是心理暗示的结果。2014 年，美国心理学会的网站上声称："记忆研究人员与临床专家们一致同意，大部分遭受过性虐待的儿童都记得自己的全部或部分经历，尽管他们可能并不完全理解这些事或者没有全部透露出来。"

误区：记忆的工作方式和录像机一样

西蒙和查布里斯在 2011 年所做的调查 [22] 发现，

52.7% 的公众同意"人类记忆的工作方式就像一架摄像机，它会准确记录我们所看到和听到的事，从而可以在日后进行回顾和检查"（他们在 2012 年的调查[23]发现只有 46.9% 的人同意这一误区，因此人们可能是有进步的，除非这只是因为后来的调查样本是从网上招募的）这一说法。事实真相是，与录像机不同，记忆是一种主动的、具有创造性的重构过程。正是因为这一点，记忆非常容易受到暗示和错误信息的影响。

误区：存在照相机式的记忆

世界记忆冠军可以记住并回忆出成串的几万位数字，人们常常会把他们描述为拥有照相机式的记忆。事实上，他们的表现依赖于大量的练习以及一些记忆策略，这些策略可以把无意义的信息转换成容易记忆的图像。与此相关的一个概念就是遗觉象记忆（eidetic memory），有人称自己可以在看到一个场景后记忆中保留一幅像照片一样的图像。显然，这种现象在儿童中出现得比成年人多，有研究显示遗觉象与更准确的回忆相关。[24]然而并没有证据显示这些人拥有完美的记忆。1985 年有一项该领域中的典型研究[25]测试了 11 名

"拥有遗觉象记忆"的德国儿童，结果发现在学习了一个场景之后，没有一个人可以说出这个场景中出现的所有字母。

误区：闪光灯记忆非常准确

对于一些与情感高度相关的事件，比如"9·11"事件或者迈克尔·杰克逊去世，人们常常把它们与闪光灯记忆（flashbulb memory）联系在一起，因为对于这些事件的记忆通常非常持久和清晰。尽管具备这些特性，但至少有一项研究表明这种记忆并不比普通记忆更准确。杜克大学的研究人员证明了这一点。[26]他们在 2001 年 9 月 12 日询问学生关于袭击事件和最近日常生活的记忆。几周或几个月后，他们又对学生关于袭击事件的记忆（闪光灯记忆）以及关于之前日常生活的记忆进行了测试。结果显示，学生们对自己关于"9·11"事件的记忆表现得更有信心，然而事实上，关于这些记忆他们所遗忘的内容与对日常生活所遗忘的内容一样多。■

误区 NO.37　关于昏迷的误区

昏迷与植物人状态

　　昏迷（coma）是用来描述一种"意识障碍"的医学术语，处于这种状态的人仍然活着，但缺乏警觉和意识。造成这种悲剧的原因包括严重的脑损伤、中风、感染、心脏衰竭以及药物中毒。看着心爱的人受困于生命与死亡之间，这对家人和朋友来说都是难以忍受的痛苦。和其他与脑相关的疾病一样，昏迷也常常被人误解，在面向大众的虚构故事中被胡乱叙述。不幸的是，医生和家人面对如何治疗和看护昏迷的病人这一难题时，有时不得不做出令人感到绝望的伦理决策，而对昏迷的曲解会妨碍这一决策过程。

关于昏迷的事实

　　当脑干中的网状系统受到损伤时会导致昏迷。其结果就是病人的脑不再显示出任何睡眠/觉醒周期的迹象，他们的眼睛通常是闭上的，完全没有任何反应，也没有意识。人们常常会分不清昏迷与持续性植物状态（persistent vegetative state，PVS），后者的脑受到严重损伤，但网状系统是完好无损的。处于持续性植物状态的病人没有意识，而且对外界刺激几乎没有任何反应，但他的脑会表现出睡眠或觉醒周期。人们还常常会分不清昏迷与闭锁状态（locked-in state），处于后者的病人严重瘫痪，但他们意识清楚，思维能力完好。

　　大部分昏迷的病人如果能够不断恢复，就会在受伤或受到感染的几天之后苏醒过来。但如果他们活了下来却一直不醒，那么常常会转为植物人。昏迷的病人眼睛通常是闭着的，而植物人的眼睛在他们觉醒时是睁着的，睡眠时闭上。"觉醒"状态常常让家人和朋友感到困惑，因为此时病人看起来就好像是有意识一样。在觉醒时，植物人还常常会无意识地移动自己的面孔、眼睛和四肢，这也会让人产生希望。有时他们也会发出呻吟的声音，会对噪音有反应，甚至会在某一时刻用眼睛追踪目标。但不幸的是，如果他们被诊断为植物人状态，那么这些反应都仅仅是反射行为，而不是具有意识的迹象。

当然，我们不可能知道另一个人真正的思维内容和状态，因此对意识障碍的诊断非常困难，需要仔细测试。如果一个植物人出现了一些基本的意识行为，比如他们似乎可以对简单的指令做出反应，那么这种情况就会被归类为最低意识状态（minimally conscious state），这一术语是在 2002 年开始使用的。据称这一领域中的误诊率很高，有一些研究显示甚至有一半的最低意识状态被误诊为植物状态。实际上，昏迷、植物状态和最低意识状态之间的界限很少能划分清楚。

从脑电波扫描（EEG）中可以看出各种不同意识障碍之间的差异。昏迷的病人脑中的新陈代谢活动会急剧减少，这和处于全身麻醉状态下的人活动水平相似。处于植物状态和最低意识状态的人的新陈代谢活动也会显著下降，但没有昏迷的病人那么极端。当有人对处于最低意识状态的人说话时，与植物状态的病人相比，这些病人的脑中较为高级的区域还会出现大范围的活动。当说起病人的名字时，最低意识状态的病人和植物状态的病人在脑电波扫描中都会出现活动峰值。

最近，有人利用脑成像技术与那些曾经被诊断为植物状态的病人进行沟通（见误区 NO.27）。在一项突破性的研究中，[27] 研究者要求病人想象她正在打网球或者在家附近散步，同时对其进行脑电波扫描。这两种形式的视像化活动引发了病人脑中不同的活动模式，这与健康人的扫描结果一致。这一证据强有力地证明了过去被假定为没有意识的病人，实际上听从了任务指示。在后来的一项研究中，[28] 另一位植物状态的病人似乎可以利用这种对比鲜明的影像来对一系列问题做出是或否的回答。

这些研究结果令人感到兴奋，有些人将其解释为植物人的意识水平之前被隐藏了起来。还有一些更具怀疑精神的人则认为这更有可能是那些植物人被误诊或者恢复到了最低意识状态而已。先不讨论诊断的问题，还存在着另一种不确定性，那就是这些病人的沟通行为是否真的表示他们的意识状态和你我所理解的一样。

关于昏迷的误区

在《杀死比尔 1》（*Kill Bill Volume 1*）中，由乌玛·瑟曼所扮演的"新娘"在头部遭到枪击后昏迷了四年。正如典型的好莱坞电影画面，瑟曼所扮演的这个昏迷的角色躺在医院的床上，打扮得很整洁，看上去很健康，没有什么迹象可以看出她需要大量的医疗设备和救治程序来维持生命，比如饲管或者气管切开术（在颈部切口来帮助呼吸）。最牵强附会的情节就是这个心中充满仇恨信念的人忽然从昏迷中醒来，除了开始时腿部有些虚弱，其他功能几乎和正常人无异。

埃尔科·威杰迪克斯（Eelco Wijdicks）和科恩·威杰迪克斯（Coen Wijdicks）在他们2006年的论文中[29]分析了自1970年至2004年发行的30部电影，包括《杀死比尔》在内，结果发现关于昏迷状态的不现实的描述实际上是普遍存在的（唯一一部在昏迷描述方面值得嘉奖的电影是1998年发行的《两极天使》（Dream Life of Angels））。在30部影片中，除了《两极天使》，其他的昏迷病人看上去都健康、强壮，肤色也是晒过太阳的健康颜色。在我个人看来，外表最健康病人奖应该颁发给彼得·盖勒，他在1995年的电影《二见钟情》（While You Were Sleeping）中扮演一位肤色呈古铜色、眉毛浓密的昏迷病人。在威杰迪克斯的分析中，所有的长期昏迷患者都闭着眼睛像睡着了一般，换句话说，没有关于持续性植物状态的现实描述。在现实生活中，这类病人常常会发出呻吟的声音，做出痛苦的表情，以及控制着手和四肢（医学上称为"挛缩"），而这些在电影中都是没有的。此外，电影中也很少见到医疗设备以及与昏迷护理相关的并发症。"看不出肌肉萎缩、褥疮、大小便失禁，以及病人们用食（饲管），这可能是有意为之，目的是让电影的娱乐性最

大化。"两位威杰迪克斯说道，"但这对观众来说是有害的。"最后，就像《杀死比尔》和《二见钟情》中的情节一样，许多昏迷的角色都会突然醒来，就像是从一次长眠中醒来一样轻松。

令人担忧的是，当威杰迪克斯这对父子研究团队把这些关于昏迷的视频播放给72位电影观众观看时，其中有三分之一的视频，观众都无法找出不准确的地方。此外，有超过三分之一的观众说他们会用电影里描绘的内容来指导自己在现实生活中对昏迷的病人做出伦理方面的决策。

电视剧里关于昏迷的描述也并不现实。戴维·卡萨雷特（David Casarett）和他的同事们在2005年的一篇论文中[30]分析了自1995年到2005年所上映的9部美国肥皂剧，发现其中包含了64位昏迷的病人。他们分析的电视剧包括《综合医院》（General Hospital）、《激情》（Passions）和《勇士与美人》（The Bold and the Beautiful）。卡萨雷特担心的主要问题是这些肥皂剧中所描绘的康复水平都不太现实。举例而言，在16位因为遭受创伤性脑损伤而昏迷的角色中，只有一位死亡，而现实的数据却显示这类病人中大约67%都会死于他们所受到的损伤。当电视剧中的病人从昏迷中苏醒后，86%的人在开始时都没有出现什么残疾，而且到最后所有人都会完全康复。然而在现实中，研究者们指出当病人从非创伤性昏迷（即因为感染或药物中毒而昏迷）中苏醒后只有10%可

以完全康复。

一般的原则是，病人处于昏迷状态、植物状态或最低意识状态的时间越长，他们康复的概率就越低。对于因非创伤性原因造成的昏迷，如果病人三个月后还没有苏醒，那么他们恢复意识的概率应该是非常小的。以色列前总理阿里埃勒·沙龙在昏迷八年后于 2014 年去世，这就是一个典型的例子可以说明长期昏迷的病人预后是什么情况。如果昏迷是由创伤造成的，那么预后的情况会更乐观一些，但远不如电视剧里所展示的那么好。如果 12 个月后都没有醒过来，那么苏醒的概率也会是极小的。总而言之，尽管有些植物人能够存活几十年，但大部分植物人都会在五年之内死去。许多家人都试图通过给昏迷的病人播放音乐或者让他们接触一些能唤起记忆的气味或相片来增加康复的概率。但令人悲伤的是，这些干预手段似乎都是无效的。

卡萨雷特和他的同事们总结道："出于对公众健康的考虑，肥皂剧和其他形式的大众传媒应该少描绘一些不太可能发生的幸存和康复故事，取而代之应该增加一些带着尊严接受了安乐死的角色，这些故事同样也能引人入胜，让人表示同情。"

伦理的两难困境

公众对于从昏迷中康复抱有怎样的信念，以及他们如何理解昏迷患者或植物人的意识水平，这对于如何决定应该对病人采取何种治疗手段这一难题来说至关重要。处于昏迷状态、植物状态或最低意识状态的病人通常需要依赖持续的医疗护理才能存活下去。通常的原则是，如果确定病人想要的就是通过治疗无限期地维持生命，那么医生就会这样继续下去。但不可避免的是，在某些情况下人们并不清楚病人的意愿，而家属对于是继续还是放弃治疗意见不一。（2005 年，一位佛罗里达州的妇女特丽·夏沃因在心搏停止后出现了严重的脑损伤，她的家人就面临着这样一种情境，而当时全世界都在关注着她。）在决策过程中，亲属的宗教信仰、他们如何理解昏迷病人的意识水平和痛苦程度以及他们对康复概率的信念都会产生影响，而后两者很有可能会因为虚构故事的描述而产生偏见。

库尔特·格雷（Kurt Gray）和他的同事们在 2011 年发表的一项研究[31]，对人们如何看待植物状态的病人提出了富有启发意义的洞见。在初始实验中，研究人员让 202 名新英格兰地区的被试阅读一篇关于车祸的故事，故事的主人公是一个虚构人物，名叫戴维。有一部分被试被告知戴维在车祸中去世了，另一些被试被告知戴维变成了植物人，永远也不会醒过来了。然后研究人员让这些被试回答一些关于戴维心理生活的问题，比如他是否能分辨对错，以及他是否具有人格特性。那些读到戴维处于植物状态的被试与读到他死去的被试相比，前者对他赋予的心理生活要比后者少。"这些结果表明，人们普遍认为处于永久植物状态的患者所拥有的心理功能比死去的人要少。"研究人员说道。

当然，这种类型的调查在全世界不同的文化背景中很有可能获得不同的结果。比如，有证据表明，与美国或英国的医生相比，日本的医生更有可能支持不停地尝试维持昏迷患者或植物人的生命。东正教犹太人与高度保守的基督教徒也倾向于支持在任何情况下都维持生命，哪怕他们知道病人更倾向于放弃治疗。

在后续的实验中，格雷的团队让被试阅读一篇小短文，文章的内容是关于他们自己经历了一场车祸。被试相信与在车祸中死亡相比，变成植物人对他们自己和家人来说都更糟糕。此外，格雷的团队还发现了一件具有讽刺意味的事：那些具有深刻宗教信仰的人特别倾向于对死去的人赋予更多的心理生活，而不是植物人。然而正如刚才所提到的，通常也正是这些宗教的终极信仰者最为热衷于维持植物人的生命支持系统。

脑死亡

这一领域中还有一个相关的概念就是脑死亡（brain death）。这是指神经科医师将人的脑部状态与1981年起草的

《统一死亡判定法案》（*UDDA*）进行对照而判断此人已经死亡。这一法案已被美国50个州接受，它规定如果一个人的心血管功能已经终止或者脑部已经停止运行并且无法逆转，那么这个人就已经死亡（见图31）。这一标准在国际上存在一些差异，但在最低限度上，脑死亡的诊断只有在脑干功能全部丧失，并且病人的情况确定无法逆转时才会做出。过去关于脑死亡的问题存在着很大的争议，这在很大程度上是因为在许多司法管辖区，当病人被宣布为脑死亡后就可以进行器官捐献。1980年，英国广播公司播放了一部纪录片——《移植：捐献者真的死了吗》，在当时引发了公众的愤怒，因为一些美国专家认为英国的脑死亡标准太过松懈。

注意，脑死亡与植物状态或昏迷并不是一回事。从定义上来说，处于植物状态的人不可能脑死亡，因为他们的脑干还可以运转，而且他们还表现出相关的睡眠和觉醒周期。脑死亡的人也并不是处于昏迷状态。他们的确丧失了意识和觉醒状态，这与昏迷十分相似，但他们的情况是不可逆的，而且他们的脑功能是完全丧失的，这些人已经死了。与此相反，昏迷的病人并没有脑死亡，因为正如之前所说，有些人还保有脑干功能，许多人都会醒来或者加重发展为植物状态。

媒体与大众很容易把昏迷、植物状态和脑死亡混淆在一起。比如2014年1月，英国的《每日电讯报》（*Daily*

Telegraph）对一项备受瞩目的美国病案进行了报道，[32] 其标题为《为保孩子生命得克萨斯州法律禁止植物状态女性死亡》。而实际上这名怀孕的女性已经被宣布为脑死亡，所以她并不是一个植物人（她的家人最终赢得了将其人工呼吸器关闭的权利）。还有一种相关的误解就是把脑死亡看作是生命与"真正的死亡"或最终死亡之间的过渡期。比如《纽约时报》（New York Times）2005 年的报道[33]："那天晚上，克雷根夫人被宣布为脑死亡。她的家人在第二天早上撤掉了呼吸机，她即刻便死去了。"调查显示，一般民众和相当一部分医疗专业人员都没有意识到，美国的法律规定和当今医疗界的共识都表明脑死亡就是死亡。尽管主流的犹太教、伊斯兰教和基督教中的许多元素都接受脑死亡即是死亡的概念。

我们不难理解为什么会出现这么多概念的混淆。许多人都隐隐地将生命与呼吸和心跳联系在一起，看着一个人在呼吸（虽然是靠呼吸机的帮助），却被告知他实际上已经死了，这并不容易理解。而且在脑死亡后，体内的胚胎还能存活，伤口能够愈合，甚至还会出现性成熟，这让许多人更难理解脑死亡就是死亡的概念。但是对于那些更相信死亡是与心脏和肺活动联系在一起，而不是与脑功能联系在一起的人，不妨体验一下下面这个令人不太愉快的思维实验（借鉴自萨缪尔·利普玛（Samuel LiPuma）和约瑟夫·德马科（Joseph DeMarco）的一篇文章[34]）。如果一个人被斩首，而他的身体可以通过生命支持系统维持下去，心脏会跳动，血液可以循环，但是没有脑，这个人还是"活着"的吗？再来考虑一下相反的情况，经典的"缸中之脑"。如果一个有意识、能思考的脑通过这种方式维持运行，尽管没有呼吸和心跳，他能被看作已经死亡了吗？当然不能。这些令人不快的思维实验向我们展示出与那些仅专注于身体功能的观点相比，脑死亡是更具说服力的生命终结标志。

_{误区}NO·38　关于癫痫的误区

　　癫痫是一种相对比较常见的神经疾病（全世界有 5000 万人受此影响），患有癫痫的人脑中会重复发生异常的电活动。癫痫的原因通常并不清楚，但可能包括脑损伤、中风、脑部肿瘤或遗传性易感人群。根据癫痫的类型不同，过度的电活动可能发生在脑的大部分区域中，也可能只存在于相对的局部区域中。对病人来说，每次大脑发生震颤或者"电风暴"，都表现为癫痫发作，具体的性质取决于电活动的位置和传播范围。这些癫痫发作时常伴有意识丧失，对病人自己和旁观者来说可能都让人感到害怕，因此在整个历史中有许多关于这种疾病的民间故事、迷信传说和误导信息，可能也就不奇怪了。

　　今天，大部分（大约 70%）癫痫患者都能够通过药物或者更激进的手术治疗措施来控制癫痫发作（见误区 NO.7），而且许多人都可以过上健康而正常的生活。然而尽管如此，许多关于癫痫的谣传和误解仍在盛行，比如外行的看法，以及报纸、电影、歌曲和互联网中对这一疾病的表述方式。2006 年，[35] 有人分析了美国报纸对 11 种神经疾病的报道，发现癫痫最常被污名化。

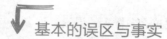

基本的误区与事实

　　从古老的时期开始，就有人相信癫痫是被恶魔甚至神灵占据了身体，因此古希腊人把癫痫称为"神圣的疾病"。这一谣言存在了上千年，尽管希波克拉底与盖伦相继提出这只是一种身体不适。

　　在 17 世纪时，对癫痫的医学解释已经占据主导地位，尽管如此，人们还是常常把它与精神疾病和人格缺陷联系在一起。甚至到了 1892 年，[36] 约瑟夫·普莱斯（Joseph Price）

医生还在一份医学期刊中写道，造成这种疾病的"身体以外的原因"可以追踪到放荡、巧克力、咖啡还有示爱的情歌。在同一时期，有些医生还因为相信癫痫是由过度手淫造成的，因此阉割了他们的癫痫病人。尽管人们越来越关注这种疾病的神经基础，但它的真正起因仍旧难以捉摸。在英女王维多利亚和英王爱德华统治时期，有一种错误的神经学理论颇受钟爱，那就是癫痫是一种血管疾病，它是由脑部的异常血流造成的。

20 世纪 30 年代是现代理解这一疾病的关键时期。由汉斯·伯格（Hans Berger）研发的脑电波扫描（electro encephalo graphy，EEG）（用于测量脑表面的电活动）让人们正确地认识到癫痫的生物学基础是不受控制的电活动在脑部神经元中的传播。然而引人注目的是，直到 20 世纪 60 年代，世界卫生组织才首次正式将癫痫归类为神经疾病，而不是精神疾病。

尽管世界卫生组织已经做出规定，并且已纳入了当代所有的诊断标准中，但仍有许多人错误地认为癫痫是一种精神疾病，尤其是在发展中国家。举例而言，2009 年的一项研究对喀麦隆的 164 个人进行了调研，结果发现 62.8% 的人认为癫痫是"一种精神不正常的表现"。[37]2007 年发表的另一项研究调研了居住于约旦各地的 16 044 人，结果发现 9% 的调研对象认为患有癫痫的人精神不正常。[38]2006 年在希腊

发表的一项调研 [39] 结果报告说有 15% 的人相信这种疾病是精神失常。许多这类研究还发现了人们认为癫痫是一件耻辱的事，比如人们不愿意雇用患有癫痫的人，也不希望自己的孩子与患有癫痫的人结婚。2004 年发表的一项英国研究对 1600 人进行了调研，[40] 结果发现如果同事被诊断出患有疾病，在最让人担忧的疾病中，癫痫排名第二位（第一位是抑郁症）。

尽管如今癫痫已经被归类为神经疾病，但与一般人群相比，患有这种疾病的人的确面临比较高的风险会出现一些心理问题，包括抑郁症、自杀和精神失常。同时我们也应该承认，许多患有癫痫的人并没有任何心理健康问题，尤其当癫痫发作处于可控的情况下。出现精神疾病的原因可能是各种各样的，而且可能是间接发生的。比如抑郁症可能是源于癫痫所带来的耻辱，或者源于患者在生活中所受到的限制（换句话说，人们对癫痫的偏见可能会变成一种自我实现的预期，患者会因癫痫的污名而遭遇困境）。精神疾病与癫痫同时发生的原因可能有许多。举例而言，可能与脑中的癫痫活动有关，也可能是抗痉挛药物产生了严重的副作用，还有可能是其他一些潜在的原因。

还有一个相关的误区就是把癫痫与学习困难联系在一起，许多人都错误地认为这二者之间关系密切。的确，与一般人群相比，在学习困难（以及患有自闭症）的人群中癫痫

的发病率更高，而且在受到脑损伤后也常常出现癫痫。还有一些证据表明严重的癫痫发作会对脑产生累积伤害。然而，许多癫痫患者的认知功能与智力都没有受到这种疾病的影响（除了在发作时产生的急性影响）。

有一种误区在大部分西方文化中已经消除，但在发展中国家仍然盛行，那就是癫痫是可传染的。1989年的一项研究[41]发现，大部分尼日利亚人包括一些医学院的学生都认为癫痫具有传染性。出于这个原因，大部分人在公共场合看到有人癫痫发作时常常会逃开。我之前所提到的喀麦隆的调查中发现，23%的受访对象相信癫痫是可以传染的。在一些传统文化中还存在其他一些误区，比如有的文化相信癫痫是对人们违反道德的惩罚，与之相矛盾的是，还有一些文化认为患有癫痫的人拥有神圣的力量（这通常是指那些患有颞叶癫痫的人，这些病人会有一些如梦境一般的宗教体验。（见误区NO.15）。

关于癫痫还存在另一种形式的虚假宣传，那就是把一些没有得过癫痫的人归类为癫痫患者。神经病学家约翰·休斯（John Hughes）在2005年发表了一份文献综述，[42]他研究了与43位杰出人物相关的证据，这些人在过去至少有一次被描述为癫痫患者。休斯根据可以得到的证据总结出，这些人里没有一位真的得过癫痫。其中的例子包括亚里士多德（休斯没有发现证据暗示他得过癫痫），艾萨克·牛顿（他有时会完全沉浸在工作中，也遭遇过情绪问题，但并不是癫痫患者），查尔斯·狄更斯（他的发作症状是由肾绞痛引起的），还有演员理查德·伯顿（他的发作症状是由戒酒造成的）。真正患有癫痫的知名人士包括费奥多尔·陀思妥耶夫斯基，流行歌星普林斯（他在公开场合谈论过自己在童年时期患有癫痫），摇滚歌手尼尔·杨（他的昵称是沙基（Shakey⊖）），以及英国当代跨栏选手戴·格林。

流行文化中对癫痫的描绘

人们对癫痫的误解之所以会一直盛行，其中一个重要的原因就是文学作品、电影、电视和流行音乐对这种疾病的表述方式。彼得·沃尔夫（Peter Wolf）对当代文学作品中癫痫患者的命运进行了分析，[43]结果发现有些主题会重复出现，包括病人是受害者（比如帕特丽夏·康薇尔的作品《首席女法医：波特墓园》（From Potter's Field））；病人是替罪羊（比如阿加莎·克里斯蒂的作品《高尔夫球场命案》（The Murder on the Links））；还有病人是神的孩子（比如P. D. 詹姆斯的

⊖ 意为摇晃。——译者注

238

作品《人类之子》）。沃尔夫总结道："在一些作家的作品中有一条清晰的概念。"那就是癫痫患者会受到二次伤害，"既有可能受到……癫痫发作的伤害……也有可能受到他人攻击行为的伤害"。他还补充道："与此同时，有些作者在写作时对癫痫患者的命运，尤其是儿童患者的命运，抱以不同寻常的尊重态度。"无论结局好坏，似乎在虚构类文学作品中，患有癫痫的人都无法避免因自己的疾病而决定他们的人生。

关于癫痫的电影又如何呢？在 2003 年发表的一份文献综述中，[44] 伦敦国家神经学与神经外科医院的萨莉·巴克森代尔研究了 1929 年到 2003 年之间发行的 9 种体裁 62 部电影中的癫痫患者是以何种形象搬上荧幕的。比较常见的主题包括：癫痫是电影中角色的致命缺陷（比如，2001 年的电影《天下第一》（T'ien Hsia de Yi）中商朝最后一个皇帝纣王就患有癫痫）；癫痫患者是残忍的坏人（比如 1997 年蒂姆·罗斯在《说谎游戏》（Deceiver）中所扮演的杀手詹姆士·魏兰）；癫痫与灵性之间的联系（比如在 1991 年的《吸血鬼拖车公园》（Vampire Trailer Park）中，一名侦探的助手在癫痫发作时可以与她死去的祖母交流）；尤其是在科幻电影中，癫痫成了一种控制思维的手段（比如在 1974 年的电影《终端人》（The Terminal Man）中乔治·席格所扮演的计算机程序员患有癫痫，他把自己的脑与电脑连在了一起）。巴克森代尔发

现，最后这种"被外部力量占据的主题与古时候被恶魔上身的故事一样令人着迷"。

巴克森代尔还分析了当代流行音乐中所提及的癫痫和症状发作。[45] 她再次发现歌词把这种疾病与疯狂联系在一起（比如在《对深刻过去的咆哮》（Howl of the Profound Past）中，Meressin 团体演唱道"完全无法控制自己 / 体内的陌生人癫痫发作 / 脑中的狂暴让人痛苦"），还与智力低下联系在一起（比如，在《让我们变成弱智》中黑眼豆豆的演唱：你要检测这个钻头，就直接在你的背上试 / 像癫痫症一样摇头晃脑，就在你的俱乐部或者宾利车里）。在特定的文化中，尤其是嘻哈音乐文化，巴克森代尔还发现了一些证据表明，与癫痫有关的用语被用来表达新的意思，比如"性高潮和狂热的舞蹈"。

不出所料的是，癫痫发作也常在面向大众的医疗电视剧中出现，包括《急诊室的故事》（ER）、《豪斯医生》（House MD）、《私人诊所》（Private Practice）和《实习医生格雷》（Grey's Anatomy）。由达尔豪斯大学的安德鲁·穆勒（Andrew Moeller）所领导的研究团队分析了 2004 年到 2009 年这些电视剧的所有剧集，找到了 65 处有关癫痫的情节。[46] 不幸的是，在电视剧里所实施的急救中，有 57.1% 都是以不恰当的形式进行的，而这些急救通常都是由医疗专业工作者实施的。比如，人们试图阻止病人因癫痫发作而引发的动

239

作，病人会被按倒，或者在嘴里塞一些东西，看上去是要防止窒息。

根据当今的专业指导方针，比如由美国癫痫基金会发布的指南，所有这些行为都是不对的。如果你见到一个人强直阵挛发作（见癫痫术语专栏），正确的做法是监测发作时间；清开病人周围的危险物体或家具；在病人头下放置一个柔软的物体；轻柔地翻转病人使其侧卧；并且在病人恢复意识后要做确认工作，包括给他的朋友打电话或者帮他叫出租车。只有以下几种情况需要叫救护车：发作时间超过 5 分钟；你知道这是病人第一次发作；他们伤到了自己；或者你很清楚地发现了其他需要紧急医疗救助的情况。

不幸的是，有证据表明电视中对癫痫的误导性描述已经影响了公众的看法，这可能会在人们真的见到身边的癫痫病人发作时产生严重的影响。巴克森代尔和她的同事安妮特·图勒（Annette O'Toole）[47] 在 2007 年发表了一份公众调查结果，并且起了一个颇具启发性的标题叫《关于癫痫的误区：21 世纪仍然存在并且还在继续发展》。4605 位英国受访者的反馈显示，有三分之二的人表示如果看到有人癫痫发作会立刻叫救护车；三分之一的人表示会试图在病人的嘴里塞一些东西；还有 14% 的人相信如果一个人癫痫发作时会口吐白沫（现实中这种情况很少见）。

令人难过的是，关于癫痫的偏见和错误信息在社交媒体上也占据着一席之地。2011 年，达尔豪斯大学的凯特·麦克尼尔（Kate McNeil）和她的同事们发现在 7 天的时间里出现了 10 000 条提到"癫痫发作"的推文。[48] 其中 41% 都是以贬损的口气用癫痫发作来打比方或者开玩笑，比如"我的黑莓手机刚刚癫痫发作了"或者"如果有个人在浴缸里癫痫发作你要做些什么？把脏衣服扔进去洗"。在最近的几十年中，"对于其他疾病的无礼用语已经大幅减少，"研究人员表示，"但癫痫和癫痫发作在这方面显然还差得很远。"

值得庆幸的是，有人在 2013 年分析了 YouTube 视频中描述癫痫发作或与之相关的信息，结果发现大部分人（85%）的本性都比较积极或者富有同情心，他们会叙述自己与癫痫病人住在一起的情况，或者提供教育性的信息，或者对这种疾病进行描述。[49] 与此形成对照的是只有 9% 被评为中性，6% 带有贬低的意味。由俄勒冈健康与科学大学的维多利亚·王（Victoria Wong）所领导的研究人员称，之所以会出现这种积极的氛围很有可能是因为 Youtube 允许用户自创内容。最后，研究者以乐观的口吻在论文中总结道："当前互联网媒体的盛行，比如视频内容，会在影响公众对癫痫的理解方面发挥巨大的作用，就像图书、电影和电视这类媒体在以前所发挥的作用一样。"活动家在教育公众有关癫痫的知识方面也变得更有创意。比如 2014 年，在伦敦工作的摄影师马特·汤普森（Matt Thompson）发表了一部电子摄影书，该书的主题是他以前的伙伴海伦·史蒂芬斯，一位癫痫患者。书中摘录了一些海伦的个人日记，从中可以看出这种疾病会对情绪产生何种影像：www.mattthompson.co.un/helen-s-story。

癫痫发作的类型

当不受控制的电活动发生在脑的某个具体部分时被称为局灶性癫痫发作（focal seizure）或部分发作（partial seizure）。相伴的症状也各有不同，取决于癫痫活动的来源以及它向何处传播。可能会也可能不会失去意识。其他症状还可能包括但不限于：不自主移动、感觉恶心、闪回以及不寻常的感觉体验。有一些明显的感觉预示着癫痫即将发作，这些感觉被称为先兆（aura）。当癫痫活动的位置跨越脑的两半球时被称为癫痫全身性发作（generalized seizure），这种发作通常会伴随着意识丧失。最常见的全身性发作形式是强直阵挛发作（tonic-clonic seizure）（当人们想象一个人癫痫发作时通常想到的是这种情况）。在强直期，全身所有肌肉都变

得僵硬，这会让癫痫发作的患者倒地。在阵挛期，肌肉会以痉挛的方式收紧和放松。还有一种全身性发作形式是失神发作（absence seizure），在这种情况下意识会丧失几秒钟。患者附近的人甚至可能都不会注意到发生了什么事。在肌阵挛发作（myoclonic seizure）时，整个身体，或者常常是一只手臂或一条腿会不自主地抽搐（许多没有癫痫的人在快要睡着时体验过这种动作）。还有一种失张力发作（atonic seizure），全身都变得无力，通常只会持续一会儿。还有一种需要认识的类型是反射性癫痫，这种癫痫的发作是由外部环境中的一个或多个诱因引发的。闪光灯就是其中的一个例子，不过诱因也可能来自内部，比如某种特定的想法或记忆。与大众的信念相反，光敏性癫痫其实很少见，100 位癫痫患者中只有 3 人会受此影响。最后还有一种心因性非癫痫发作（psychogenic non-epileptic seizure），它与癫痫发作相似，只是脑中没有异常的电活动。病人通常并不是假装的：发作症状是不自主的，而且也可能会出现意识丧失。造成这种发作的原因通常可能是情绪痛苦或某种心理创伤。

241

误区 NO·39　关于自闭症的误区

美国精神病学家利奥·坎纳（Lio Kanner）在 1943 年第一次提出了自闭症的概念。自闭症（现在的正式名称是自闭症谱系障碍）是一种神经发育障碍性疾病，它有三种行为特征：社会交流障碍、语言交流障碍以及重复刻板行为和兴趣。可以确认这种疾病的行为标志通常会在生命的第三年出现。自闭症的表现差异极大，现在大部分学者将自闭症看作一种谱系障碍，它与"正常"人群中的异体有部分重合之处。

极端的自闭症患者无法说话，社交技能缺失以及兴趣狭窄使得他们没有能力独立生活。而另一些症状较轻的自闭症患者曾经被诊断为阿斯伯格综合征（美国于 2013 年最新发布的精神病诊断手册中不再单独诊断阿斯伯格综合征），他们可能会出现一定的社交障碍，喜欢按常规行事，有强烈的兴趣，但这些人完全可以独立生活，并且可能在他们所选择的专业领域中表现出色。专家们现在认为在 100 个人中大约

有一个人可以被诊断为某种自闭症谱系障碍。

谣言：每一个自闭症患者都拥有某种少见的天赋

在 20 世纪 80 年代之前，大部分人都没有听说过自闭症。后来出现了一部奥斯卡获奖影片《雨人》（Rain Man）。忽然之间，自闭症的知名度大大提升，这是一件好事。然而同时，这部影片所呈现的自闭症是一个歪曲的版本。在《雨人》中由达斯汀·霍夫曼所饰演的雷蒙德·巴比特患有一种严重的自闭症，但同时用有一种超常的记忆和计算能力。用精神病学的术语来说，他是一个自闭症天才。电影中有一幕令人难忘的情节，一位女服务员把牙签打翻在地，而巴比特在一瞬间就推断出精确的牙签数量，246 根。

现实生活中也有一些知名的自闭症患者，包括动物福利学者坦普·葛兰汀，数学天才丹尼尔·谭米特，以及城市风景艺术家史蒂芬·威尔夏。这些天才进一步使许多人错误地认为超常天赋也是自闭症的关键要素之一。关于自闭症患者中天才的比例估值各有不同，但根据英国国家自闭症协会（NAS）的数据，现实生活中大约有 0.05% 的自闭症患者拥有真正的杰出天赋。更常见的情况是患者在某些特定任务中成绩相对较好（所谓的"碎片技能"），比如死记硬背的记忆能力或者拥有绝对音感，但整体的智商较低。

电影《雨人》在现实生活中的创作原型实际上是一个非自闭症的天才，[50] 名叫金姆·皮克，他在 2009 年去世，终年 58 岁。皮克的脑部有一些异常，包括畸形的小脑和胼胝体（连接脑两半球的纤维束）缺失。他有一些能力受到了损害，包括无法进行抽象和概念思维，他甚至不能自己系扣子。但皮克也有一些令人震惊的心理能力，他的朋友们给他起了一个昵称叫"金姆算机"，他能够计算日期（给定一个日期他就能说出这一天是星期几），还拥有百科全书般的记忆。据估计他一生阅读过 12 000 本书，并且记住了所有内容。

《雨人》获得了巨大的成功，并且激发了许多作家的灵感，虚构出了更多的自闭症天才。近些年，基弗·萨瑟兰在福克斯广播公司出品的电视剧《触摸未来》（Touch）中担任主角，他扮演的是男孩杰克的父亲。11 岁的杰克不会说话，而且存在"情绪障碍"，但他对数字非常着迷，并且可以看到"地球上每一个生命之间隐藏的联系模式"。2012 年，[51] 罗里·康恩（Rory Conn）和迪尼斯·布格拉（Dinesh Bhugra）分析了电影中的自闭症患者，他们发现了一些其他范例，包括《水银蒸发令》（Mercury Rising，1998）中的数学天才；与之齐名的《亲亲小妹》中，女主角莫利可以在一瞬间数清几百万盏路灯，并且拥有超声波听力；电影《纸牌屋》（House of Cards）中的女孩萨莉可以用纸牌建造极为复杂的建筑，而且拥有超人般的反应速度。

香农·罗莎（Shannon Rosa，"致思考者的自闭症指南"博客的联合创始人）在思考好莱坞为什么对超级天才自闭症患者如此着迷时，对 io9 网站说：[52]"人们无法接受这样一个事实，那就是有些人只是单纯地与其他人不一样，但他们并没有什么过人的才能可以平衡自己的不足。因为如果这是真的，那就意味着我们必须接受自闭症患者本来的样子，这是一件困难而且富有挑战的事，需要耐心和付出。"

谣言：自闭症是由麻风腮疫苗造成的

电影《纸牌屋》中还出现了另一个常见错误，那就是混淆诊断分类。萨莉在她父亲去世后出现了病症（缄默症和情感分离）和超级能力，因此让人感觉好像她的自闭症是某种创伤性障碍或者与悲伤有关的障碍。事实上，自闭症并不是通过这种方式产生的。它也不是所谓的"冰箱母亲"造成的，这是 20 世纪 50 年代所提出的一种缺乏判断的精神分析理论，认为自闭症是对冷淡而缺乏情感的母亲所做的回应。

自闭症是一种与脑部的不正常发育相关的疾病，包括但不限于过多的白质联结。这种脑部差异的本质和重要性尚未为人所理解，实际上每个脑区都曾经与自闭症有过牵扯。

自闭症患者脑中的不正常发育原因很复杂，涉及一系列遗传和环境因素。这种疾病在男孩当中比女孩常见，男女比例为四比一，这说明它与男性的 Y 染色体有关。双生子研究的结果也显示自闭症的三联症（社交障碍、语言交流障碍和重复刻板行为）中每一个因素都与不同的基因有关。

当人们在追寻环境中的风险因素时，危险的谣言就开始生根发芽。其中遗祸最大的谣言就是一位不光彩的英国儿科医生安德鲁·韦克菲尔德（Andrew Wakefield）坚持声称自闭症是由麻风腮（麻疹、风疹、腮腺炎）三联疫苗造成的。韦克菲尔德和另一位作者一起在 1998 年的《柳叶刀》医学期刊中发表了一项小型研究成果，这更加深了人们的恐惧。他们对 11 名男童和 1 名女孩进行了研究，这些儿童都有肠胃不适的症状，其中 9 人被诊断为自闭症。而作者暗示说麻风腮疫苗可能是造成自闭症的原因。

1998 年的这篇论文引起了媒体的兴趣，但人们现在已经知道这篇研究结果不仅在科学方法上存在局限性，而且还是一场骗局。[53]2010 年，《柳叶刀》全面撤回了这篇研究。还有几项涉及数千名儿童的研究 [54] 都没有发现麻风腮疫苗与自闭症的风险因素之间存在联系。美国儿科学会在 2009 年发表了一项声明，其中提到："尽管很有可能存在许多环境因素影响自闭症的发展，但疫苗并不是造成自闭症的原因。"

调查记者布莱恩·迪尔（Brian Deer）所做的一些工作也暴露了韦克菲尔德的利益冲突。1998 年之前，他为单针疫苗申请了专利，还资助儿童的家长聘请律师控告麻风腮疫苗的生产厂商。2010 年，英国医学总会进行了长期调查后发现，韦克菲尔德存在欺诈行为，而且没有履行专业工作者的责任，撤销了他的行医资格。

韦克菲尔德发表的虚假科学研究和谣言造成了很严重的后果：英国、美国，还有其他一些地区的疫苗注射率大幅下降，这使得许多儿童面临麻疹疫情暴发的风险。这一问题的影响至今仍在继续。2013 年在威尔士，一次与疫苗注射率下降有关的麻疹流行影响了 1000 多名儿童，这促使官方人员表示他们对此"极为担忧"。最近几年，一些媒体和家长团体声称含有硫柳汞的疫苗与自闭症之间存在因果关系。硫柳汞是一种以水银为基础的防腐剂，它可以防止疫苗被微生物污染。但是，医学研究所、世界卫生组织和其他一些机构都支持目前科学界的一致看法，那就是含有硫柳汞的疫苗不会造成自闭症。

↓ 谣言：自闭症是一种流行病

"我们是否正面临着自闭症的流行？" 2003 年在人们把自闭症病例数量上升与麻风腮疫苗联系在一起之前，《每日邮报》提出了这样的问题。而 2007 年《每日电讯报》声称："自闭症的流行没有受到人们的重视。" 的确，在过去几十年中，自闭症的数量飞速增长。1996 年在英国发表的一项研究指出每 10 000 人中有 4.5 人患自闭症。而现在的流行趋势是 100 人中大约有 1 人患病。2014 年发表的最新美国数据显示 68 人中就有 1 人患病（2002 年是 150 人中有 1 人患病）。

然而诊断数量上升在很大程度上是因为人们对这种疾病的认识增加了，而且诊断的标准也在逐渐扩展，这使得许多过去只是被当作不寻常的行为，或者适用于其他疾病诊断的病案，都被纳入了自闭症的诊断范围。举例而言，当 1980 年精神病诊断手册第一次正式引入 "婴儿自闭症" 时，要求儿童必须有语言能力受损的症状。在 1994 年开始单独诊断阿斯伯格综合征（一种可以独立生活，语言发展正常或接近正常的轻度自闭症）时，诊断标准就发生了变化。2013 年，情况又有所不同，阿斯伯格综合征被纳入了自闭症谱系障碍的新诊断标准中，这种新的诊断方式把自闭症患者按照严重程度进行了划分。

2008 年[55]，多萝西·毕夏普（Dorothy Bishop）和她的同事们发表了一项巧妙的研究，展示了自闭症的诊断如何随着时间发生变化。毕夏普在若干年前针对一些儿童进行过一项关于 "具体语言能力损伤"（specific language impairment）的研究。当儿童语言发展迟滞，但并不存在其他问题时，会做出这样的发育诊断。后来研究者联系了那些已经成长为青年人的儿童被试，并用当代的自闭症诊断测试对这些年轻人进行了评估。此外通过对这些被试的家长进行访谈，他们对这些人在儿童时期的行为有了更多的了解。研究结果颇具启发意义，许多以前的被试（根据使用了一组或两组当代自闭症测验，其比例分别为 21% 或 66%）如今都符合自闭症的诊断标准。他们符合这些自闭症诊断标准在很大程度上是因为他们自童年时期就表现出的行为和症状。这一结果就说明了与 10 年或 20 年前相比，自闭症人数的上升在多大程度上源于当今诊断标准的变化。

人们的意识提高也可以解释为什么有些地区集中出现了自闭症人群，比如加利福尼亚州的西好莱坞市，自闭症的患病率是正常水平的 4 倍。根据《自然》杂志的一项报道，这不可能是水质原因造成的，因为相邻的区域与这一地区共用一条河流，而其他那些地区的自闭症水平是正常的。[56] 至少有一名专家，即社会学家彼得·比尔曼（Peter Bearman）认

245

为这与特定区域中人们对自闭症的认识程度较高有关。于是这又会吸引更多研究自闭症的专业人士以及其他受此疾病影响的家庭来到这个地区。

"现在做出判断还为时过早。"世界顶级自闭症权威尤塔·弗里思（Uta Frith）教授告诉我说，"但是在我看来，自闭症患者数量增加可以归因于标准放宽、意识提高、早期诊断，等等。至于患病率是否真的增加还有待观察。"

尽管还有一些专家认为其他原因也可以解释自闭症患者数量上升，但这些原因在很大程度上仍然疑云密布（根据2013年发表的一项小型研究，空气污染也可能是环境风险因素之一）。有一些大型的调查研究正在进行中，这可能会给这一问题带来一些启发，比如由美国疾病预防与控制中心（CDC）资助的探索早期发展研究，由美国国家卫生研究所（NIH）资助的早期自闭症风险纵向调查（earlistudy.org），以及"致力于研究已有自闭症谱系障碍患者……[而母亲已经]怀孕……或将来有可能怀孕的家庭"。这些研究的目标是仔细分析遗传风险与环境因素如何共同影响自闭症的发生。

不幸的是，正如我们之前所见，自闭症人数迅速上升所带来的疑团以及所引发的恐惧已经让像麻风腮疫苗这样的谣言变成了一种恐怖故事。还有一个例子就是苏珊·格林菲尔德（Susan Greenfield）教授提出，自闭症数量的上升可能与无处不在的屏幕技术有关。"我指出了自闭症人数增加，我

也指出了互联网的使用。就这样。"她对《观察家报》这样说。[57]正如我在第6章提到的，多萝西·毕夏普对于格林菲尔德的推断感到惊诧，于是给她写了一封公开信说："你还不清楚自己向家长们展示了一个多么不合规范、不合逻辑的推断。"并且指出了格林菲尔德的假说当中存在着哪些基本的缺陷，包括自闭症人数上升先于互联网的广泛传播，而且儿童在开始使用互联网之前就已经表现出了自闭症的迹象。

谣言：自闭症患者自私而冷漠

关于自闭症患者的虚构故事催生了一条更加伤人的谣言，让人觉得患自闭症的人自私而缺乏共情。的确，患有自闭症谱系障碍的人通常会回避眼神接触，在共情量表上的得分也较低，比如他们会选择"与人类相比我更喜欢动物"。还有证据表明[58]他们不太容易受他人传染而打哈欠（不过最近的一项研究质疑了这一理念）[59]，在观察到他人的情绪时也不太会自动做出模仿表情。[60]

然而，心理学家对两种共情进行了区分，一种是认知共情，这是一种能站在他人立场看问题的心理技能；另一种是情感或情绪共情，这是关于一个人能否被他人的痛苦或喜悦所感染的能力。有研究表明患有自闭症的儿童在认知共情方面存在困难，但情感共情表现正常。具有精神病倾向的儿童

则表现出相反的模式，他们可以判断你的想法和感受，但不会对你的需求或痛苦表现出任何关注。与自闭症患者缺乏共情这一错误理念相关的还有一种"破镜"理论，这一理论认为自闭症是由于镜像神经系统发生故障而造成的。最近的一项研究综述[61]发现，实际上并没有证据支持这一观点，唯一的例外就是自闭症患者不太容易受到情感传染，包括传染性打哈欠（也可见误区 NO.25）。

妮可·尼科尔森（Nicole Nicholsen）是一位被诊断为阿斯伯格综合征的作家，和众多自闭症谱系障碍患者一样，她也曾受到自闭症患者无法共情这一谣言的挫败。在她的博客"患有阿斯伯格综合征的女人"中，[62]她将这一谣言描述为"极具破坏性"，并且叙述了自己的强烈情感。她说："当一天结束后，在看到自己焦虑的未婚夫时，我会心痛。当我同事的家人去世或者他们遇到了什么其他难题时，我会心痛。当我看到一些同行的诗句中所流露出的痛苦时，我也会心痛。"

仅仅因为自闭症患者很难与人进行面对面的交流就认为他们自私，这是不对的。自闭症患者与普通人一样各有不同，有些比较内向，有些比较外向。社交媒体和虚拟社区的兴起使得自闭症患者可以不用用面对面，也不用遵从神经症患者的社交礼仪规则就可以表达自己的社交本能。研究网络社区的心理学家西蒙·比格纳尔（Simon Bignall）告诉我说：[63]"我认为虚拟世界正在推倒沟通中的障碍。许多人都愿意发送文字而不使用语音功能。这也许可以让自闭症和阿斯伯格综合征的患者放慢信息流动的速度。社区变得有点像文本信息流：你必须做到简洁、观点明确、没有歧义，这很适合患有自闭症这类疾病的人。"

⬇ 谣言：自闭症只是一种残疾

矛盾的是尽管许多患有自闭症的人具有超凡的天赋，但媒体、虚构文学作家甚至研究人员都倾向于仅仅从残障和疾病的角度来讨论自闭症。的确，有 10% 的自闭症患者不会说话，还有 44% 的成年自闭症患者与父母居住在一起（根据英国国家科学院的调查结果）。但如果只关注极少数的天才和极端残障患者，就会忽略这种疾病中那些并不是太具戏剧性的优点：对细节的关注，以及在面对特定的主题或挑战时所表现出的入迷和坚持。包括丹麦的 Specialisterne 在内的一些公司正在利用这些优势，它们专门制定政策来雇用患有自闭症的人，让他们进行软件测试和编程工作。

蒙特利尔大学的精神病学家劳伦特·莫特龙（Laurent Mottron）曾经撰文指出过有关科研中所存在的对自闭症残障方面的偏好。[64]比如他指出，不同的研究发现自闭症患者的脑部皮层要么较薄，要么较厚，但无论是薄是厚，都被看作是一种缺陷。事实胜于雄辩，在超过十年的时间里莫特龙都聘用着一位名叫米歇尔·道森（Michelle Dawson）的自闭症患者做自己的研究员。他们一起撰写了超过 13 篇期刊论文，还发表了一些书刊章节。莫特龙叙述说道森拥有高超的记忆力，可以记住以往实验的数据和细节，而他自己的强项则是产生新的想法和设计新的模式。他说："在同一个研究团队中同时拥有这两种类型的头脑会产生惊人的丰富成果。"

对自闭症优势的高度认可催生出一项"自闭症骄傲"（autism pride）运动和神经多样性（neurodiversity）的概念，认为自闭症是一种存在形式，而不是一种需要治愈的疾病。这项运动将每年的 6 月 18 日作为自闭症骄傲日来庆祝。在赞美自闭症患者的强项时，还传达了一条重要的信息，那就是让人们关注从自闭症患者的视角和需求来看，世界的运行方式可能太过麻木了。想一想那些带有冒犯性质的新闻标题，比如奇迹般的治愈自闭症，以及对那些因自闭而感到骄傲的人应该进行自闭症筛查。不过同时我们还是应该记住，这种疾病对许多患者及家属来说都极难应对。因此面对这种疾病，在保持平衡的同时还要尊重差异。弗里思教授对我说："不谈自闭症的缺陷最终可能会帮倒忙。"

谣言：自闭症可以神奇治愈

除了关于自闭症成因的危险谣言，还有人编造出一些"神奇疗法"，从特殊的膳食和维生素到注射激素，从顺势疗法和密集的行为疗法（确实对许多人有好处，但无法治愈自闭症）到和海豚一起游泳。这种谣言同样对自闭症患者没有任何帮助。伍伦贡大学的桑德拉·琼斯（Sandra Jones）和瓦莱丽·哈伍德（Valerie Harwood）在分析 1996 年到 2005 年平面媒体对自闭症的呈现方式时发现这类疗法是一项重要的报道主题。[65] 不幸的是，许多自闭症患者及其父母在尝试这些没有科学实证依据的治疗方法和干预手段时都饱受挫折，也难以寻求支持。自闭症研究慈善团体 Autistica 在 2013 年发表了一项调查，该研究发现有三分之一的成年自闭症患者报告说自己曾采用过一些没有科学依据的干预手段，而且他们事前也知道这些措施没有科学依据。

对自闭症来说没有什么神奇的方法可以将其治愈，但确实存在一些技术可以有效地帮助患有自闭症的儿童以更有效的方式与其他人沟通，比如结构化训练（TEACCH），这种技术通过调整环境来帮助不会说话的儿童进行学习，并且通过呈现视觉信息让儿童可以确认接下来会发生什么事情。还有一些方法可以帮助人们更好地与自闭症儿童沟通，比如使用简单句以及利用视觉辅助手段。[66]2011 年，精神病学研究院的弗朗西丝卡·哈佩（Francesca Happé）教授在英国皇家学会发言时提出了一些观点。她说："专家们通过理解真相来启发教育，这是在全国各地的特殊学校和机构中每天都在发生的奇迹。"

误区 NO.40　关于痴呆的误区

那是在 1901 年，一位医生询问自己 51 岁的女病人姓什么。她回答："奥古斯特。"但这其实是她的名字。后来在午餐时，他又问她吃的是什么。她说："菠菜。"但其实她吃的是菜花和猪肉。医生让她写下自己的名字，她却只能写出"夫人"，医生不得不提醒她全名是什么。"我迷失了自己。"她对医生说。[67]

这位病人名叫奥古斯特·德特尔（Auguste Deter），是第一位被诊断为阿尔茨海默症的患者，而医生名叫爱罗斯·阿尔茨海默，该疾病正是以这位德国研究者的名字命名的。当奥古斯特去世后，阿尔茨海默得以检查她的脑部，结果发现患者的脑被蛋白质的斑区和团块所摧毁。直到今天，专家们在验尸时仍然会用这种病理特征来诊断该疾病（不久之前，验尸还仍然是确认这种疾病诊断的唯一方式。不过在 2012年，人们已经可以通过扫描技术来检测斑块了）。这种疾病在发展过程中会摧毁神经元，尤其是海马体中的神经元，而海马体是与记忆相关的重要脑区。最终，阿尔茨海默症患者的脑重量相较于正常人可能会减少 40% ～ 50%（见图 32）。

除了极少见的基因构造异常，阿尔茨海默症的病因尚未明确。目前受到认可比较多的理论是 β–淀粉样蛋白碎片在神经元之间形成了团块（或称"斑块"）。然而情况仍然并不明朗，因为尽管所有阿尔茨海默症患者都有这种斑块，但许多带有这种斑块的人却并没有患上阿尔茨海默症。

不幸的是，几种针对 β–淀粉样蛋白的药物目前都没有成功，因此我们还需要继续寻找有效的治疗方法。比较有前景的研究方向集中在一种被称为"低聚物"的 β–淀粉样蛋白的短链亚型上，研究人员认为这种物质可能对阿尔茨海默症的破坏效应负主要责任。此外，在 2013 年，[68] 桑福德–伯纳姆医学研究所的斯图尔特·利普顿（Stuart Lipton）所领导的研究团队发表了一篇新的研究，其结果发现 β－淀粉样蛋白是通过提升神经递质谷氨酸盐的受体敏感性来损害神经元的。对 β－淀粉样蛋白效应的进一步理解将有希望产生新的进展。

谣言：阿尔茨海默症和痴呆是一回事

阿尔茨海默症是一种神经退行性疾病，也是造成痴呆的首要原因，全世界范围内大约有 3600 万人患有这种疾病。很多人都误以为阿尔茨海默症和痴呆是一回事，实际上痴呆是一种模糊的术语，用于描述一般意义上逐渐丧失心理功能的情况。在阿尔茨海默症患者中，心理功能的丧失过程是渐进性的，但不会停止。刚开始只是健忘，但在之后的阶段中患者的心理能力会遭受严重的损害，变得糊涂，认不出所爱的人，而且可能会出现幻觉。

排在阿尔茨海默症之后，造成痴呆的第二大常见原因是血管性痴呆，全世界范围内由于这种原因造成的痴呆案例大约占总痴呆人数的 20%。血管性痴呆源于脑部供血不足，这是由血管变窄造成的。

其他一些痴呆的形式还包括额颞叶痴呆，患者通常会失去抑制能力并发生性格改变；语义性痴呆，患者颞叶会受到特殊影响，无法理解词语和知识的意义；路易体（蛋白块）痴呆；慢性酒精中毒；以及重复脑损伤。过时的术语"老年痴呆症"或者"年老昏聩"仅仅是指老年时期发生的痴呆，这可能是由阿尔茨海默症或者血管性痴呆造成的。

早在古埃及时期，人们就已经认识到了痴呆，古希腊人将其和年老联系在了一起。有人认为痴呆这个术语是 8 世纪的法国精神病学先驱菲利普·皮内尔（Philippe Pinel）发明的，但也有人认为这一术语的起源还要早得多。罹患阿尔茨海默症的名人包括美国总统罗纳德·里根，英国首相哈罗德·威尔逊，小说家艾瑞斯·梅铎（Iris Murdoch，在她去世后，她丈夫约翰·贝利（John Bayley）把她患阿尔茨海默症的经历写成了回忆录，并在 2001 年拍成了电影），最近的小说家泰瑞·普莱契（Terry Prachett），他患有一种罕见的阿尔茨海默症，名为后部皮层萎缩，影响的是脑的后部。

谣言：只有老年人会患痴呆

人们还存在一种误区，认为只有老年人才会患痴呆。的确，随着年龄的增长，痴呆的发病率也急速上升，但年轻人同样有可能患痴呆。英国的阿尔茨海默症协会称，年龄在 40 ～ 60 岁之间的人群中，每 1400 人里有一人发病；70 ～ 79 岁的人群中，每 25 人就有一人患病；超过 80 岁的人里，每 6 人就有一人患病。有一种被称为"早发型"阿尔茨海默症的疾病在患者 30 多岁、40 多岁和 50 多岁的时候就会发病（奥古斯特·德特尔所患的就是这种疾病）。许多病人疾病早发的原因并不清楚，但是在有些家庭中存在一些特定的基因，让这些家族的人更有可能得这种病。2012 年，研究人员分析了德特尔被保存在显微镜载玻片上的 DNA，结果发现她就具有这种早发型阿尔茨海默症的主导基因。[69]

还有一个颇具争议的问题也与此相关，那就是有人认为随着年龄的增长，痴呆是不可避免的。许多专家和阿尔茨海默症的慈善团体都表示这种理念是错误的。他们说，随着年龄的增长，思维速度会变慢，记忆力会变差，但这些变化与痴呆或阿尔茨海默症并不是一回事。比如许多人活到 80 多岁、90 多岁甚至更老都没有出现痴呆的迹象，这一点就可以支持上述观点。美国西北大学的研究人员甚至在研究[70]一组 80 多岁的志愿者，他们被称为"超级老年人"，因为这些人的头脑仍然处于很年轻的状态，他们的心理功能仍然很敏锐，所有这些现象都与年老后必然会痴呆的理念相左。

也有一小部分专家不同意这种主流的观点。我们已经知道痴呆的发病率随着年龄的增长而急剧提高，有人认为这是因为阿尔茨海默症的病程与年龄相关。举例而言，加利福尼亚大学洛杉矶分校的精神病学研究人员乔治·巴特克斯（George Bartzokis）认为，随着年龄的增长，神经元周围的脂肪绝缘层自我修复的能力越来越差，而这一点与阿尔茨海默症相关。如果事实确实如此，那就意味着每一个人的脑只

要老到修复能力显著下降，都会受到阿尔茨海默症的损害。

谣言：患有痴呆的人像僵尸一样

在讨论阿尔茨海默症所造成的痴呆时出现了一种令人感到遗憾的比喻，认为这种病的患者就像活死人一样。纽约莱莫恩学院的苏珊·毕亨尼亚克（Susan Behuniak）在 2011 年的一篇论文[71]中提到了一些书籍，比如《阿尔茨海默症：与活死人打交道》（*Alzheimer's Disease：Coping With a Living Death*）、《活死人：美国的阿尔茨海默症患者》（*The Living Dead：Alzheimer's in America*）以及《一类奇特的寡妇：爱着一个患有阿尔茨海默症的人》（*A Curious Kind of Widow：Loving a Man With Advanced Alzheimer's*）。在护理学期刊中，关于阿尔茨海默症的论文标题也与此类似，比如 2004 年《护理学全览》（*Nursing Spectrum*）中的文章《看护"活死人"》（*Caring for the 'Living Dead'*）。

人们用这种方式来描述患者在某种程度上是可以理解的，因为阿尔茨海默症晚期的患者虽然身体仍然活着，但已经迷失了自我。（毕亨尼亚克引用）记者劳伦·凯斯勒（Lauren Kessler）回忆自己在阿尔茨海默症护理机构当宿舍助理时也曾对阿尔茨海默症患者抱有这种偏见："我会说'当你丧失了思维，你就失去了自我'。我会说'阿尔茨海默症

让病人变成了僵尸'。我还会说'这简直是行尸走肉。我愿意承受一切，但就是不想得这种病'。"僵尸的比喻之所以愈演愈烈，就是因为媒体的标题不断提出随着人们年龄的增长这种疾病的威胁也越来越大，这让人们越来越恐惧自己会患上阿尔茨海默症。就像僵尸电影中的角色们害怕自己也变成怪物一样，如今岁数比较大的人也开始因为自己偶尔表现出年老的迹象而烦恼，担心自己也会变成又一个阿尔茨海默症的受害者。

但反驳这种僵尸的比喻至关重要，毕亨尼亚克说道。用这种方式来谈论阿尔茨海默症患者是具有"破坏性"的。她说："激发恐惧和厌恶就是在支持压抑人性。"对阿尔茨海默症的恐惧是可以理解的，但我们也应该努力保持同情心，相信这些患者生活的价值。正如毕亨尼亚克所指出的，僵尸和阿尔茨海默症患者之间有重要的差别。电影中的怪物是没有情感的，而阿尔茨海默症患者需要他人的支持，此外，他们也会表达自己的情感，同时还会激发他人的情感。他们并没有脑死亡（见误区 NO.37）。"强调建立于同情和尊重之上的依靠可能会抑制这种僵尸的比喻。"毕亨尼亚克说道。

从统计学的角度来说，2013 年发表的数据同样也与那些关于阿尔茨海默症无法避免的恐怖标题背道而驰。卡萝尔·布雷恩（Carol Brayne）所领导的研究团队在英格兰的三个地区对一些老年人进行了测试，结果发现在同样的地区，同样年龄段的人群中，2008 年到 2011 年痴呆的发病率要低于 1984 年到 1994 年。[72] 与此一致的是，同一年所发表的一项丹麦的研究 [73] 发现，与 2000 年所测试的一组 93 岁的老人相比，2010 年所测试的一组 95 岁的老人认知能力更好。这有可能是因为后者的饮食习惯、对心血管健康的管理以及受到的教育都比前者好，这有助于降低与年龄相关的痴呆比率（包括因阿尔茨海默症而造成的痴呆），不过还是有一些专家对此保持怀疑态度，他们需要更多的相关数据来确认。

黑暗中也有光明

约翰·蔡塞尔（John Zeisel）是"我还在这里"（I'm still here）基金会的主席，阿尔茨海默症艺术家（ARTZ）项目的联合创始人。ARTZ 倡导的理念是阿尔茨海默症患者的生活仍然"值得一过"。蔡塞尔所要传达的信息是人们应该认可和享受阿尔茨海默症患者所剩余的能力和他们的个性。比如，一些患有阿尔茨海默症的人通常能够从艺术中获得极大的乐趣和安慰，因为他们的审美品位（通常还有审美能力）都还没有丧失。甚至还有人报告过一些案例 [74]，有些患有额颞叶痴呆的人在疾病的早期阶段表现出了新的艺术天赋。

来看一看安德里亚·哈尔彭（Andrea Halpern）在 2008 年发表的一篇研究。[75] 他让被试将八张明信片按照喜好程度排列。两周后又重新测试了一次，其中 16 位疑似患有阿尔茨海默症的被试与健康的控制组被试相比，喜好的一致程度是一样的。哈尔彭总结道："在判断艺术作品方面，无论是否患有痴呆，人们都很清楚自己喜欢的是什么。"

阿尔茨海默症患者也能保留一些其他功能，尤其是在患病的早期阶段。这些能力包括内隐学习，研究者可以通过定制特殊的训练方案来帮助病人适应自己的损伤。适当的康复学习方式应该是缓慢、重复、随时间而进步的，因此很像你在学习游泳或骑车时所使用的方法。比如发表在 2004 年的一项研究[76]发现患有阿尔茨海默症的患者在完成一项三个月的训练计划后，在面孔和姓名测验中的成绩平均提高了170%。这项训练对他们的时间和空间感也有帮助。

"我们都希望自己以及我们所爱的人不要患上阿尔茨海默症，这一点理所当然。"蔡塞尔在 2011 年写道，[77]"不过现实情况是，即使患上了阿尔茨海默症，我们也能过一种有尊严的生活，尽管许多人并不相信这一点……实际上，很多患有这种疾病的人在开始患病的十年之中都生活得很完满，他们与相爱的人之间建立了更深刻的新关系。"

电影中的痴呆症

从布鲁塞尔布鲁格曼大学附属医院的神经科医生库尔特·西格斯（Kurt Segers）在 2007 年对 24 部电影所进行的分析[78]中可以看出，好莱坞电影在表现与痴呆（通常是阿尔茨海默症型痴呆）有关的记忆和其他损伤方面做得还是不错的。

从《爸爸在哪儿》（*Where's Pappa*）（1970）到《恋恋笔记本》（*The Notebook*）（2004），西格斯发现电影中的阿尔茨海默症患者女性居多，而且大部分受过良好的教育，这可能是为了扩大患者能力退化后的反差，提升电影的戏剧性。在表现痴呆患者所面临的困难时，电影很少会表现视幻觉，但常常会设计情节让角色去游荡。现实生活中的痴呆患者的确经常会迷路，但西格斯认为编剧们其实另有动机："这让编剧们有机会出人意料地迅速改变故事发生的地点，以便制造紧张感，并引入新的角色和冲突。"

西格斯说，电影中特别缺乏真实性的情节是没有医生，这一点非常奇怪。只有 58% 的电影刻画了痴呆的诊断过程。"没有治疗和诊断这一点非常引人注目。"西格斯写道，"病人和家属似乎并不觉得咨询医生很重要，而且即使（他们咨询医生了）……也很少见到干预治疗措施以及进一步的病例随访。"

西格斯特别指出，电影中很少描写痴呆患者服用精神类药物进行治疗（电影中的 25 位痴呆患者中只有 3 人通过这种方式治疗），而在现实生活中，这类药物是治疗痴呆的常见处方药，尤其是在阿尔茨海默症的后期。是否有必要使用这类药物是一项颇具争议的问题，有些活动家认为这些药物就是一种"化学护具"，或者是关怀和善意的替代品。

总而言之，西格斯说道，电影中缺乏关于痴呆的医疗措施，这一事实反映出阿尔茨海默症仍然是医疗禁忌症之一。他还补充道，这也反映出了现实生活中的情形，有调查显示只有少数医生会告知病人自己做出了阿尔茨海默症的诊断。

关于电影中对痴呆的描绘，2014 年还发表了一项更新的研究。[79] 由黛比·格里森（Debby Gerritsen）领导的一组心理学家找出了 2000 年到 2012 年间发行的 23 部相关电影。这些研究者注意到，当代电影倾向于呈现一些关于痴呆的"浪漫故事"。比如，电影中很少会描绘痴呆患者易激惹，还有像《恋恋笔记本》（2004）这类电影中，遭受严重损伤的患者会在一些时刻完全清醒，而这些时刻通常是在见到自己非常亲密的人之后，（借用文学家阿赫耶·思文（Aagje Swinnen）的话[80]）这简直就是一种"爱的奇迹"。

误区 NO.41　心理疾病是因为化学物质不平衡

在媒体、一般大众甚至还有一些医疗专业工作者对心理疾病的看法中，也会出现对脑科学的误解和误用。全世界有成百上千万人的生命都因为抑郁症或焦虑症而凋零，这是一项令人痛心的事实。如果他们痛苦都只是因为脑中的化学物质不平衡所造成，只需要吃几片药就能扭转到正常状态，那事情不就简单明了了。曾经有很多年的时间，许多制药公司和一些精神科医生都是这么想的。对于这一误区，我在2014 年有过亲身体会。那时我在参加一个怀有双胞胎的家长的学习班，当时的督导在警告我们关于产后抑郁的危险时把自信放错了地方，她告诉大家说这只是一种"化学物质不平衡"，是一种就像扭伤脚腕一样的小毛病。

往回看十年，广播里有一条广告宣传的是辉瑞公司出品的药物左洛复（Zoloft，盐酸舍曲林片），这种药物能"纠正

脑中的化学物质不平衡"。其他一些制药公司也曾为卖出自己的药品而宣传过类似的观念。"研究人员认为，抑郁症是因为脑中特定的化学物质失衡造成的，其中最引人注目的就是五羟色胺。"我在 2013 年 6 月查看森林（Forest）制药公司的网站时仍然能看到这条向媒体发布的声明。它后文中还写道："LEXAPRO（他们公司生产的抗抑郁药物依他普仑的商标名称）的工作原理是帮助恢复脑中化学物质的平衡。"

抑郁症和焦虑症只是因为化学物质不平衡，这种简单化的理念充满诱惑力，许多被诊断为心理疾病的患者、大量的新闻记者、许多精神科医生还有心理健康运动的倡导者都接受这种观念。最后这类人群中还有一些成员相信，这种生物学原因可以消除关于心理疾病患者的污名，而且也真实可信，因为他们觉得这可以说明那些与情绪障碍相关的痛苦真

的源自患者的身体，而非"全是心理作用"。

2013 年，英国女演员兼电视节目主持人德妮丝·韦尔奇（Denise Welch）向《每日镜报》（*Daily Mirror*）讲述了自己长达十几年的抑郁症体验，以及她如何受到启发成为一名心理健康运动倡导者。来看一看她当时所做的陈述。"抑郁症不是感到难过，"她对记者说道，[81] "它是脑中的化学物质失衡。"

"别跟我说，开心起来吧。"记者兼播音员史蒂夫·奥利弗（Steve Oliver）在同一年的一个相似的背景中写道。[82] "我们还需要做更多的工作让公众意识到，抑郁症是脑中的化学物质失衡。"他在描述自己的患病体验之前说道。关于失衡的谣言甚至还出现在了一场引人注目的诉讼案件中，那就是 2013 年迈克尔·杰克逊的母亲和他最后那次不幸的巡回演唱会的宣传机构 AEG 之间的官司。那家公司的首席执行官否认自己在 2009 年所发送的一封邮件中提到的"化学物质"是在暗示这位明星吸毒。相反，他是在询问杰克逊的脑中是否有可能出现了"化学物质失衡"，从而影响了他的心理状态。化学物质失衡的谣言已然非常普遍，这位首席执行官也就理所当然地假定陪审员都知道他想表达的是什么意思。

失衡说的起源可以追溯到 20 世纪 50 年代和 60 年代早期，那时精神病学者因为某种巧合而意识到，有些药物会干扰脑中的一些神经递质，包括去甲肾上腺素、多巴胺和五羟

色胺，而这些药物有时也会改变人的情绪。举例而言，异烟酰异丙肼可以增加脑中这些化学物质的水平，它原先只是一种抗结核药，结果人们发现服用它之后会变得更高兴。与此相反，萝芙碱是一种降血压药，但对有些人会产生一种副作用，它会降低五羟色胺的水平，从而使人情绪低落。

这类现象让包括约瑟夫·希尔德克劳特（Joseph Schildkraut）和西摩·凯蒂（Seymour Kety）在内的一些研究者提出了一种正式的理论，将人们的情绪状态与所谓的"一元胺"神经递质的水平联系在了一起：开始是去甲肾上腺素，后来是五羟色胺。这些先锋人士很谨慎，并没有将脑中的化学状态看作是唯一的原因。"要从生理学的角度对情感状态做出全面的阐述，就必须纳入与之相伴的生物化学、生理学和心理学因素。"他们在 1967 年写道。[83] 尽管这些学者很谨慎，但化学物质失衡的误区却站稳了脚跟。"在美国流行文化的世界中，当前人们对心理疾病的看法就是有个人在街上走着，一切都不错，生活美好，阳光明媚，然后突然间，出人意料地出现了化学物质短缺。"乔纳森·利奥（Jonathan Leo）写道。他对这一误区持坚定的批判态度。[84]

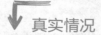

真实情况

认识到脑中的化学状态对情绪有重要影响，对抑郁症和

焦虑症的生物学研究大有裨益，也引发了大量的药物研究，关注的都是五羟色胺和其他一些神经递质的功能。毫无疑问，脑中的化学状态与抑郁症和焦虑症联系紧密。然而，并没有清晰的证据可以证明那些谣言所暗示的理论，也就是这些心理障碍是由化学物质失衡而直接造成的。

实际上人们并不知道不同神经递质在脑中的"正确"水平应该是多少。而且在现实生活中，脑中的这些化学物质的水平只是一个复杂循环中的因素之一，其他相互影响的因素还包括遗传易感性、压力事件、思维习惯以及社会环境。"'化学物质失衡'的传说就是一种缺乏认识的夸张描述，这种有害的言论应该丢进垃圾箱。"精神病学家和《精神病学时报》（*Psychiatric Times*）的编辑罗纳德·皮斯（Ronald Pies）在 2011 年写道。[85]

很多年里，当人们倡导有关化学物质失衡的理念时，心中想的都是神经递质五羟色胺的水平（"他想保留自己的这种好精神，保留这种五羟色胺含量充足的好情绪。"乔纳森·弗兰岑（Jonathan Franzen）在自己的小说《纠正》（*The Corrections*）中写道）。然而，各种各样的研究都没能达成一致的结论来证明抑郁或焦虑的人五羟色胺功能低下，这些研究包含了尸检[86]以及测量病人与健康人脑脊液中的化学物质水平。[87]2007 年的一项研究[88]检测了一些血液样本，结果甚至发现与控制组相比，患有重度抑郁症的人五羟色胺水平反而翻倍了，而药物治疗降低了这种反转程度。有一种理念认为能够提高五羟色胺水平的左旋色氨酸（L-tryptophan）同样有助于提升抑郁症患者的情绪，关于这一点也缺乏一致的证据，[89]而且人为降低五羟色胺水平并不一定会产生抑郁的效果[90]（对有些人有作用，但对其他人没有作用）。

化学物质失衡这种错误理念的支持者通常会忽略这些研究结果，并且认为一些现代抗抑郁药物的有效性就可以支持他们的观点。这些药物被称为"选择性五羟色胺再吸收抑制剂"（SSRI），它们能通过降低神经元之间清理化学物质的速度来提升五羟色胺水平。那些支持者们认为，如果增加五羟色胺的药物能够缓解抑郁症，那么抑郁症必然是由脑中的五羟色胺太少而造成的。这种逻辑看似有理，其实不然。正如杰弗里·拉卡斯（Jeffrey Lacasse）和乔纳森·利奥在 2005 年的一篇论文[91]中通过对比所做的解释：虽然阿司匹林可以有效治疗头疼，但不能仅仅因为这一点就推断出头疼是因为缺乏阿司匹林造成的。此外，还有证据表明 Stablon（一种噻奈普汀药物的商标名）这种药物对许多人来说都是有效的抗抑郁药，但它其实是一种"选择性五羟色胺再吸收增强剂"，也就是说，它与选择性五羟色胺再吸收抑制剂的作用相反，会减少神经元之间的五羟色胺含量。

最近这些年，已经有研究者开始怀疑选择性五羟色胺再吸收抑制剂之所以发挥作用在多大程度上是因为它改变了脑

257

中的化学物质效应。2008 年，[92] 由英国赫尔大学的心理学家欧文·基尔希（Irving Kirsch）所领导的研究团队获得了药品公司向美国食品药品管理局（FDA）所提交的所有抗抑郁药物实验报告，包括已经发表的报告和那些药品公司收回了的报告。

在对所有数据进行了元分析之后，基尔希和他的同事们发现，对大多数抑郁症患者来说，药物和安慰剂都会发挥很大的作用。关键之处在于，除了重度抑郁症患者，对其他患者来说，药物和安慰剂所产生的效果在临床上不具有显著差异。换句话说，数据之所以显示抗抑郁药物对大多数人有效，并不是因为它们能够调节失衡的化学物质，而是因为强大的安慰剂效应。"根据这些数据，似乎没有必要为重度抑郁症患者以外的其他人开具抗抑郁药的处方。"基尔希和他的同事们写道。不可否认，由埃里克·特纳（Erick Turner）所领导的另一个专家团队也对美国食品药品管理局（FDA）的数据进行了分析，然而他们却得出了不同的结论。[93] 许多期刊文章都高估了抗抑郁药物的效用，安慰剂效应有很大影响，在这一点上他们与基尔希和他的同事们看法一致。但是与基尔希的团队不同，他们仍然认为大部分抗抑郁药比安慰剂更有效。无论谁的结论正确，这两个团队的研究结果都显示，选择性五羟色胺再吸收抑制剂的有效性并不能证明化学物质失衡假说。如果抑郁症纯粹是因为五羟色胺失衡，那么能够"纠正"这种不平衡的抗抑郁药物效果应该更明确才对。

也有人试图寻找脑中除了五羟色胺之外其他引发抑郁症和焦虑症的化学物质，但他们都面临着相似的问题。2011 年，位于德国慕尼黑的马克斯 – 普朗克研究所精神病学所的研究人员专门研究了促肾上腺皮质激素释放激素，这种激素会在人们受到压力时释放出来。过去的研究表明这种激素过量会促使人们罹患抑郁症和焦虑症。为了验证这一点，简·迪乌辛（Jan Deussing）和他的同事们对老鼠进行了基因改造，让它们的某些神经元不再具有结合这种激素的受体，过去的研究表明这种方法可以减轻焦虑。

如果研究者改造的是那些能产生谷氨酸盐这种兴奋性神经递质的神经元，那么确实会看到明显的镇静效应，但如果改造的是产生另一种脑部化学物质多巴胺的神经元，则会观察到完全相反的效果。换句话说，干预老鼠脑中促肾上腺皮质激素释放激素的作用并不会产生明确的效果，结果取决于受到干预的神经元类型。[94] 这又一次说明，用脑中具体化学物质的水平来描述情绪障碍是不符合实际情况的。

与关注所谓的化学物质失衡相比，另一种现代的研究思路的成果反而更丰富，那就是抗抑郁药物（超越安慰剂的）的重要效应在于提高了海马体中的神经元发生（即生长出新的神经元；见误区 NO.14）水平。对老鼠进行研究后发现，当它们承受压力时，脑中新生成的神经元会变少。但如果让它们摄入百忧解（Prozac，一种 SSRI 药物），它们的神经元发生水平就会恢复正常，而它们的一些行为也表明它们不再感受到压力了，包括探索行为和食欲增加，而关键之处在于在新神经元的生长被阻断后这些行为也会停止。换句话说，Prozac 在老鼠身上表现出的康复效应似乎是通过神经元发生而产生的。虽然我们无法在人类身上进行同样的研究，但 2012 年发表的一份尸检研究[95]发现，服用过 SSRI 的重度抑郁症患者与未接受治疗的患者相比，海马体内有更多神经元发生的迹象。

　　神经元发生这一研究思路还有一项优势，它有助于解释为什么抗抑郁药物通常需要在服用几周之后才能产生效果。如果它们的作用效果只是因为能够恢复五羟色胺水平，那么应该能够立即产生效果才对，因为它们可以非常迅速地改变神经递质水平。神经元发生则需要多一些的时间，因此如果这才是药物起效的关键原因，那么就可以解释为什么接受治疗的病人病情需要过一段时间才能好转。

↓ 扭转误区

　　情绪障碍是由于脑中的化学物质出现了偏差，这种理念变得越来越受欢迎，至少在美国是这样的。2010 年，伯尼斯·佩斯克索里多（Bernice Pescosolido）和她的同事们在美国进行了一项公众对心理疾病认知情况的调查，[96]结果发现 2006 年在几百位调查对象中，有 80% 的人都相信心理疾病是由化学物质失衡造成的，而在 1996 年只有 67% 的受访对象持这种观点。2007 年美国发表的另一项研究[97]调查了 262 位受访者，结果发现其中 54.2% 的人同意"抑郁症主要是由脑中化学物质失衡造成的"。还有极少一部分受访者进一步（错误地）相信精神科医生可以测量患者脑部的化学物质水平，并且可以用药物将其扭转到正常的水平。

　　这一误区之所以在美国如此盛行，有一部分原因可能是制药公司直接面向消费者所做的广告产生了影响，这种行为在除了新西兰之外的其他所有国家都是禁止的。与此一致，这种误区在其他国家就没有得到这样强烈的支持。举例而言，2010 年发表了一项针对南非大学生的调查，[98]结果发现只有 16% 的人认为化学物质失衡最有可能是造成抑郁症的原因（这是除压力事件外选择人数第二多的原因）。即便如此，2013 年发表的一项针对澳大利亚几百位成年人的调查[99]发现，超过 80% 的人支持用化学物质失衡来解释抑郁症，还有一项 2011 年发表的针对几千名加拿大人的调查[100]显示超过 90% 的人都相信这一误区。

　　这种误区的影响力如此之大还有一个原因可能是一些心理健康慈善团体也支持这种观点，因为他们希望减少心理疾病的污名。比如，美国国家心理疾病联盟（NAMI）曾经就

259

支持过心理疾病的生物学解释。他们在一份关于抑郁症的资料中称:"科学家相信,如果在这些神经递质中(去甲肾上腺素、五羟色胺和多巴胺)存在着化学物质失衡,那么临床上就会出现抑郁症。"这份资料 2013 年[101] 出现在了他们的网站上。

不幸的是,现在有大量证据证明,用生物学原因解释心理疾病实际上并没有减少它们的污名,反而有所增加,因为它打破了患者康复的希望。举例而言,之前我所提到的佩斯克索里多于 2010 年所做的研究中,支持用生物学原因解释心理疾病的人数有所增加,而与此相伴的是人们对疾病患者的社会拒绝程度也有所增加,关于疾病的污名并没有随之减少。与此相似,格奥尔格·朔梅鲁斯(Georg Schomerus)和他的同事们在 2012 年发表了一项元分析,[102] 他们查看了 16 项关于外行人如何看待心理疾病的研究,结果发现随着时间的推移,有更多的人知道了关于心理疾病的生物学解释,但同时人们对患有心理疾病的人的态度可能变得更差了。之所以出现这种情况,有一部分原因可能是生物学解释让心理疾病看起来似乎更难治愈,而心理治疗似乎也更难发挥作用。

这种误区至今仍然存在而且越来越受欢迎,精神病学专业人士也难辞其咎,因为他们在驳斥这一误区方面都保持着沉默。"精神科医生个人和他们所属的专业就够……对纠正(关于化学物质失衡)这一错误说法几乎没有什么作为。"乔纳森·利奥和杰弗里·拉卡斯在 2008 年写道。[103] 至于精神科医生为什么对纠正这一误区感到踌躇,我们也许可以从其中一位医生罗纳德·皮斯在 2011 年所写的博客[104] 中看出端倪:"有些医生相信,如果他们告诉患者'你出现这种问题是因为化学物质失衡造成的',那么病人就会不那么自责。我们很容易相信自己为病人提供这种'解释'其实是在帮他们的忙。"

与此同时,主流媒体仍然在不断宣传化学物质失衡的误区。在利奥和拉卡斯发表于 2008 年的那篇论文中,他们还查找了大量的范例,其中包括 2006 年《纽约时报》上关于约瑟夫·希尔德克劳特(他是将情绪障碍与神经递质联系在一起的生物精神病学先锋)的文章。报道者称希尔德克劳特发表了一篇"史无前例的论文","表明……脑中的化学物质失衡一定可以解释情绪的波动……人们已经证明这一假说是正确的(增加强调语气)"。对于利奥和拉卡斯找到的每一篇范例,他们都联系了相关的报道者,并要求他们提供科学文献来支持这些有误的观点。没有一个记者能够提供任何文献或资料来源可以支持这种化学物质失衡的理念。"对于有些报道,我们还把自己与记者的对话转发给了他们的编辑。"利奥和拉卡斯补充道,"但至今为止,没有一个人做出回应。"

260

快乐物质和拥抱激素

《赫芬顿邮报》（*Huffinton Post*）2013 年的一篇头条文章中 [105] 宣称："啤酒能让人脑释放出一种令人愉悦的化学物质多巴胺。"这篇文章介绍的是一项脑成像研究，其结果显示喝几口无醇啤酒就足以增加多巴胺的活动，记者们把这种效应描述为"脑中的一种愉悦反应"。类似的文章几乎每周都会出现。2011 年《卫报》（*The Guardian*）称，人们最喜欢的音乐所激发的感受与好吃的食物和毒品所激发的感受一样，因为它也能促使"脑中的奖励物质多巴胺"释放。[106]

而实际情况是，当今的大多数神经科学家都认为，把神经递质描述为一种"带有奖励性质的化学物质"是一种巨大的误解，而且也太过简化了。多巴胺与许多功能有关，包括对动作的控制，而且在脑部的许多通路中都存在多巴胺，其中只有一部分与奖励有关。人们不仅仅会在享受到美食、性爱或金钱奖励时释放多巴胺，在我们没能如愿得到预期的奖励时也会释放。[107] 而且还有研究 [108] 发现当那些因为丧亲而感到痛苦的人看到他们所失去的亲人照片时，在所谓的"奖赏通路"中多巴胺活动也会增加。伴随着这些多巴胺活动的增加，被试所报告的悲伤和怀念程度也会增加，这肯定不是人们通常所理解的愉悦感。

更准确的描述应该是多巴胺对于动机和追求卓越具有更重要的意义。实际上，精神分裂症就与多巴胺的过度活动相关，而且还有一项理论 [109] 认为这种疾病的许多症状，比如妄想，都与为随机情境赋予过多重要意义有关。

脑中还有一种化学物质也是误区集中的焦点之一，那就是由下丘脑分泌的催产素，它还有一些不同的昵称，比如"拥抱激素""爱的分子"或者"道德分子"。当我们拥抱（其中一个昵称就是因此得名）和做爱时会释放额外剂量的催产素；如果用鼻腔喷雾剂让人们吸入更多的催产素，则有可能产生一些积极的情绪，包括信任 [110]、共情 [111] 和慷慨 [112]。这也就不奇怪为什么会有那么多有关这种激素的宣传报道。io9 网站甚至还做了一次专题报道，[113] 题为《10 大原因解释为什么催产素是世界上最神奇的分子》（*10 Reasons Why Oxytocin Is The Most Amazing Molecule in The World*）。一些容易兴奋的科学家已经开始推测说以这种激素为基础可以治疗从害羞到人格障碍的一系列心理问题。

　　然而问题和多巴胺一样，关于催产素的真相远比媒体所报道的"拥抱激素"要微妙得多。有一篇论文表示额外的催产素会提升嫉妒感。[114] 还有一项研究发现对每一个人来说催产素所产生的效果都不一样，那些与母亲有着健康依恋关系的人如果吸入额外的催产素会对母亲产生更积极的情感；与此相反，那些有着

焦虑型依恋风格的人如果摄入额外的催产素，会使他们对母亲的看法变得没那么积极。[115] 更进一步的研究显示，这种激素可以让我们对自己熟识的人更加信任，但对于外人则会减少信任感。[116] 此外，2014 年的一项研究发现，催产素会让具有攻击性的人更加倾向于暴力对待自己的伴侣。[117] 很明显，对于拥抱激素我们还有许多需要了解的地方。与媒体宣传的误区相比，真实情况往往都更为复杂，但最终也更具吸引力。■

后　记

总是有许多的炒作和谬论围绕着脑这一主题展开，与之相伴的风险就是人们将不再对脑科学抱有什么幻想，因为它无法像许多人所预言的那样让我们在理解人类方面发生翻天覆地的变化。2013年已经出现了强烈对抗的迹象。在这一年发表了一些袒露神经科学现状的文章，比如艾丽萨·夸尔特（Alissa Quart）发表在《纽约时报》周日综述[1]中的文章《正在受到攻击的神经科学》（Neuroscience Under Attack）；萨利·萨特尔和斯科特·利林菲尔德发表在《沙龙》（Salon）杂志上的《流行神经科学就是骗人的把戏》[2]（不过注意文章标题并不是作者所选）；还有戴维·布鲁克斯（David Brooks）在《纽约时报》上发表的《头脑之外》（Beyond the Brain）。[3] 这并不是全部，我只是列举几个例子而已。

有关神经科学的怀疑论情绪似乎正在增长，人们已经厌倦了媒体对新研究结果所做的那些老套的报道，而且也越来越相信神经科学只能对心理学起到补充作用，但不可能替代它。尽管如此，我们还是应该记住神经科学的发展目前才刚刚起步。在这一领域中研究者们的产出速度惊人，其中许多研究成果已经开始用于帮助人们治疗严重的脑部障碍。比如计算机－人脑交互界面开始让残疾人可以与世界交流，利用干细胞技术修复脑损伤展现出了令人兴奋的潜力。神经影像技术也正在扩展和影响着心理学的理论，让我们更加了解思维的运作模式。（见误区 NO.27）

我们首先应该庆贺一下这一领域所取得的进展，并且感谢那些睿智的神经科学家为此所付出的努力。他们所做的那些重要工作通常都不具有什么抢眼的新闻价值。但许多人仍然坚守着让明天更美好的承诺而开展着研究工作，期望能减少世界上因神经疾病而带来的痛苦，以及更加理解人类的智能和情绪。

探寻真理的道路永无止境，而本书中所描述的内容绝对不是这一领域的终点。希望我所做的事能够帮助你在继续探索有关人脑的科学这一奇境时走在正确的方向上。

致　　谢

2011 年，Wiley Blackwell 出版公司的安迪·皮尔特（Andy Peart）礼貌地邀请我撰写本书。感谢安迪那时联系我，也感谢你在之后对我的支持和鼓励。此外，这本书能够出版也离不开编辑们的辛勤工作，我在此也向你们表示感激：卡伦·谢尔德（Karen Shield），利亚·莫林（Leah Morin）和阿尔塔·布里奇斯（Alta Bridges）。

这套丛书的编辑是斯科特·利林菲尔德（Scott Lilienfeld）和史蒂夫·林恩（Steve Lynn），能从他们所拥有的丰富经验和知识中受益我感到非常幸运。他们所著的《心理学的 50 大奥秘》（*50 Great Myths of Popular Psychology*，还有两位合著者分别是约翰·鲁希欧（John Ruscio）和巴里·拜尔斯坦（Barry Beyerstein）），为这类图书树立了标杆。此外，在我写作的过程中，他们不仅仅是值得信赖的权威信息来源，对我而言也是一种鼓励。

有几位博学的朋友和同事帮我审阅过一些具体的章节，对于他们为此所花费的时间以及提供的专业指导，我在此深表感谢：汤姆·斯塔福德（Tom Stafford）、卡伦·哈克斯（Karen Hux）、尤塔·弗里思（Uta Frith）、乔恩·西蒙斯（Jon Simons）和查尔斯·费尼霍夫（Charles Fernyhough）。还有其他许多研究者曾为我发送过他们发表在期刊上的文章或者解答过我的疑问，由于数量太多，在此不一一列举了。书中如果出现了任何错误，都是我个人所致。

我还想特别提出，有一些具有天赋的专业博客作者几乎每天都在揭穿与脑相关的谣言，我在本书中也引用了他们的一些文章：Neuroskeptic、Neurocritic、Neurobonkers 和 Mind Hacks 的沃恩·贝尔（Vaughan Bell），Neurobollocks 的马特·沃尔（Matt Wall），《卫报》的迪恩·伯内特（Dean Burnett）和莫·库斯坦迪（Mo Costandi）等。此外我还要特别鸣谢历史学家查尔斯·格罗斯（Charles Gross）和斯坦利·芬格（Stanley Finger），我在研究已经过时的脑误区时多次查阅了他们的著作。

有一点我应该注明，本书中的某些段落都引用或改编自我之前所写的一些博客专栏，包括"今日心理"上的"脑误区"（http://www.psychologytoday.com/blog/brain-myths）和"连线"上的"脑观察"（http://www.wired.com/category/brainwatch/）。此外，本书中有一部分专家引言是他们在我还是《心理学家》杂志的记者时向我提供的。

如果不是我的母亲琳达在我撰写博士论文期间鼓励我，我可能永远也不会成为一个作家。她还用自己敏锐的眼光为我审阅过本书的手稿，并且一直为我提供鼓励的反馈。感谢妈妈对我的信任！

最后，还要感谢我的美好家庭，我的妻子祖德（Jude），还有今年才出生的双胞胎查利（Charlie）和罗斯（Rose），谢谢你们所做的一切。爱你们更多！

克里斯蒂安·杰瑞特

2014 年 6 月

265

认 知 大 脑

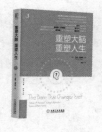 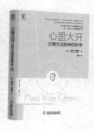 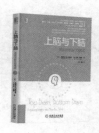 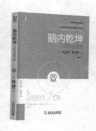 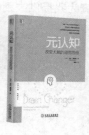 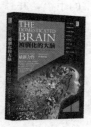

重塑大脑，重塑人生

作者：诺曼·道伊奇 ISBN：978-7-111-48975-7 定价：45.00元

奥利弗·萨克斯之后最会讲故事的科学作家；
神经可塑性领域不可取代的经典科普作品

上脑与下脑

作者：斯蒂芬 M. 科斯林 ISBN：978-7-111-48077-8 定价：35.00元

世界顶级认知心理学家、哈佛大学教授基于全新的脑科学
研究成果，帮助你找到自己的认知模式

元认知：改变大脑的顽固思维

作者：大卫·迪绍夫 ISBN：978-7-111-48059-4 定价：35.00元

改变大脑顽固思维、解决负面情绪和实际问题的自助技巧

心思大开：日常生活的神经科学

作者：史蒂文·约翰逊 ISBN：978-7-111-48633-6 定价：35.00元

"数字化未来十大思想家"、TED演讲者史蒂文·约翰逊经典作品，
妙趣横生地讲述大脑科学与我们日常生活的关系

脑内乾坤：大脑也有性别

作者：安妮·莫伊尔 ISBN：978-7-111-48262-8 定价：35.00元

性别差异反映出男女大脑设定上的不同，台湾中央大学认
知神经科学研究所所长洪兰教授推荐

被驯化的大脑

作者：[英]布鲁斯·胡德 ISBN：978-7-111-49383-9 定价：39.00元

世界顶尖认知心理学家最新力作；果壳网推崇的科普作
家；我们的大脑正在萎缩，你知道吗？